Höting **Qi-Gong-Kugeln**

Hans Höting

Qi-Gong-Kugeln

für Gesundheit, Meditation
und Vitalität

IRISIANA

IRISIANA

Eine Buchreihe herausgegeben von
Margit und Rüdiger Dahlke

Die Deutsche Bibliothek – CIP-Einheitsaufnahme
Höting, Hans:
Qi-Gong-Kugeln : für Gesundheit, Meditation und Vitalität /
Hans Höting. – 3. Aufl. – München: Hugendubel, 1994
(Irisiana)
ISBN 3-88034-711-5

3. Auflage 1994

Umschlaggestaltung: Zembsch' Werkstatt, München
Produktion: Tillmann Roeder, München
Satz: Uhl + Massopust, Aalen
Druck und Bindung: Jos. C. Huber KG, Dießen
Printed in Germany

ISBN 3-88034-711-5

Inhalt

Vorwort 7

Die Kugeln in unserer Hand 9

Kugeln, die Geschichte machten 26

Wunderbares Gehirn 39

Qi, der Motor aller Dinge, Yin, Yang und die Meridiane 105

Die Fünf-Elementen-Lehre, die sechs Heiligen Laute und Qi Gong 159

Zang-Fu-Organe 179

Kugeln mit Klang 194

Ein paar Grundsätze zum Üben und zur Kugelwahl 210

Die Zwillingskugel als Trainingsobjekt 219

Energieschaltzentrale Kopf 252

Qi Gong 276

Die Praxis 282

Die Armada der Klang- und Qi-Gong-Kugeln 334

Pflegeanleitung 344

Stichwortverzeichnis 346

Quellen 352

Oh, die Tür! – Christa!

Ich blicke durch sie zurück in Dankbarkeit und von Erinnerung gedankenschwer getragen.
Doch des Lebens Weg ist ohne Widerruf der Zukunft zugewandt.
Dies Buch ist in diesem Sinne Dir gewidmet.

Vorwort

Beeindruckt durch naturwissenschaftliche Forschungsergebnisse fühlt sich die heutige Medizin einem dogmatischen Denkprozeß verpflichtet, der ausschließlich das Meß- und Objektivierbare anerkennt.

Der Atomphysiker Heisenberg, also ein führender Naturwissenschaftler, erklärte im Gegensatz dazu, daß »das Objektivierbare nur ein kleiner Teil unserer Wirklichkeit ist«. In diesem Sinne wird uns tatsächlich täglich vor Augen geführt, daß das Meßbare nur einen winzigen Abschnitt des Unermeßlichen darstellt.

Auch der Mensch ist mehr als ein körperliches Laboratorium, aus dem lediglich physikalisch meßbare und chemisch analysierte Daten ablesbar sind, wie das orthodoxe Mediziner meinen. Der Mensch ist zweifellos eine biologische Einheit von Körper, Geist und Seele, eingepaßt in das vielfältige Umfeld und Umweltgeschehen bis hinein in die kosmischen Bereiche.

Dieser weitergehende Erkenntnisstand um die gesamte Natur sowie den Menschen selbst steht der derzeitigen wissenschaftlichen »Heilslehre« über die Medizin konträr gegenüber.

Die moderne westliche Medizin hat, losgelöst von der Gesamtheit, eine organbezogene stoffliche Betrachtungsweise und behandelt ihre »Organkrankheiten« überwiegend symptomatisch. Hingegen sehen die fernöstlichen Heiler den kranken Menschen als Ganzes und therapieren ihn auch im Sinne dieser Ganzheitsbetrachtung.

Auf der Basis jahrtausendealter Erkenntnisse dieser fernöstlichen Erfahrungsmedizin beschäftigt sich Hans Höting in seinem Buch sehr ausführlich und gut verständlich mit der Lebensenergie Qi.

Bei Qi handelt es sich um einen konstanten Energiefluß im Organismus, der in Form von Kreisbahnen alle Organe und Organsysteme verbindet und auch die Psyche einbezieht.

Ein gleichmäßiges Zirkulieren dieser Qi-Lebenskraft ist gleichzusetzen mit Gesundheit. Das alles wird näher erläutert durch eingehende Betrachtungen über die Akupunkturphysiologie. Wenn vergleichsweise Yin und Yang harmonisch abgestimmt sind, dann ist, wie beim Qi-Energiefluß, alles in Ordnung. Bei

Störungen dieses Gleichgewichtes weist das auf Belastungen und Gesundheitsschäden hin.

Das ausführlich dargestellte Qi-Gong-Kugel-Training ermöglicht leicht, die Stabilität des biologischen Energieflusses im Organismus zu erhalten und, sofern Beeinträchtigungen vorliegen, sie wiederherzustellen.

Die gleichzeitigen Einflüsse von manuellen Kugelbewegungen in Verbindung mit akustischen Klangfrequenzen aktivieren Körper, Geist und Seele und damit alle Lebensvorgänge. Sie stärken Intuition, Instinkte sowie unsere vegetativen Funktionen. Die vielseitige Wirkungsbreite dieser manuellen Trainingsmedizin ergibt sich aus dem breitgefächerten Indikationsspektrum von Krankheiten und Funktionsausfällen, die günstig beeinflußt werden können.

Methodik, Dauer und Häufigkeit der Übungen werden umfassend beschrieben. Vorrangig gilt »Ohne Fleiß kein Preis«. Dieses leicht erlernbare Kugeltraining muß langfristig, regelmäßig und intensiv betrieben werden, um letztlich zum Ziel zu führen. Positive Effekte ergeben sich häufig auch dann noch, wenn die Patienten pharmakologisch-chemisch austherapiert sind und einseitig eingestellte Ärzte ihnen in dieser Situation hilflos sagen: »Ihr Zustand ist chronisch, das sind Alters- und Verschleißerscheinungen. Damit müssen Sie leben!«

Wichtig ist auch zu bedenken, daß es sich um eine absolut nebenwirkungsfreie Trainingstherapie, ohne jegliche schädigende Chemie handelt, die außer den einmaligen Ausgaben für Lehrbuch und Kugelsysteme keinerlei Nachfolgekosten verursacht.

Jeder sollte diese Aktivtherapie konsequent in Angriff nehmen. Das heute so strittige Kostenproblem auf dem Gebiete des Gesundheitswesens wäre auf jeden Fall sofort gelöst.

Dr. med. Helmut Neubert

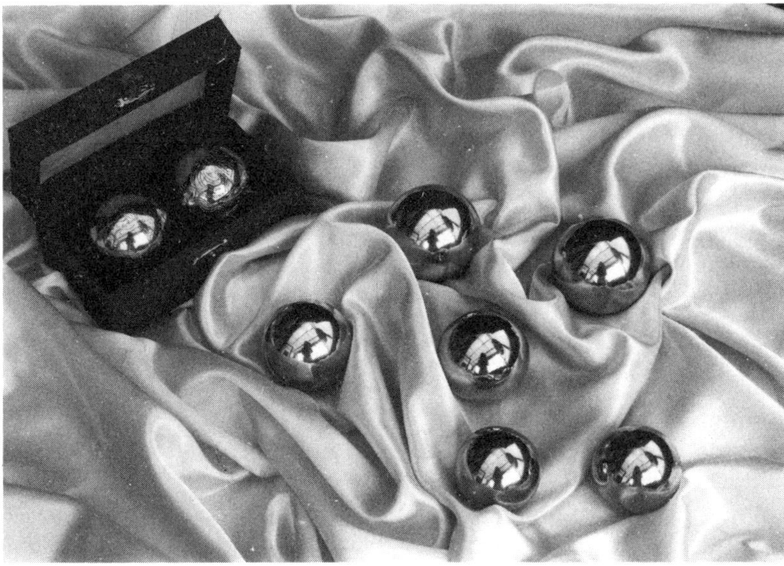

Abb. 1: Die verschiedenen Qi-Gong-Kugeln

Die Kugeln in unserer Hand
oder der Versuch einer Hommage an das Runde

Wie viele unterschiedliche Gegenstände in Kugelform fallen Ihnen ganz spontan in den nächsten 10 Sekunden ein? . . . Nun, wie viele waren es? 1, 2, 10, 15, 20?

Ich bin sicher, Ihnen sind eine ganze Menge Beispiele eingefallen.

Mit dieser Frage bzw. mit der Antwort darauf wollte ich erreichen, daß Sie sich einmal selbst vor Augen führen, in welch unterschiedlicher Weise uns die Kugel in unserem täglichen Umfeld begegnet. Ich glaube nicht, daß diese Häufung ein Zufall ist.

Es steckt bestimmt ein tiefer Sinn hinter dieser Häufung der Kugelform in allen Bereichen.

Legen Sie Ihre Qi-Gong-Kugeln doch einmal vor sich hin. Die Anwesenheit des Mediums, um das es hier geht, inspiriert. Die geistige Energie dieses Gegenstands tritt in einen Dialog mit Ihrer Geistesenergie, wenn Sie sich auf dieses Medium konzentrieren.

Welche Gedanken kommen Ihnen dabei? Was empfinden Sie? Für den einen mögen die Kugeln Gegenstände aus Metall bleiben, mit denen man ein Murmelspiel machen kann, die vielleicht noch schön klingen und die man durch die Hand rollen läßt. Für den anderen Betrachter sind sie ein Symbol der Polarität. Dies ist schon ein Blick hinter die sichtbare Fassade. Die erste Sichtweise mag vom linken Gehirn getragen sein. Bei der zweiten Sichtweise kommt das rechte Gehirn mit ins Spiel. Das ist schon ein Schritt zum ganzheitlichen Denken mit beiden Gehirnhälften. Der dritte Betrachter sieht die Kugeln vielleicht als Symbol der Vollkommenheit. Es gibt keine vollkommenere Form als die des Kreises bzw. der Kugel. Ist die Kugel also Sinnbild der höchsten Vollkommenheit? Wenn dem so wäre, wäre es da verwunderlich, daß wir so vielen Kugeln und Kreisformen in unserem Leben begegnen? Im Umgang mit diesen Kugeln erfahren wir bei entsprechender Sensibilität die Geistesenergie des Vollkommenen. Nun, was ist das nun wieder für ein nebulöses Schlagwort – Geistesenergie des Vollkommenen? Die haben Sie sicher schon ganz real erlebt. Was anderes ist es denn, als diese Geistesenergie, die Sie beim Anhören von Beethovens 9. Symphonie bewegt, die Sie die Ehrfurcht in der Kathedrale fühlen läßt, die Sie still werden läßt beim Anblick des Sonnenuntergangs oder im Gottesdienst. Das sind optische und akustische Vehikel, mit deren Hilfe Sie in Verbindung mit dieser Geistesenergie treten. Wenn wir unsere Gedanken in diese Richtung lenken, uns innerlich öffnen und stille werden, öffnen wir uns dieser Energie. Sie kommt zu uns befruchtend zurück. Sie kommt aus der Quelle, aus der auch wir sind, Kinder des Allgeistes, im selben Geist verbunden.

Wir können die Kugel als »Ding« oder als »Sinnbild« sehen. Als »Ding« bleibt sie ein Hilfsmittel für sportliche Betätigung. Als »Sinnbild« wird sie zum bewußtseinserweiternden Medium. Mit diesem Buch möchte ich Sie auch in die letztgenannte Richtung führen. Mein Buch »Aktiv und gesund« sollte in erster Linie an das Ding Qi-Gong-Kugel heranführen. Man muß ja erst einmal einem Ding bewußt begegnen, bevor man sein Wesen erfahren kann.

Dazu soll dieses Buch nun beitragen. Wenn Sie mit dem Ding Qi-Gong-Kugel umgehen können, sind Sie jetzt reif, sich mit dem Sinnbild Qi-Gong-Kugel zu befassen und damit den Umgang mit der Kugel auf eine ganz andere Ebene zu heben.

Die Kugel als Sinnbild der Vollkommenheit – sie ist Sinnbild des Lebens. Leben ist Rückkehr, ständiges Heimkehren zum Anfang. Wo immer Sie Ihren Weg auf der Kugel beginnen, ob Sie sich in horizontaler oder in der vertikalen Richtung bewegen, Sie kehren immer zum Ausgangspunkt zurück. Sie gehen zwar immer in die gleiche Richtung, aber Sie kehren Ihren Weg um. Wenn Sie nach links gehen, kommen Sie, von rechts kommend, wieder zum Ausgangspunkt zurück. Wenn Sie in der Vertikalen gehen, steigen Sie zunächst empor, um dann sinkend wieder zum Ausgang zurückzugelangen beziehungsweise umgekehrt. »Welch banale Feststellung«, mag jetzt der eine oder andere Leser einwenden. Aber alle großen Wahrheiten sind banal. Auch das Leben ist so einfach, daß man sich immer wieder fragt, warum die Menschen es sich so schwer machen und alles so kompliziert anpacken. Sie mißachten die simpelsten Lebensregeln und wundern sich, daß sie Schwierigkeiten bekommen.

Wer diese Zeilen mit der linken Gehirnhälfte liest, sie also auf der materiellen, sachlichen Ebene erlebt, für den sind es Banalitäten, über die es sich nicht nachzudenken lohnt. Aber hier geht es um Erkenntnisse, die hinter dieser Banalität auf der Ebene des Sinnbilds liegen. Das ganze Leben ist doch ein Rückkehren zum Ausgangspunkt, zur Stunde Null, wo einmal alles begonnen hat. Es ist ein Weg zum Tod, eine Rückkehr zum Wiedergeborenwerden. Das scheinbare Wegbewegen von der Geburt in die Unendlichkeit von Raum und Zeit ist gleichzeitig eine Kreisbewegung zum Ausgangspunkt zurück. Wenn man sich dies vor Augen hält, weiß man, wie kostbar die Zeit ist, weiß man, daß irgendwo diese Kreisbahn zu Ende ist, wenn vielleicht schon der Umschlagpunkt am Ende des Halbkreises überwunden wurde und man sich wieder auf den Ausgangspunkt zubewegt. Vielleicht erkennt man auch, daß es in Wirklichkeit so etwas wie vorwärts, rückwärts, oben und unten nicht gibt, sondern daß alles eine Wirklichkeit zu seiner Zeit ist und jeder Augenblick seine Realität hat, daß es auf unseren geistigen Standort, auf unsere Sinne und unser Bewußtsein ankommt, wie sich uns die Welt darstellt.

Vielleicht wird uns auch klar, daß nach jedem Aufstieg in vertikaler Richtung unmittelbar ein Abstieg folgen muß. Ebenso muß nach jedem Abstieg ein Aufstieg folgen. Die Kreisbahn ist ein Sinnbild der Polarität. Würden wir diese Lebensregel nicht nur kennen, sondern sie auch beachten, sie zum Bestandteil unseres Verhaltens machen, so wären wir besser gefeit gegen Leiden, Depressionen und Ängste. Wir würden loslassen und akzeptieren und in Ruhe zur Talsohle absteigen, weil wir wüßten, am tiefsten Punkt muß es wieder bergauf gehen. Die Natur lehrt es uns doch. Jeden Tag erleben wir diese Tatsache aufs neue. Die Sonne bewegt sich auf einer Kreisbahn, sie verschwindet scheinbar am Horizont. Die Finsternis wächst. Am nächsten Tag taucht sie wieder auf und bringt uns das Licht. Nach dem Licht folgt also das Dunkel und nach dem Dunkel folgt das Licht. Das ist tröstlich zu wissen. Es ist die große Tragik vieler Menschen, daß sie sich dieser Erkenntnis verschließen und es statt dessen schaffen, sich in der höchsten Stunde des Lichts immer noch den Blick für die Dunkelheit zu erhalten; oder aber daß viele sich einfach ans Licht klammern. Sie schalten immer wieder das Licht an, indem sie sich des Lichts »Fernsehen«, des Lichts »Alkohol«, des Lichts »Vergnügen« bedienen, um ja nicht mit der Dunkelheit konfrontiert zu werden. Sie wird als drohend empfunden, obwohl sie es nicht ist. Dunkelheit gibt die Chance zur Muße. Die, die immer wieder den Schalter anknipsen, begeben sich der Ruhe, der inneren Sammlung im Dunkel. Ob Licht oder Dunkelheit, ob oben oder unten, ob links oder rechts, jeder Standpunkt und jeder Zustand hat uns etwas zu sagen. Er enthält eine Botschaft, die uns im lebensbejahenden Sinne hilft, wenn wir sie richtig wahrnehmen. Wir müssen nur das Kugelprinzip richtig verstehen, die Symbolik darauf umsetzen und auf die Ebene unseres Bewußtseins heben und uns die Mühe machen, dieses in unser Leben zu integrieren gegen alle Widerstände.

Schalten Sie einmal Ihren kritischen Geist ab. Senden Sie einmal nicht hinaus, sondern lassen Sie einmal etwas in sich hineintragen. Gehen Sie in sich, werden Sie still, schauen Sie einfach mal auf die Kugelfläche. So genutzte Zeit ist keine vertane Zeit; diese stillen Minuten des inneren Erfahrens sind ein Stück Leben, das Sie für sich retten.

Auf der Kugeloberfläche befinden Sie sich an jeder Stelle im exakt genau gleichen Abstand zum Kugelmittelpunkt. Keine andere Form vermag diese Gleichmäßigkeit zu erreichen. Sie entfernen sich niemals, Sie kommen aber dem Mittelpunkt auf der Kugeloberfläche auch nicht näher. Bei der Bewegung auf der

Oberfläche stehen Sie stets in einem anderen Winkel zum Mittelpunkt. Aber der Abstand bleibt immer gleich. Man sagt: Leben ist Wandel. Widerspricht diese Tatsache nicht dieser Aussage über das Leben? Mitnichten, denn in dieser Aussage steckt etwas ganz Wichtiges, etwas, was die wenigsten begreifen. Scheinbar sind Sie heute der gleiche Mensch, der Sie gestern waren, obwohl Sie einen Zeitschritt weitergegangen sind. Auf der Kugeloberfläche sind Sie im gleichen Abstand zum Mittelpunkt, aber dadurch daß Sie sich einen Schritt auf der Oberfläche weiterbewegt haben, hat sich der Winkel Ihrer Betrachtungsweise des Mittelpunktes geändert. Was heißt das? Mit jeder Minute ändern Sie sich. Sie ändern Ihren Blickwinkel, wie Sie Ihren Blickwinkel zum Mittelpunkt der Kugel verändern. Der, der Sie vor einem Jahr waren, sind Sie heute nicht mehr. Sie haben sich verändert in Ihrem Denken. Sie haben Meinungen über Bord geworfen und sich andere Meinungen zu eigen gemacht. Sie handeln anders, Sie entscheiden anders. Jede Erfahrung ändert Sie. Jede Veränderung summiert sich mit der nächsten Veränderung. Diese Veränderung stellen wir nicht fest, aber dennoch ist sie da. Das Kugelprinzip mahnt uns, daran zu denken und uns damit zu beschäftigen.

Wir verstehen uns vielleicht selbst nicht, wenn wir unsere Entscheidung von vor einem Jahr betrachten, weil wir vergessen, daß wir heute einen anderen Blickwinkel haben. Wir verstehen nicht, daß wir heute einen Menschen anders beurteilen als vor einer Woche. Wir stehen auf einer anderen Stelle der Kugeloberfläche. Wir sollten den Mut haben, uns dazu zu bekennen und diese Veränderung auch dem anderen in Toleranz zugestehen, ohne sofort mit Verurteilungen bei der Hand zu sein. Wir würden mit uns selbst nicht hadern, würden wir uns dieses Kugelprinzip zu eigen machen.

Würden wir dagegen auf immer der gleichen Stelle der Kugel stehenbleiben, immer den gleichen Blickwinkel behalten, so wäre das lebensfeindlich. Wir würden daran geistig zugrunde gehen. Der Mensch ist ein Ordnungssystem, das ständig neue Impulse braucht. Diese Impulse bekommen wir aber nur, wenn wir uns weiterbewegen, nicht stehenbleiben und uns einen anderen Blickwinkel zulegen.

Der Umfang der Kugel, die Kreisbahn, beträgt $2r \times pi$. Pi ist 3,14. Dieser Konstanten begegnen wir immer wieder bei der Berechnung der Grundfläche eines Kreises, und der Oberfläche einer Kugel. Betrachtet man die Zahl 3,14, so findet man in der Drei die

Zahl der physischen Aktivität. Sie mahnt uns, zu handeln, um unsere Ziele zu verwirklichen. Nicht, indem wir auf die Hilfe des Zufalls warten, erreichen wir etwas im Leben, sondern indem wir selbst handeln. Glück, hat einmal ein weiser Mann gesagt, ist zu 90 % Fleiß und zu 10 % abhängig von irgendwelchen Unwägbarkeiten. Die Drei soll uns daran erinnern. Die Eins ist die Zahl für das schöpferische Denken, das geistige Prinzip in der materialisierten Idee. Es geht nichts ohne die Eins. Die Eins ist das Göttliche, die Einheit, von der wir wiederum ein Teil sind. Die Vier ist die Aufforderung, realistisch und konsequent zu handeln. Deswegen könnte man die in der Kugel als Grundkonstante enthaltene Zahl Pi übersetzen mit der Aussage: *Verwirkliche Dich und Deine Ziele, indem Du realistisch und konsequent handelst.* Du selbst bist Dein Leben, Dein Glück und Deine Chance. Dein Leben ist das, was Du geistig darin investierst, was Deine Gedanken daraus machen. Egal, ob es jetzt bergauf oder bergab geht, ob man sich abwendet vom Ausgangspunkt oder wieder zu ihm zurückkehrt, auf jedem Platz der Kugeloberfläche ist es unsere Aufgabe, nach bestem Können und Wissen unsere Pflicht zu erfüllen.

Die Kugel ist Mahnung. Nehmen wir den Mittelpunkt als das Abbild der großen Kugel. Nehmen wir einmal an, die Kugelwand der äußeren Schale wäre aus glasklarem Material. Dann könnte man von der Oberfläche aus den Kern der Kugel erkennen. Von einer Stelle aus betrachtet, schaute man herunter auf den in der Mitte der Kugel befindlichen Kern. Man sähe ihn scheibenförmig, nicht als Kugel. Würde man ständig auf seinem Standpunkt beharren, käme man irrtümlich zu der Annahme, der Kern der Kugel sei eine Scheibe. Dies ist ein durchaus historischer Irrtum, der ja durch die unselige Diskussion darüber, ob die Erde eine Scheibe oder eine Kugel ist, bekannt wurde. Wegen dieses starren, indoktrinären Festhaltens an einem Standpunkt, weil nicht sein kann, was nicht sein darf, hat man Menschen, die anderer Meinung waren, auf dem Scheiterhaufen verbrannt. Erst durch den Wechsel des Standpunktes und die dadurch ermöglichte Betrachtungsweise aus verschiedenen Perspektiven erkennen wir den Mittelpunkt der Kugel als Kugel selbst. Wir sollten die Lehre daraus ziehen: Es ist immer besser, sich zuerst genau zu informieren und sich dann zu einem Problem oder zu einer Sache zu äußern. Die genaue Information setzt voraus, daß ich das Problem aus verschiedenen Perspektiven angehe. Dabei sollten wir die geistige Parallaxe nicht vergessen. Schauen Sie einen entfernten

Gegenstand an, betrachten Sie ihn erst mit dem linken Auge und dann mit dem rechten Auge. Sie werden diesen Gegenstand scheinbar verschiedenartig erkennen. Erst wenn Sie mit beiden Augen gleichzeitig schauen, sehen Sie ein dreidimensionales Bild und vermögen den Gegenstand so zu sehen, wie ihn unsere Sinne uns als Eindruck vermitteln. Dabei ist es wichtig, daß wir alle unsere Sinne einsetzen und uns nicht ein Bild machen aufgrund von Informationen nur eines Sinnesorgans. Ich sage dies auch mit einer gewissen Zurückhaltung. Jeder sieht die Welt auf seine Weise. Die Welt, die wir sehen, ist nicht die reale Welt, sondern die Welt, die wir zu sehen in der Lage sind. Die Parallaxe mahnt uns, kritischen Geistes zu betrachten und Trugschlüsse auszufiltern durch sorgsames Analysieren. Wir sollten uns aus diesem Beispiel eines als Lehre mitnehmen: Erst wenn wir mit allen Sinnen wahrnehmen und mit kritischem Geist aufnehmen, gelingt es uns, ein einigermaßen wahrheitsgetreues Bild zu erfassen. Andernfalls ergeht es uns so wie jenen Afrikanern in dem afrikanischen Märchen vom Gott Edsu. »Eines Tages beschloß Gott Edsu, die Erde zu besuchen. Zu seinem Empfang hatten sich viele seiner Gläubigen eingefunden. Er schritt durch die Menge. Und diese jubelte ihm zu. Die auf der linken Seite der Gasse Stehenden riefen: ›Wie schön und stattlich unser Gott aussieht mit seinem weißen Hut.‹ Da wurden die Gläubigen auf der anderen Seite der Gasse böse, weil sie sich von der Menge gegenüber verdummt fühlten. Denn sie sahen einen schwarzen Hut. Und so ging der Streit hin und her, bis er sich schließlich in einer Rauferei entlud. Gott Edsu sah dies und war sehr traurig über die Zwietracht zwischen seinen Gläubigen. Und so schritt er zurück, um in sein Reich zurückzukehren. Aber siehe da, plötzlich sahen die, die beim Kommen des Gottes einen weißen Hut gesehen hatten, einen schwarzen und umgekehrt. Beschämt erkannten die Gläubigen nun ihren Irrtum, denn der Hut des Gottes war auf der einen Hälfte weiß und auf der anderen Seite schwarz.« Beide hatten recht gehabt. Statt sich vorher zu überzeugen, hatten sie den anderen gleich Böses unterstellt. Jetzt aber wußten sie, daß es besser ist, sich erst um die ganze Wahrheit zu bemühen, bevor man den anderen einen Narren schilt.

Die Kugel mahnt uns noch zu etwas mehr. Nicht nur das Betrachten von verschiedenen Standpunkten aus ist wichtig, sondern auch das Eintreten für eine einmal gewonnene Erkenntnis; das heißt, nicht mit dem Blickwinkel einer übernommenen herkömmlichen Meinung an die Sache heranzugehen, sondern mit eigenen Gedanken, mit eigenem kritischem Geist die Sache zu studieren. Nur das läßt uns reifen und weiterwachsen. Kopernikus' Beispiel mag dies verdeutlichen. Kopernikus schuf die moderne Auffassung vom Sonnensystem, indem er sich gegen das herkömmliche Ptolemäische Weltbild stellte. Er dachte das damals Undenkbare, nachdem er, um bei meinem Vergleich zu bleiben, von verschiedenen Standpunkten der Kugeloberfläche den Kern immer wieder betrachtete und dabei feststellte, daß die Daten der Ptolemäischen Lehre vom Sonnensystem nicht stimmen konnten. Es gehörte schon sehr viel Mut dazu, mit dieser Erkenntnis an die Öffentlichkeit zu treten und sich in Widerspruch zu der damals geltenden Lehre zu stellen.

Ist die Qi-Gong-Kugel somit Medium der Selbstverwirklichung? Sicherlich. Ich bin der festen Überzeugung, daß Sie, wenn Sie mit diesem Blickwinkel an die Kugeln herangehen, entsprechende Ideen bekommen werden.

Übertragen Sie das hier Gesagte über die Kugeln auf Ihr gesamtes Verhalten. Machen Sie es zu einer inneren Einstellung, zu einer Verhaltensweise. Sie werden auf diese Weise in dem Bilderbuch der Natur sehr viel lernen können, was Ihnen die Lebensregeln verdeutlicht, Sie das Leben besser verstehen läßt, was Sie lebensbejahend formt, Sie stärker, wissender, bewußter macht.

Die Kugel ist das vollkommenste Gebilde. Sie trägt sich selbst. Die statischen Kräfte eines Kugelgebildes sind so harmonisch aufeinander abgestimmt, daß die Kugelschale großen Druckbelastungen standhält. Haben Sie einmal geschaut, wie die Brücken konstruiert sind? Es sind meistens große Halbbögen, an denen die Brücke aufgehängt wird und die in majestätisch schöner Form das Tal überspannen. Die Belastungen durch das Brückenteil werden durch die Halbkreisform am besten aufgefangen. Auf unser Leben übertragen heißt das: Die Belastungen des Lebens ertragen Sie am besten, indem Sie sich rund und fließend darauf einstellen, statt sich ihnen trutzig und eckig entgegenzustellen. Sie wissen doch, ein Balken auf zwei Stützen hängt immer etwas durch und ist bei Belastung in der Mitte am verletzlichsten. Eine Rundform dagegen federt und gibt nach. Sie ist nicht so leicht zu brechen. Spricht man von einer runden Sache, meint man immer eine vernünftige, ausgewogene und harmonische Angelegenheit, während man das eckige Verhalten gar nicht so schätzt und etwas Eckiges allerhand Angriffsflächen bietet. Im Krieg hat man manchen Bunker mit runder Dachfläche gebaut, weil Geschosse daran leichter abprallten. Machen Sie sich auch rund, damit Angriffe an Ihnen besser abprallen.

Von nun an werden Sie das Training mit den Kugeln nicht zu einem bloßen Geschicklichkeitstraining herabwürdigen, sondern bei jedem Drehen der Kugeln diese Dinge in Ihr Bewußtsein einfließen lassen. Die Kugeln sind in diesem Sinne Lebensmeister, Lehrmeister für mehr Lebenskunst, ein Maître de savoir vivre.

Lassen Sie mich wieder zur Ausgangsfrage am Beginn dieses Kapitels zurückkommen. Was ist Ihnen in den Sinn gekommen, als Sie in stiller Muße die Kugeln betrachteten? Vielleicht die Erde? Sie ist eine Kugel. Wir leben auf einer Kugel, Wir schöpfen täglich aus den Kugelkräften Mutter Erdes. Auf ihrer Kreisbahn erleben wir in unseren Breiten den Frühling, den Sommer, den Herbst und den Winter. Wir spüren in diesem Wechseln den Rhythmus der Zeit, den Atem des Werdens und Vergehens. Die Erde ist ein Teil eines Planetensystems, das sich kreisförmig um die Sonne herum bewegt. Auch hier haben wir also wieder die Kreisbahn, auf der ein harmonisches Fließen der Kräfte möglich ist. Aus diesem Grunde ist es das Grundprinzip aller Taichi- und Qi-Gong-Bewegungen, ein gleichmäßiges, kreisförmiges Bewegungsmuster zu erzielen. Ruckartige, unterbrochene Bewegung stört das Fließen des Qis. Aber darauf komme ich in meinem Kapitel über die Grundlagen der Qi-Gong-Kugel-Therapie noch zurück.

Dadurch, daß sich die Erde einmal im Jahr um die Sonne dreht, schafft sie das Erdenjahr, indem sie sich einmal um sich selbst dreht, gibt sie uns Tag und Nacht. Sie besteht aus einer Schale und aus einem glühenden Kern. Aber nicht nur die Erde, die sich nach den Keplerschen Gesetzen in Kreisbahnen um die Sonne bewegt, ist eine Kugel. Auch alle weiteren acht bekannten Planeten, Merkur, Venus, Mars, Jupiter, Saturn, Uranus, Neptun und Pluto, sind kugelförmig.

Auch der Schädel des menschlichen Körpers hat Kugelgestalt. Er beherbergt das sensibelste und wichtigste Organ des Körpers, nämlich das menschliche Gehirn, das den gesamten Körper steuert. Das Skelett des Kopfes fügt sich aus 28 Knochen zusammen, acht davon sind so dünn wie Eierschalen und miteinander verzahnt. Sie bilden die Hirnschale und bieten ein Maximum an Festigkeit, die so manchen Schlag überdauert. Dieser Schädel beherbergt Sender und Empfänger des menschlichen Körpers zugleich. Wir empfangen über das Auge und das Ohr, wir senden

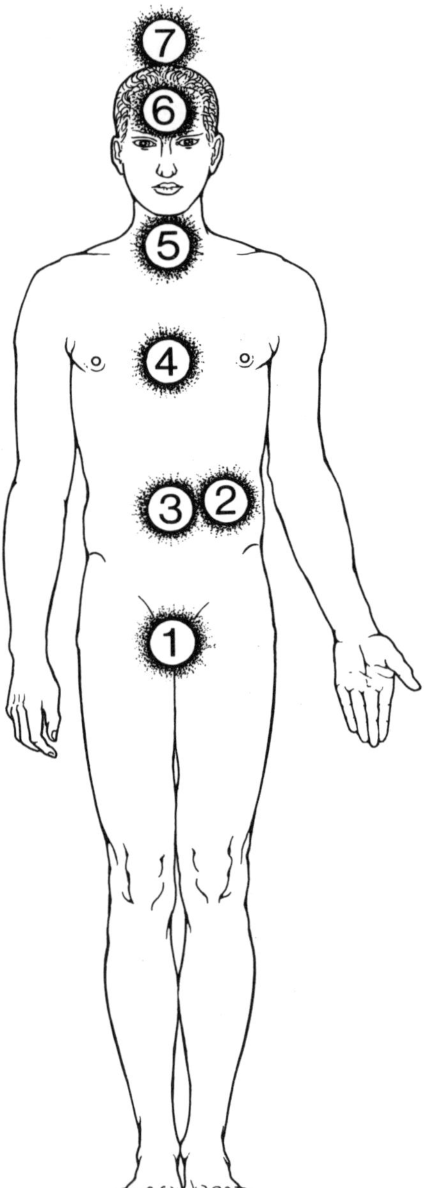

Abb. 2: Die Chakren: 1 Wurzelchakra, 2 Sakralchakra, 3 Nabelchakra, 4 Herzchakra, 5 Kehlchakra, 6 Stirnchakra, 7 Kronen- oder Scheitelchakra

über die Sprachwerkzeuge, aber auch über das Auge. Wir empfangen feinstoffliche Energie über das dritte Auge, das Kronenchakra. Mindestens zwei Chakras, das Kronen- und Stirnchakra, die besonders feinstoffliche Energien empfangen, liegen im Bereich des Kopfes (Abb. 2). Manche siedeln ein drittes unterhalb des Nasenstegs an. Viele Akupunkturpunkte finden sich im Bereich des Kopfes. 8 Meridiane haben Verbindung zum Kopf. Einige der Meridiane, die am Rumpf enden oder beginnen, sind über Nebengefäße ebenfalls mit dem Kopf verbunden. Am Kopf findet also ein intensiver Energieaustausch statt.

Wir haben ein eigenes Akupunktursystem im Bereich der Nase, des Ohres und im Bereich des Mundes, in dem sich der gesamte Körper manifestiert. Sie können sich sicherlich auch vorstellen, daß der Schädel ein Quadratgebilde wäre, obwohl dies nach unseren Empfindungen sicherlich lustig aussehen würde. Aber die Natur hat es anders gewollt und hat sich sicherlich dabei etwas gedacht: Ein rundes Gebilde ist besser geeignet, einwirkende Kräfte abzuleiten. Außerdem ist es die vollkommenere Form.

Im Schädel findet sich eine weitere Kugelform, nämlich die Augen, die uns die Welt vermitteln und einen wesentlichen Teil unserer Persönlichkeit ausmachen. Den Augen sieht man an, ob wir traurig oder gut gelaunt sind. Sie strahlen oder sind trüb, wenn wir krank sind.

Auch das Herz hat in etwa eine Kugelform. Ohne Herz könnten wir nicht leben. Es ist ein unheimlich fleißiges Organ, das pro Minute 5 Liter Blut zu jeder einzelnen Zelle befördert und so unseren Körper in einer beständigen Folge reinigt und nährt. Es ist nach Aussagen der Traditionellen Chinesischen Medizin Haus des Geistes. Über diese Aussage mag man schmunzeln. Aber wenn Sie sich einmal einen herzkranken Menschen anschauen, so werden Sie bei scharfer Beobachtung diese Aussage der Chinesen bestätigt finden. Herzkrankheit geht mit Konzentrationsschwierigkeiten und Müdigkeit einher. Herzschwäche äußert sich in einer brüchigen, schwachen Stimme, in Artikulationsschwierigkeiten und Gesprächsfaulheit. Die Menschen kapseln sich ab, sinken zu Boden. Der Rücken wird rund, der Kopf neigt sich zur Erde. Der Gang ist müde. Das Herz ist Sitz unserer geistigen Liebe. Hartherzigkeit äußert sich in einer Verkalkung des Herzens. Der Mensch wird nicht nur gefühlskalt, sein Herz wird hart durch das eingelagerte Kalzium. Die Kugelschale bricht dann leicht. Und damit endet das Leben.

Der Beginn des Lebens steht ebenfalls in Zusammenhang mit der Kugel. Die weibliche Eizelle hat Kugelform. In jeder Eizelle und in jedem Samen ist die Erbanlage vorhanden, die das Erscheinungsbild und das Wesen des neu entstehenden Lebens prägt. Mit 25 Milliarden Körperzellen, die wiederum Kugelform haben, erblickt dieses am Ende des 9. Schwangerschaftsmonats das Licht der Welt. Jeder Zellkern in dieser Körperzelle hat einen Durchmesser von einem tausendstel Millimeter und stellt wiederum ein Kugelgebilde dar. Die Zelle, die sich aus der Vereinigung von Ei und Samen formt, teilt sich nach 15 Stunden in wiederum zwei kugelförmige Gebilde. Nach 4 Wochen formt sich das Herz, eine Kugel. Die Kugel läßt uns also nicht los. Sie steht am Anfang des Lebens. Und fast wäre man versucht, zu sagen, auch am Ende des Lebens. Der Mensch sinkt wieder in sich zusammen. Er krümmt sich, bevor er das Leben aushaucht und wieder eintaucht in die Erde, die eine Kugel ist.

Wenn Sie mit Ihren Kugeln arbeiten, denken Sie einmal an das Wunder, das sich im menschlichen Körper vollzieht. Hier laufen Prozesse ab, die jenseits des Materiellen liegen. Dazu zählt auch das Wunder der Menschwerdung. Das Überbewußtsein, das dabei in der DNS tätig ist, kann man nur mit dem Allbewußtsein vergleichen, das übergreifend alle Vorgänge im Kosmos steuert.

Ich spreche ganz bewußt diese Dinge an und bringe sie in Verbindung mit der Kugel, um darzulegen, an welche Wunder uns die Qi-Gong-Kugeln zu erinnern vermögen, wenn wir einmal die Brücke schlagen von der makroskopischen Kugel in unserer Hand zu den mikroskopischen Kugeln unterhalb der Schwelle des Sichtbaren. Jeder Gegenstand, jeder Stoff hat eine elektromagnetische Strahlung, so, wie jeder Gedanke den Biochemismus des Körpers verändert und damit seine Strahlung. Die Kugel hat eine ganz spezifische elektromagnetische Strahlung. Man mag über diese Dinge heute noch lächeln. Ich bin sicher, daß sich das Wunder von Chartres und das Wunder von Lourdes auf dieser Basis elektromagnetischen Kräfteaustausches erklären lassen.

Sie gehen um mit den Wundern des Lebens, die sich in den kugelförmigen Gebilden der Zelle abspielen, wenn Sie Ihre Kugeln bewegen. Die elektromagnetischen Strahlungen Ihrer Kugeln gehen möglicherweise über in den Körper. Es ist nicht nur die Wärme, die hier übergeleitet wird. Es ist nicht nur die Druckwirkung oder der Vibrationsreiz. Es ist viel mehr. Aber das, was sich hier mehr an Wirkung ergibt, ist abhängig von Ihrem Bewußtsein, von Ihrer inneren Einstellung. Was Sie an Gedanken in die Kugeln hineinprojizieren, kehrt zu Ihnen gleichermaßen wieder zurück.

Dr. Depak Chopra sagt: »Im Intelligenzfeld des Körpers richtet sich jede Zelle nach dem Gehirn aus, das sozusagen der magnetische Nordpol ist.« Ihre Zellen richten sich nach dem aus, was Sie denken, und nehmen Kräfte gleicher Art aus dem Umfeld auf. Das, was Sie denken, bewirken und verstärken Ihre Kugeln in Ihrem Körper. Sie tragen mit Ihren Kugeln nach neuesten Erkenntnissen, die auf dem Neurologen-Kongreß 1990 erstmals in Berlin vorgetragen wurden, mit dazu bei, daß sich das Gehirn entwickelt, weil Sie die Gehirndurchblutung durch das Training mit den Kugeln um 20% stärken können.[25] Sie verändern auch gleichzeitig den Biochemismus des Körpers, die Zusammensetzung der Neurotransmitter, die wiederum die Funktion und das Denken, die Stimmungslage und die Bewußtseinsebene steuern.

Ich bin mir darüber im klaren, daß ich nicht alle kugelförmigen Organe und Gebilde unseres Körpers und unserer Umwelt aufzählen kann. Ich möchte aber hier noch einige repräsentative Beispiele anführen. Auch alle Blutkörperchen sind kugelförmig oder haben die Form runder Plättchen. Die roten Blutkörperchen transportieren den Sauerstoff und ernähren den Körper. Die weißen Blutkörperchen sind Bestandteil der Körperabwehr.

Steigen wir noch weiter hinein in den Mikrokosmos, so kommen wir in das Reich der Moleküle und der Atome, ebenfalls kugelförmige Gebilde. Das Atom besteht aus dem Atomkern und der diesen Kern umgebenden Elektronenhülle. Zwischen beiden ist eine unvorstellbar große Leere, in der nichts als Energie wirkt. Es führte zu weit, wollte man die Welt der Quarks, Neutrinos, Neutronen, Protonen, Elektronen etc. beschreiben. Es ist eine Welt, in der die Gesetze der Physik nicht mehr gelten, in der sich die philosophischen Aussagen fernöstlicher Weiser der unserer Wissenschaftler annähern, ja, man könnte fast sagen, in der sie identisch sind. In diesem Reich finden wir auch die Kräfte des Qis im Tao angesiedelt. Es ist das Reich, dem wir nähertreten über die Quantenphysik, die Elementarphysik. Auch dies sollte man sich einmal vor Augen halten, wenn man die Qi-Gong-Kugeln bewegt, also mit dem Qi arbeitet. Qi ist heute noch ein Begriff, der eher gedanklich faßbar als durch handfeste Messungen und Experimente nachweisbar ist. Vieles können wir noch nicht beweisen. Aber an der Wirkung spüren wir dessen Existenz.

Lassen Sie mich auch noch das Wunder des Wassertropfens erwähnen, der ebenfalls, wenn man ihn aus der Masse der unendlichen Ozeane schöpft, zu einem kugelförmigen Gebilde zusammenläuft, als Wassertropfen wieder in sein Element zurücktropft und zerfließt. Warum nimmt er nicht Plättchenform, warum nicht Quadratform oder die Form eines Rechtecks an? Nein, es ist die vollkommenste Form, in die er automatisch schlüpft, so, als sei es ihm von einem übergeordneten Ordnungssystem aufgeprägt.

Auch das Rad hat die vollkommene Form des Kreises. Man weiß nicht, wann es entwickelt wurde. Aber auf Darstellungen, die ca. 3000 v. Chr. geschaffen und jetzt gefunden wurden, ist es als Gebrauchsgegenstand bekannt. Das Rad trägt die Last und befördert sie durch eine unendlich sich fortsetzende Bewegung. Es ist bis heute noch nicht geklärt, was anfangs die Bedeutung des Rads war: Arbeits-, Hilfsmittel oder Kultgegenstand. Sicher ist jedoch, daß Kugel und Kreis eine unendlich lange Geschichte als Kultgegenstand haben. Ich könnte mir vorstellen, daß aus dem Kultgegenstand dann später das Arbeitshilfsmittel Rad wurde.

Sie sehen, die Kugel finden wir überall, in uns und um uns herum, selbst in unserer Sprache hat sie sich als ruhige Kugel, die wir schieben, etabliert. Als Symbol in der Mythologie findet sie sich gleichermaßen. Auf alten Zeichnungen von der Zerstörung des Turms von Babel schwebten farbige Kugeln vom Himmel zur Erde. Diese farbigen Kugeln sollen die göttliche Kraft versinnbildlichen, die hier dafür sorgte, daß der Himmelsstürmerei der Menschen ein Ende gesetzt wurde.

In Europa gilt die Kugel als das Sinnbild der fruchtbaren Energie, die durch den göttlichen Segen von den Sternen zur Erde schwebt. Es ist eine Form des Lebenssamens. Diese Darstellung deckt sich mit der Bedeutung des Welteneis. Das Ei ist das Symbol der Fruchtbarkeit, aus dem das Leben keimt. Man kann hier Parallelen ziehen zwischen der Kugel und dem Weltenei. Die Kugel ist im gewissen Sinne auch das Symbol der Fruchtbarkeit, die neues Leben zu schaffen vermag. Wenn Sie die Kugeln benutzen, schaffen Sie zwar sicherlich nicht neues Leben, aber doch neue Lebenskraft. Sie werden es nach jedem Training aufs neue merken, wie Sie gestärkt für Ihre Aufgaben sind.

Die Kugel ist die Urform. Aus dieser Urform kann alles entstehen. Sie ist Symbol der Vollkommenheit. Die Kugel symbolisiert die Gesamtheit aller Möglichkeiten dieser Welt. Will man also verdeutlichen, daß alle Möglichkeiten offenstehen, daß etwas alle

Möglichkeiten beinhaltet, so könnte man dies in Form einer Kugeldarstellung machen. Die Kugel findet man auch als Symbol der Überwindung von Raum und Zeit, Überwindung der Polarität und der Endlichkeit. Gott kennt keine Polarität. Gott ist die höchste Form des Bewußtseins, die höchste Form der Energie. Die Kugel fordert somit das Streben nach Vollkommenheit, um sich dem Göttlichen anzunähern. Bedenken Sie dies, wenn Sie mit der Kugel arbeiten.

Machen Sie das Training mit den Kugeln auch zu einem Ringen um mehr Bewußtsein, zu einer Hinwendung zu Gott. Machen Sie es zu einem Ausdruck der Hingabe, der Demut. Die Vollkommenheit der Bewegung der Kugel ist ein Ausdruck der Erneuerung, die immer demselben Ziel nach Erkenntnis und Stärke, Überwindung von Sünde und Versuchung entspricht und damit dem Aufbau des Lebens.

In diesem Sinne ist es zu verstehen, wenn die Kugel als Symbol des Herrschens (der Reichsapfel) gebraucht wird. Es ist auch das Herrschen über die eigene Schwäche, das Siegen über die eigene Unvollkommenheit. Deswegen gilt die Kugel mit dem Kreuz darauf als Symbol der Herrschaft über das Weltliche. Erinnern wir uns auch an die Monade. Die Monade ist Symbol des Tai Chi, der höchsten Kraft, ist Symbol der metaphysischen Welt, der Lehre von den letzten Zusammenhängen des Seins, die hinter der erklärbaren Welt der Physik und Wirklichkeit im Übersinnlichen liegt. In der Monade finden Sie das Weiß und das Schwarz. Dabei gilt die geschwungene Teilungslinie in der Monade als Ausdruck der Verbindung zwischen den beiden Polaritäten, die jede für sich zwar existieren, aber zusammen erst das Ganze bilden.

In der Verbotenen Stadt Pekings findet man im Kaiserpalast oberhalb des Kaiserthrons an der Decke eine Kugel befestigt. Die Decke ist hier zeltartig, nach oben spitz zulaufend gestaltet. Dieses spitze Gebilde soll kosmische Energien sammeln. Die Kugel könnte hier möglicherweise die eingestrahlte Energie sammeln, bündeln, verstärken und sie gen Kaiserthron weiterleiten. Das wäre eine Deutung. Eine zweite Deutung ergäbe sich aus der Symbolik des Herrschens und der Vollkommenheit, die der Kugel zugeschrieben wird.

Auf chinesischen Kult- und Kunstgegenständen findet man immer wieder den Drachen und den Phönix und zwischen beiden die Kugel dargestellt. Das Symbol des Drachen und des Phönix steht für die Ehe zwischen dem Männlichen (Drachen) und dem

Weiblichen (Phönix). Die Kugel zwischen ihnen soll hier Fruchtbarkeit verheißen. Auf das gleiche verweist die Kugel im Maul des Drachen auf Kunst- und Kultgegenständen. Nur ist hier die männliche Fruchtbarkeit, sprich Zeugungskraft, gemeint.

Spricht man über die Kugel, speziell über die Qi-Gong-Kugel, darf man die Walnuß nicht vergessen, im Chinesischen Hutao genannt. Auch bei der Perle findet man die Symbolik des Keimenden, der göttlichen Wesensheit, der lebensspendenden Kraft.

Die Perle ist das Selbstleuchtende. Sie entsteht aus der Vereinigung von Feuer und Wasser. Das Feuer ist die männliche, die zeugende Kraft, das Wasser das Weibliche, das Aufnehmende, das Fruchtbare, das Gebärende. Aber die Perle steht auch für die Wiedergeburt, für die Unschuld, für Reinheit und Jungfräulichkeit, für die Vollkommenheit genauso wie die Kugel. Hier berühren sie sich beide in dieser Bedeutung. Sie steht auch für die Offenheit, für die Demut, für das Annehmen, für die Toleranz, für die Güte. Man mag, je mehr man sich mit der Perle beschäftigt, auf verschiedene Bedeutungen stoßen, ob man sie jetzt aus der Sicht des Buddhismus oder des Hinduismus betrachtet. Aber letzten Endes fügt sich die unterschiedliche Interpretation immer wieder ein unter einen Sammelbegriff. Und das ist die Bewußtseinserweiterung, das Ringen um die Verbindung zum Göttlichen. In Asien steht in diesem Sinne die Perle für spirituelle Bewußtseinsentwicklung und Erleuchtung. Für den Buddhisten und Hindu ist die Perle Versinnbildlichung der Kristallisation des Lichtes. Was tut das Licht anderes, als in uns das Dunkel zu beseitigen und uns zu erleuchten. Im Chinesischen ist die Perle Ausdruck des Yin-Prinzips. Yin ist das Weibliche, das Duldsame, das Reine, das Demütige, das Abwartende. Im Taoismus steht sie für die Suche nach Wahrheit, für den Sieg des Mondprinzips über das Wasser. Der Mond herrscht über das Wasser und lenkt es. Die Perle des Islam ist die Versinnbildlichung des göttlichen Wortes.

Lassen Sie mich einen großen Sprung machen vom Islam zur römischen Mythologie. Dort reitet Fortuna, die Göttin des Glücks und Zufalls, auf der Kugel. Sollte hier etwa ein Zusammenhang bestehen zu dem »Rien ne va plus« in unseren Spielbanken? Dort rollt doch auch die Kugel – und jeder hofft auf Fortunas Lenken zur richtigen Zahl.

Das höchste Glück vermögen für viele auch die Taichi-Kügelchen zu vermitteln. Sie werden auch als die birmanischen Glöckchen bezeichnet. Hierbei geht es um ganz irdisches Glück, das

Glück, dem Orgasmus zu begegnen. Denn das birmanische Glöckchen waren Vaginal-Kugeln, die in die Scheide eingeführt wurden. Es waren Hohlkugeln, die beim Geschlechtsverkehr anfingen, in der Scheide zu vibrieren und das Lustgefühl sowohl beim Mann als auch bei der Frau steigerten.

Aber zurück zur Symbolsprache der Kugel beziehungsweise des Kreises. Die Kugel ist die Summierung vieler Kreise, deren Endpunkte sich jeweils in den Polen der Kugel treffen. Der Kreis gilt als Symbol der Ganzheit. Er ist eine heilige Form, genau wie im Islam, wo die Kugel das uranfängliche, das göttliche Licht symbolisiert. Der Kreis steht für Zeitlosigkeit und hat insofern etwas gemein mit der Perle, die für die göttliche Wesenheit steht. Der Kreis steht auch für die Raumlosigkeit. Was sich aber über Zeit und Raum erhebt, kann nur das Göttliche sein. Die Kreisbahn gilt als Darstellung des Materiellen, des Sichtbaren, die innen das Nichtmaterielle, das Unsichtbare, das Geistige umschließt. Kreisbahn könnte man hier gleichsetzen mit Körperlichkeit, die das Geistige begrenzt. Das innere geistige Element bestimmt den äußeren Kreis; das Geistige regiert somit das Körperliche. Der Kreis ist Darstellung der endlosen Bewegung, die scheinbar ohne Sinn ist, da sie immer wieder zum Anfang zurückführt. Der Sinn ist für das Irdische nicht erkennbar. Der Sinn der endlosen Bewegung liegt auf einer höheren, für uns nicht faßbaren Ebene. Nach Hermes Trismegistos ist Gott ein Kreis, dessen Mittelpunkt überall und dessen Umfang nirgends ist. Man könnte sicherlich auch sagen, Gott ist eine Kugel, deren Mittelpunkt überall und dessen Umfang nirgendwo ist.

Kugeln, die Geschichte machten

oder
Geschichte, Geschicke und Geschickte

Wenn ich in Gesellschaft meine Kugeln drehe, oder wenn wir auf das Thema »Qi-Gong-Kugeln« zu sprechen kommen, dann höre ich immer wieder den Hinweis »Humphrey Bogart hat in dem Film – Die Caine war ihr Schicksal – auch schon diese Kugeln gedreht.« Stimmt – von daher sind sie vielen bekannt geworden. Ich kann mich auch sehr wohl an diese Szene des Films erinnern, als der Schauspieler in dieser spannungsgeladenen Szene mit sich selbst rang, und seinen inneren Druck, seine innere Unsicherheit durch das Drehen dieser Kugeln in der Hand kompensierte. Diese Kugeln waren zwar kleiner als die Qi-Gong-Kugeln und auch nicht hohl. Aber immerhin, die Anwendungsvoraussetzungen zeigten eine gewisse Parallelität.

Ich kann mich auch an Kinder erinnern, die einfach in spielerischer Weise Murmeln in ihrer Hand drehten. Sie selbst werden vielleicht Szenen erlebt haben, in denen Erwachsene mit einem Golf- oder Tennisball in der Hand spielten, nur weil sie Spaß daran hatten oder weil sie das Gefühl hatten, daß sie sich entspannten und es ihnen guttat. Es sind dies einige Beispiele für den Gebrauch der Kugeln aus Spieltrieb, als Streßventil, aus Vergnügen und Langeweile. Sie belegen, daß Menschen auf der ganzen Welt aus den verschiedensten Anlässen zu diesen runden Dingern greifen, um Nutzen aus dem Umgang mit ihnen zu ziehen.

Gehen wir zurück in die graue Vorzeit, als die Menschen sich mit Fellen kleideten, in Eintracht mit der Natur lebten und im Rhythmus von Tag und Nacht. Ihr Leben war unsicher aus der Sicht unserer heutigen Sozialabsicherung. Jeder Tag zwang sie aufs neue, auf der Suche nach Nahrung die Gegend zu durchstreifen. Naturgewalten forderten sie ebenso heraus und bedrohten sie, wie das Recht des Stärkeren. Jeder Tag war ein Kampf ums Überleben. Aber diese von hartem Daseinskampf geprägten Menschen kannten schon das Spiel mit runden Gegenständen in den Händen. Höhlenzeichnungen, Grabbeigaben und andere Quellen belegen es. In diesem Punkte glaube ich, hat der moderne Mensch eines gemeinsam mit seinen Vorfahren aus grauer Vorzeit: Der Spieltrieb ist es, der sie verbindet.

Es ist gut vorstellbar, daß mit diesem Spieltrieb alles einmal angefangen hat, irgendwann vor langer, langer Zeit. Da mag einer dieser Vorfahren aus diesem Spieltrieb heraus begonnen haben, mit runden Gegenständen zu spielen. Sie halfen ihm, genauso wie heute noch, sich zu entspannen, sich besser zu konzentrieren, die Handgeschicklichkeit zu stählen. So mögen sie die runden Gegenstände durch die Hand haben rotieren lassen, mögen dabei gedankenlos in die Ferne geschaut und festgestellt haben, wie angenehm die Beschäftigung war. Vielleicht waren es runde Steine, vielleicht runde Früchte mit harter Schale, die sie zu diesem kurzweiligen Spiel benutzten. Oder es waren schon geschnitzte Holzkugeln oder Kugeln aus Tierknochen. Aus der Geschichte Chinas ist jedenfalls belegt, daß die Ureinwohner Walnüsse zum Handtraining benutzten. Bei dem Spiel mit den runden Gegenständen in der Hand mag einer dieser chinesischen Vorfahren an sich eine Besserung von körperlichen Störungen erfahren haben. Das weckte seine Neugier und veranlaßte ihn, weiter, intensiver und vielleicht auch mit anderen schwereren, runden Gegenständen zu spielen. Dabei stellte er möglicherweise fest, daß diese Besserung zunahm und sich eine Verschlechterung einstellte, als er die Kugeln nicht mehr benutzte. Das mußte ihn hellhörig machen. Von nun an betrieb er ein ganz systematisches Training und konnte damit die Beschwerden vollständig beseitigen. Er würde darüber seinen Mitmenschen erfreut berichtet haben. Andere versuchten daraufhin, sich bei körperlichen Leiden auch mit diesen Kugeln Linderung zu verschaffen. Die Erfahrungen mit den Handkugeln wurden so größer und größer. Irgendwann nahmen sich vielleicht Schamanen dieser Therapie an, forschten darüber und entdeckten neue Anwendungsmöglichkeiten. So wurden die runden Gegenstände in der Hand bekannter und bekannter und mehr und mehr von der Masse der Bevölkerung angewandt. Dies wäre ein Erklärungsmodell für die Tatsache, daß die Kugeln bis heute in weiten Bevölkerungskreisen Chinas so populär geblieben sind.

Neben dieser friedlichen Anwendung der Kugeln darf man natürlich auch nicht die Kugel als Waffe vergessen. Ich meine hier nicht die Kanonenkugel, sondern die kleine Handkugel. Sie wurde auch als Schlagwaffe und Wurfwaffe eingesetzt, wie geschichtliche Quellen ebenfalls belegen.

Friedlicher war da dann schon ihr Einsatz bei den Künstlern von Wanderakrobatenbühnen und im Zirkus.

Vergessen sei auch nicht die Kugel als Symbol bei vielen kultischen Handlungen. Die Kugel hat eine vollkommene Form. Sie symbolisiert so die Vollkommenheit und war von daher gesehen schon prädestiniert, als kultischer Gegenstand verwendet zu werden. Es mag der Instinkt gewesen sein, der schließlich jemanden veranlaßte, einen heiligen kultischen Gegenstand, die Kugel, für eine Heilung zu verwenden. Man versuchte sozusagen, die magischen Kräfte der kultischen Kugel zu nutzen, um Krankheiten zu beseitigen. Die Erfahrungen, die man so vielleicht machte, bestärkten im Kranken den Glauben an die Heilkraft dieser Kugel. Das ist sicher kein abwegiger Gedanke, vermag doch ein Gegenstand, dem man magische Kräfte zuschreibt, ein gewaltiges Glaubenspotential an die Heilkraft im Körper des Gläubigen zu wecken. Bei jeder Heilung ist der psychologische Effekt ungemein wichtig. So begann es also mit der Walnuß. Das ist geschichtlich belegt.

Ich möchte Ihnen noch eine kleine Geschichte erzählen. Es ist das chinesische Märchen »Der Jüngling und die wundersame Kugel«.

»Vor langer, langer Zeit lebte eine arme Bauernfamilie an den Ufern des Westsees in einem Dorf, das sich Lotosblüte nannte. Alle Bewohner des Dorfes waren arm und mußten hart arbeiten, um nicht zu verhungern. Die Familie Sun hatte einen kleinen Sohn, der ihr ganzer Stolz war. Aber sie waren traurig, denn dieser Sohn hatte einen Buckel. Die Bewohner des Dorfes nannten ihn ›Die Kugel‹, weil der Buckel so rund war wie eine Kugel. Der Name des Sohnes war Li. Er hütete die Wasserbüffel seines Vaters und ließ die Tiere in den Uferweiden des Sees ihr Futter suchen. Er war sehr tüchtig und paßte gut auf die Tiere auf. Eines schönen Tages, es war im späten Sommer, als die Früchte der Bäume geerntet wurden, war er wieder mit seiner Herde am See. Die Büffel labten sich an dem frischen Grün. Die Luft war voller Düfte von den vielen Früchten. Da teilten sich plötzlich die Fluten des Wassers und ein großer Fisch erschien unmittelbar vor den Füßen des Knaben Li. Dieser sprang hinzu, packte den Fisch, hielt ihn ganz fest, obwohl der Fisch wie wild um sich schlug, und wollte ihn mit dem Herdenstock erschlagen. Plötzlich aber hörte er eine Stimme: ›Bitte, erschlag mich nicht, iß mich nicht, laß mich wieder gehen.‹

Li schaute um sich, aber er sah niemanden. Erschrocken ließ er den Fisch fallen. Genau aber an jener Stelle, an der er den Fisch fallen ließ, sah er plötzlich eine kleine, wunderschön glänzende Kugel. Der Fisch wandelte sich zu einem schönen Mann mit einem goldenen Mantel. Er lächelte ihn an und sagte: ›Fürchte dich nicht, ich bin der Gott der Fische.‹ Er nahm die Kugel, gab sie ihm und sagte: ›Du bist ein guter Junge, du arbeitest hart und machst deinen Eltern große Freude. Nimm diese Kugel. Und wenn du jemals in Schwierigkeiten kommst, dann reibe die Kugel in deiner Hand und rufe nach dem Gott der Fische. Dann will ich kommen und dir helfen.‹ Plötzlich kam ein starker Wind auf. Die Wasserfläche des Sees wurde ganz rauh und düster. Die Wellen türmten sich auf und schäumten. Der Mann schrumpfte wieder zusammen zu einem großen Fisch. Und dieser sprang in einem Riesensatz zurück in den See. Li erzählte nichts von seinem Erlebnis, steckte die Kugel in seine Tasche und hütete fortan wieder seine Herde von Wasserbüffeln.

So ging es Tag um Tag, bis er schließlich groß und stark geworden war. Seine Eltern nahmen ihn eines Tages beiseite und sagten ihm: ›Lieber Sohn, es ist an der Zeit, daß du deinen eigenen Weg gehst. Wir haben eine Frau für dich. Wir möchten, daß du sie heiratest und viele Kinder mit ihr hast.‹ Auf der Hochzeit sah er zum ersten Mal seine Frau, und sie war wunderschön. Sie stand vor ihm mit gesenkten Augen und wagte ihn nicht anzuschauen. Aber Li fragte sich, ob sie ihn vielleicht wegen seines Buckels nicht anschauen mochte. Ihm wurde schwer in seinem Herzen. Aber er sprach nicht darüber. Als sie geheiratet hatten, blieben sie im Dorf und bauten sich eine eigene Hütte. Wei, seine Frau, war sehr fleißig. Sie war eine stille Frau, die nie viel sprach, die ihm stumm, immer mit einem Lächeln zur Hand ging. Nun war sie es, die die Wasserbüffel hütete, die ihnen Nahrung gaben und Leder, wenn sie geschlachtet wurden. Aber stilles Glück erregt oft den Neid anderer. Und so war es auch hier. Eines Tages kam die Nachbarin zu ihr und sagte: ›Liebe Wei, du bist so eine wunderschöne Frau. Warum hast du es verdient, diesen Krüppel als Mann zu bekommen.‹ Wei senkte die Augen und sagte nur: ›Er ist ein so guter Mensch. Was nützt mir ein schöner Mann, der hart zu mir ist und nur an sich denkt. Li teilt alles mit mir und wir sind glücklich miteinander.‹ ›Du bist eine dumme Frau, du hättest einen besseren Mann verdient.‹ So ging es jeden Tag. Es war geradezu so, als hätte sich die Dorfgemeinschaft gegen sie verschworen, als würden die

Häßlichkeiten der einen die anderen geradezu anstacheln, es noch häßlicher zu treiben. Auch Li erfuhr eines Tages von diesen Gerüchten und Ränkespielen. Und er war sehr traurig. Er sagte zu sich, du mußt ihnen zeigen, daß du kein Krüppel bist.

Eines Tages veranstalteten die Bauern ein Fest. Und viele Wettkämpfe waren angesagt. Li versuchte, sich zu beteiligen. Aber alle stießen ihn zurück und sagten: ›Du Krüppel kannst sowieso nicht mithalten, fang lieber erst gar nicht an, mit uns zu kämpfen.‹ Und sie jagten ihn davon. Li ging zu dem Ufer des Sees und weinte bitterlich. Nur der Mond, der sein silbernes Licht ins Wasser tauchte, hörte ihn. Er spiegelte sich in der glatten Oberfläche, und es war, als würde er ihm zuwinken. Plötzlich erinnerte sich Li an seine Kugel in der Tasche. Er nahm sie heraus und rieb sie und rief: ›Du Gott der Fische, komm und hilf mir.‹ Siehe da, das Wasser teilte sich wieder wie damals, ein großer Fisch kam ans Land und ein wunderschöner Mann wurde aus ihm. ›Li, du hast mich gerufen. Ich habe dich gehört, und, wie ich dir versprach, bin ich gekommen. All die Jahre warst du ein treuer, fleißiger Ehemann. Dein Weib hat dir treu zur Seite gestanden. Und gemeinsam habt ihr ein wohlgefälliges Leben geführt. Jetzt hast du es verdient, daß man dich achtet, wie alle anderen auch.‹ Und Li bat ihn, ihn zu stärken, damit er an dem Wettkampf teilnehmen konnte. Der Gott der Fische sagte zu ihm: ›Ich werde dir Kräfte verleihen, daß du so stark bist wie die anderen und noch viel stärker. Und du wirst siegen. Gehe hin und beteilige dich.‹

Am nächsten Morgen ging Li ins Dorf und sagte: ›Schaut, in jedem Wettkampf gibt es einen Sieger und einen Verlierer. Warum wollt ihr mir nicht die Chance geben, der Verlierer zu sein.‹ Alle lachten und riefen sich zu, sie würden schon ihren Spaß mit ihm treiben. Dann sagten sie zu ihm: ›Nun gut, wenn du unbedingt den Narren spielen willst, dann sollst du teilnehmen, gleich morgen früh hier. Wir werden einen Wettlauf mit dir machen.‹ In der Nacht aber gingen sie hin, hoben eine große Grube aus auf der Bahn, auf der Li laufen mußte, überdeckten sie kunstvoll mit allerhand Gesträuch und Erde. Es war eine Fallgrube. Am Morgen versammelten sie sich dann und Li wurde zu der Bahn eingewiesen, die die Fallgrube enthielt. Das ganze Dorf war anwesend. Neben ihm war ein großer, kräftiger, stattlich gebauter Mann, mit kräftigen Muskeln, langen Beinen. Er schaute auf diesen kleinen buckeligen Krüppel herab, so, als wolle er sagen, wenn du erst angefangen hast zu laufen, so bin ich schon wieder zurück. Dann wurde das Signal gegeben. Alle wußten Bescheid und freuten sich schon darauf, wie dieser kleine Krüppel in der Grube versinken würde. Aber dann sagten sie plötzlich nichts mehr. Auf los schossen beide nach vorne. Der große, stattliche, kräftige Mann fiel zurück. Li war weit voraus, überquerte die Grube als sei er leicht wie eine Feder und war als erster am Ziel. Alle schauten ihn an und konnten nicht begreifen, was hier vor sich gegangen war. Nur Li wußte es, und er griff in seine Tasche, drückte die Kugel und wußte, von nun an würde er immer siegen. Er brauchte nur die Kugel zu drücken. Und dann würden ihm magische Kräfte zuteil, die ihn über alles stellten.

Er wußte nun eines: Er durfte niemals darüber sprechen. Dann wäre der ganze Zauber dahin. Auch seine Frau durfte davon nichts wissen. Von Stund an erhielt er die Achtung aller im Dorfe. Er trug diese Achtung mit Bescheidenheit und mit der stillen Freude des Herzens. Nun waren sie noch glücklicher, Wei und Li, daß sie wirklich Mitglieder der Dorfgemeinschaft geworden waren. Li tat diese Anerkennung wohl und er wußte, er würde nun gleiche Chancen bekommen, wie alle anderen Bewohner des Dorfes auch. Diese Chancen wollte er aus sich heraus wahrnehmen und deswegen die Kugel nur dann nutzen, wenn er sie wirklich brauchte. Die Gewißheit, daß er sie bei sich hatte und Hilfe jederzeit rufen konnte, machte ihn so stark, daß ihm fortan fast alle Vorhaben gelangen. Er brauchte die Kugel nie wieder, denn eines Tages entdeckte er, daß er eigentlich alles allein aus sich selbst heraus geschafft hatte. Dabei war er, zunächst unbemerkt, mächtiger und stärker geworden. Jedes Werk, das er so vollbrachte, hatte ihn selbstsicherer und klüger werden lassen. Die Kugel hatte nur den Glauben daran, daß er es schaffen würde, mobilisiert.«

Die Symbolik dieses kleinen Märchens soll zwar daran erinnern, daß wir es mit einer besonderen Kugel zu tun haben, mit deren Hilfe wir unsere Körperkräfte trainieren können, daß sie aber in Wirklichkeit viel mehr kann. Sie stärkt nicht nur unser Selbstvertrauen durch Stärkung der Körperkräfte, sondern gibt uns die Chance, das Bewußtsein zu schulen, die Konzentration zu erhöhen, kurz gesagt, über das Körperliche hinaus die Geisteskraft zu aktivieren. Für diese erstaunliche Wirkung der Kugeln spricht, daß sie selbst bei den Himmelssöhnen, den chinesischen Kaisern und deren Leibärzten, so bekannt waren und auch genutzt wurden. Die Geschichte weiß darüber zu berichten und an anderer Stelle komme ich hierauf noch zurück.

Wenden wir uns nun der eigentlichen Geschichte der Qi-Gong-Kugeln zu. Diese geht weit zurück vor unsere Zeitrechnung. Die Zeitschrift »China im Aufbau« berichtet von historischen Funden, die den Gebrauch der Kugeln bereits in der Han-Dynastie (206 v. Chr. bis 230 n. Chr.) belegen. Im Archiv der Baoding-Steel-Ball-Factory fand ich Unterlagen, die den Gebrauch von Wildwalnüssen vor unserer Zeitrechnung belegten. Und ein dritter Hinweis, eine Beschreibung aus der Tsung-Dynastie, die von 960 bis 1280 n. Chr. regierte, belegt ebenfalls den Gebrauch der Qi-Gong-Kugeln. Später stieß ich auf Berichte über den Kaiser Tshia Tsching aus der Ming-Dynastie. Es ist sein Verdienst, daß in seiner Zeit alle Informationen über die Qi-Gong-Kugeln zusammengetragen wurden. Ihm war nämlich aufgefallen, wie verbreitet diese Kugeln bei seinen Untertanen waren. Die Informationen, die er erhielt, veranlaßten ihn, diese Kugeln bei Hofe einzuführen.[11]

In der Ming-Dynastie entwickelte man auch die Hohlkugeln (1368–1644). Bis dato hatte man Kugeln aus Vollmaterial verwendet. Zu dieser Entwicklung von der Vollkugel zur Hohlkugel trug ein Meister aus Baoding bei. Er stellte in Baoding in seiner Werkstatt erstmals solche Hohlkugeln her.[11] Der Kaiser erfuhr von ihm und befahl ihm, künftig nur noch bei Hofe zu arbeiten und Qi-Gong-Kugeln nur noch für den Kaiser herzustellen. Dem Meister aus Baoding gelang es bei Hofe, unterschiedlich klingende Hohlkugeln herzustellen. Als er alt wurde, erhielt er vom Kaiser eine Rente und durfte nach Baoding zurückkehren. Dort eröffnete er eine kleine Fabrik, die sich zu der heutigen Baodingschen Steel-Ball-Factory weiter entwickelte und als Quelle der Qi-Gong-Kugel-Herstellung Chinas gilt. Aus der Baoding-Steel-Ball-Factory sind inzwischen eine ganze Reihe anderer Fabriken hervorgegangen. Aber die Wiege der Hohlkugeln stand eindeutig in Baoding und die Baoding-Steel-Ball-Factory ist heute die Fabrik mit der größten Erfahrung und dem besten Know-how. Die Fabrik stellt 6 Größen und mehr als 10 verschiedene Sorten Qi-Gong-Kugeln her. Sie exportiert inzwischen in 40 Länder und hat in China mehr als 400 Verkaufsstellen.[11]

Gehen wir von diesen Zahlen der Jetztzeit nochmal wieder zurück in die Geschichte, und zwar zur Tsching-Dynastie (1736–1796). Hier war es der Kaiser Qian Long, der die Qi-Gong-Kugeln von seinem Leibarzt verordnet bekam. Als vorbildlicher Patient verwendete er sie täglich. Vielleicht war sein Fleiß der Grund dafür, daß er 89 Jahre alt wurde und bis zuletzt bei bester

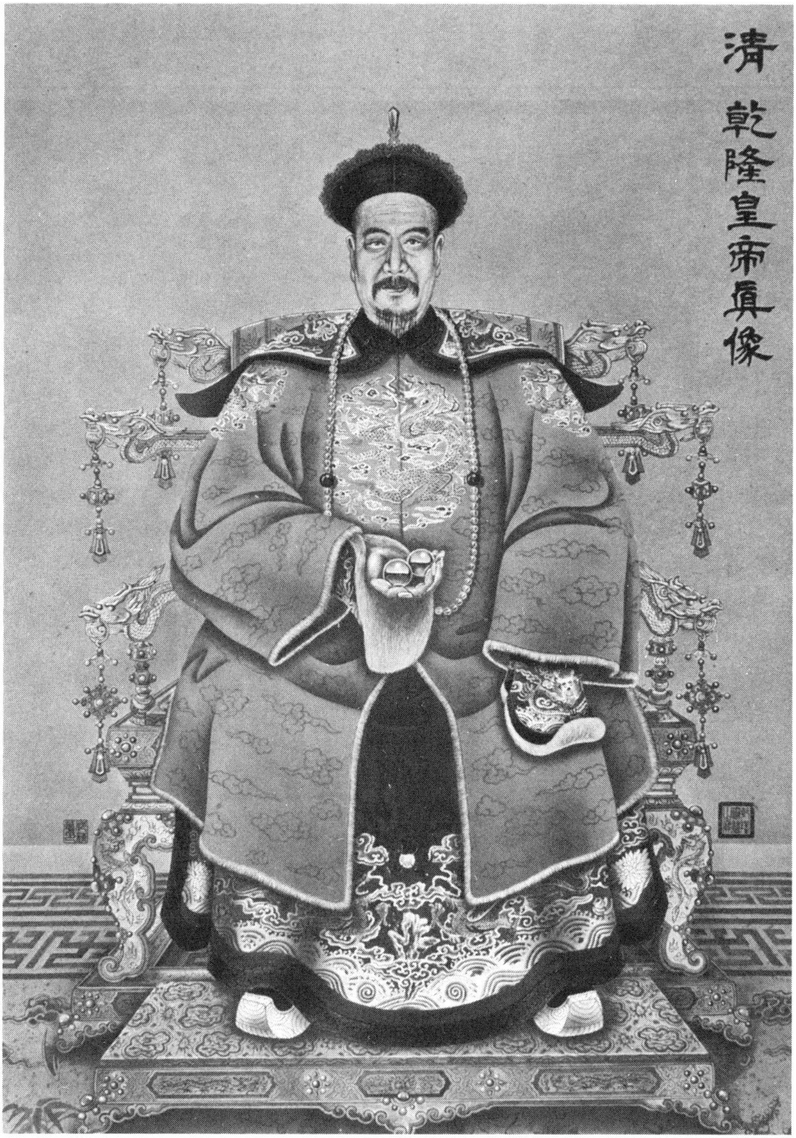

Abb. 3: Chinesischer Kaiser mit Qi-Gong-Kugeln

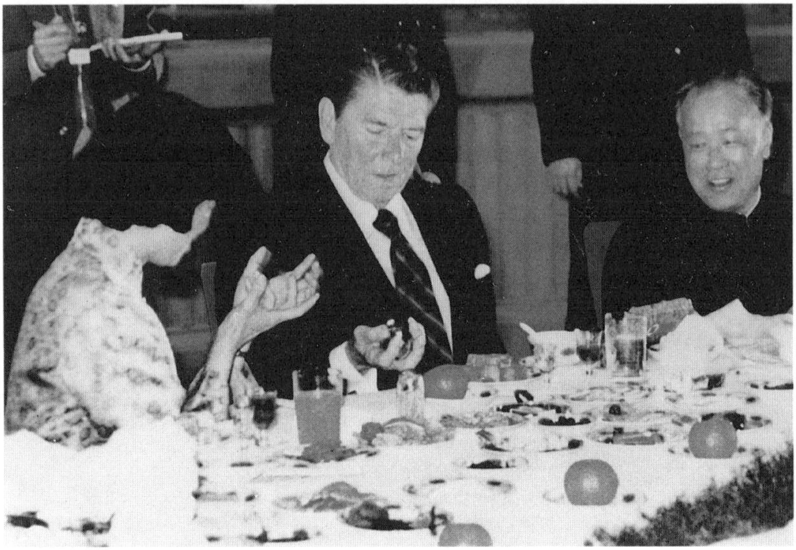

Abb. 4: Expräsident Ronald Reagan mit Qi-Gong-Kugeln

Gesundheit und geistiger Regsamkeit sein Amt ausführte. Auch sein Leibarzt erreichte ein Alter von 84 Jahren. Qian Long war es auch, der die Kunstkugeln von hohem Wert entwickeln und herstellen ließ durch Verwendung von Edelmetall und künstlerisch gestalteter Oberfläche der Kugeln.[12]

Qe Baishi war einer der größten und bekanntesten Maler in China. Er schuf wunderbare Gemälde. Es wäre sicherlich interessant, einmal zu wissen, zu wie vielen Gemälden er durch die Anregung beim Kugeldrehen inspiriert wurde. Er liebte die Qi-Gong-Kugeln sehr und praktizierte jeden Tag sein Training, wie es die Geschichte belegt. War das der Grund, daß er 98 Jahre alt wurde? Auffällig ist es jedenfalls, daß die Persönlichkeiten, von denen man weiß, daß sie intensiv die Kugeln nutzten, immer ein sehr hohes Alter erreichten. Die wenigen Beispiele, die ich hier brachte, belegen es.[12]

Geschichtlich belegt ist auch die Tatsache, daß der chinesische Botschafter Hsu Shi Yiug, der China in Japan 1936–1937 vertrat, die Kugeln stets bei sich hatte und sie in Japan einführte. Der Botschafter wurde 88 Jahre alt.[12]

In der neueren Geschichte finden wir den Namen der in ganz China beliebten Opernschauspielerin Xin Feng-Chia als Qi-Gong-

Kugel-Anhängerin. Ihre Geschichte hat einen tragischen Aspekt und einen erfreulichen, der zugleich Beweis ist für die medizinische Wirksamkeit dieser Kugeln. Frau Xin Feng-Chia wurde in der Kulturrevolution so sehr gefoltert, daß sie zum Krüppel wurde. Sie mußte sich fortan im Rollstuhl bewegen. Sie weigerte sich aber, ihr Schicksal als endgültig anzunehmen und versuchte alles, um aus dem Rollstuhl wieder herauszukommen. Sie schaffte es, dank intensiven täglichen, mehrstündigen Trainings mit den Qi-Gong-Kugeln. So wurde sie zu einem lebenden Beispiel für das, was eiserner Wille und Qi-Gong-Kugel zu schaffen vermögen. Sie bewies, daß der Mensch durch seinen Willen und Glauben Berge versetzen kann, mit anderen Worten, das unmöglich Erscheinende möglich machen kann, wenn er wirklich von Herzen will. Das war die entscheidende Aussage dieser tragischen Episode. Und erst in zweiter Hinsicht scheint mir diese Episode wichtig für die Kugeln. Die Kugeln waren hier sicherlich ein wichtiges Hilfsmittel. Entscheidend aber war hier der unerschütterliche Glaube an die Wirksamkeit der Kugeln und eisernes Training. Erst alle drei zusammen ermöglichen das Wunder.[12]

Zu nennen ist auch Guo Yao-Hoa, der sich bis an die Spitze aller chinesischen Tischtennisspieler spielen konnte. Eins steht fest, er trainierte intensiv mit den Qi-Gong-Kugeln. Ob das mit eine Grundlage seiner Leistungen war, möge jeder für sich beantworten.[12]

Nichts überzeugt so sehr wie ein praktisches Beispiel. Und eines dieser praktischen Beispiele ist der Bürgermeister von Candem (USA), der dank der Qi-Gong-Kugeln von einer Lähmung befreit wurde.[13] Sein Beispiel und das eines Managers einer US-Handelsfirma, der an Muskelschwund litt, wurden zum Beginn der Kugelwelle, die heute noch durch die USA rollt. Die Besserung seines Zustands kam genauso in die Presse wie die spektakuläre Heilung des Bürgermeisters von Candem. Er erschloß den amerikanischen Markt für einen riesigen Kugelexport von China in die USA, der nun fast 10 Jahre anhält.

Möchten Sie nun erfahren, wie die Kugeln Deutschland erreichten? Ich will es Ihnen gerne erzählen. Ich kann dabei ein wenig aus dem Nähkästchen meiner eigenen Erfahrungen plaudern. 1979 war ich zum ersten Mal in China und lernte dort die Kugeln kennen. Ich beobachtete in den Parks Chinesen, die mit ihnen hantierten und hielt es für einen angenehmen Zeitvertreib. Ich wußte um die Existenz der Kugeln, mehr nicht. 1981 kehrte ich zurück und sah die Kugeln wieder. Gleichzeitig fiel mir ein Zeitungsartikel über die Geschichte der Kugeln in die Hände. Jetzt war ich Feuer und Flamme. Ich durchstöberte Bibliotheken und Archive nach Material über die Geschichte und Wirkung der Qi-Gong-Kugeln. Ich kaufte mir die Kugeln, probierte sie selber aus und war so sehr davon begeistert, daß ich mir einige Paar mit nach Deutschland nahm. Ich verteilte sie im Freundeskreis und gab sie einigen Patienten. Die Meinungen über diese Kugeln waren einhellig.

Alle waren begeistert. Nun, dachte ich, was tun? Ich schrieb mir die Finger wund, um die Adresse der Hersteller-Firma herauszubekommen. Aber das war leichter gesagt als getan. So schrieb ich schließlich an Bekannte in Nanking und Kanton und bat sie, mir doch Kugeln zu besorgen. Sie haben, wie sie mir in einem Brief schrieben, die Läden leer gekauft, nachdem sie sich die Hacken krumm und schief gelaufen hatten. Es war ja nicht so wie heute, daß man beliebig viele Kugeln in beliebig vielen Läden kaufen konnte. Man mußte sich schon, wie so oft in Ländern mit staatlich gelenkten Läden, ganz schön mühen und gucken und fragen, wann mal wieder einige Paare in den Läden auftauchen. Ich sehe heute noch das etwas zerfledderte, liebevoll gepackte Paket, das mir der Postbote auf den Tisch legte und in dem die ersten 20 Paar Kugeln waren, die ich aus China importierte.

Wieder verteilte ich sie in Patientenkreisen und in Freundeskreisen. 20 Paar Kugeln, das hieß nun aber wiederum, 20 Mal lange Vorträge zu halten: Was sind die Kugeln, woher kommen sie, warum wirken sie, wogegen wirken sie, wie wirken sie. Ich war es endgültig leid. So setzte ich mich an einem Wochenende hin und schrieb meine erste kleine Schrift über diese Kugeln. Darin erklärte ich genau Herkunft, Wirksamkeit, Indikation. Ich ließ sie auf eigene Kosten drucken und stand jetzt vor einem Haufen von Schriften, hatte aber keine Kugeln. So intensivierte ich meine Bemühungen um Kontakte mit der Firma in Baoding. Und endlich klappte es. Bald hatte ich die erste Sendung mit 50 Kugeln aus Baoding. Die Verständigung war sehr schwierig, da die Hersteller nicht Englisch sprachen und ich nicht Chinesisch schreiben konnte. Ich erfuhr erst sehr viel später, welche Schwierigkeiten auf Seiten der Chinesen zu lösen waren, bevor das erste Paket gen Deutschland reisen konnte.

Die Kugeln waren schnell wieder abgesetzt. Ich bestellte die nächste Sendung und erhielt ein Schreiben, leider sei es nicht mehr möglich, direkt zu liefern. Ich müsse jetzt über die staatliche chinesische Handelsgesellschaft in Shiziazhuang beziehen. Nun gut, das ließ sich arrangieren. Jetzt ging die Feilscherei los. Die staatliche Exportgesellschaft war nicht bereit, mir 50 Paar Kugeln zu schicken, ich sollte 1000 Paar abnehmen. Das wiederum war mir nicht möglich, da ich ja kein Händler war und die Kugeln in Deutschland ja überhaupt noch nicht bekannt waren. Irgendwie einigten wir uns dann auf eine kleinere Summe, und nun hatte ich aber so viele Kugeln, daß ich mich ernsthaft um einen Händler bemühen mußte. Ich schrieb viele Firmen an, keine wollte die Kugeln haben. Niemand wagte sich an diesen unbekannten Artikel heran. Schließlich klappte es mit einem deutschen Versandunternehmen. Das war der Durchbruch und der Anfang der Kugelwelle in Deutschland.

1986 reiste ich dann nach China und wurde in Peking von den Vertretern der Staatlichen Handelsgesellschaft empfangen. Ich erfuhr, daß ich *der* Kugelimporteur in Europa sei. Mit großem Hallo begrüßte man mich dann auch am Bahnhof in Baoding, dem Sitz der Herstellerfirma. Der Direktor der Fabrik ließ es sich nicht nehmen, mein gesamtes Gepäck persönlich zu tragen. Am nächsten Tag empfing mich eine Delegation von 8 Vertretern dieser Fabrik. Sie erklärten und zeigten mir die Herstellung der Kugeln. Sie hatten einige Broschüren für mich vorbereitet. Der Tee dampfte auf den Tischen. Dankbar war ich für ein Video, das sie mir besorgt hatten. Das chinesische Fernsehen hatte inzwischen einen kleinen Film über die Kugeln gedreht, in dem auch mein Buch »Aktiv und gesund« vorgestellt wurde. Es war eine von Herzlichkeit getragene Begegnung. Ich erfuhr auch, warum ich in Baoding so angesehen war. Die Fabrik hatte sich lange schon bei der Staatlichen Handelsgesellschaft bemüht, die Kugeln ins Ausland zu verkaufen. Die Staatliche Handelsgesellschaft hatte immer abgewinkt mit der Bemerkung, die Kugeln seien im Ausland nicht zu verkaufen. Jetzt kam da plötzlich ein Mensch aus Europa und bestellte direkt die Kugeln. Das war der Anlaß für die Fabrik in Baoding, die Staatliche Handelsgesellschaft davon zu überzeugen, sich um den Absatz dieser Kugeln im Ausland zu bemühen. Als erstes ging man mit den Kugeln auf die Kantoner Messe und hatte einen mäßigen Erfolg. Meine Nachbestellungen bei der staatlichen Handelsgesellschaft aber veranlaßte sie, sich weiterhin zu bemühen. So kam allmählich der Export ins Rollen. Heute gibt es neben dieser Fabrik in Baoding andere Hersteller in China, und es ist ein Wettbewerb im Gange, der die damaligen Kugelpreise erheblich gedrückt hat. Manche Händler fragen sich schon, ob es sich noch lohnt, die Kugeln zu verkaufen. Die Tendenz des Absatzes geht aber eher in Richtung Steigerung als umgekehrt. Es sind aufgrund der medizinischen Indikation dieser Kugeln überhaupt noch nicht alle Marktmöglichkeiten ausgereizt. Bisher ist die Kugel mehr oder minder erst im Sinne von Freizeitvergnügen eingesetzt worden. Der gesamte medizinische Bereich ist längst noch nicht ausgeschöpft.

Wunderbares Gehirn

Um ein Auto in Bewegung zu setzen, muß man zunächst den Zündschlüssel ins Zündschloß stecken und drehen. Durch diesen Vorgang werden dann verschiedene Teile des Motors angestoßen. Sie wirken jetzt zusammen und erreichen dadurch den Rundlauf des Motors bzw. daß das Fahrzeug anfährt. Nur durch das harmonische Zusammenwirken der einzelnen Teile kommt es zur Bewegung.

Übertragen wir dieses Beispiel einmal auf den menschlichen Körper. Wenn Sie die Kugeln in Ihrer Hand rotieren lassen wollen, so entspricht das in etwa dem Vorgang des Fahrens Ihres Autos. Um soweit zu kommen, müssen Sie aber erst mal die Zündung betätigen. Der Zündschlüssel ist die zündende Idee. Diese Idee setzt im Körper jetzt einen Impuls, der zur Folge hat, daß verschiedene Organe des Körpers in Funktion treten, die sich insgesamt zu einem Bewegungsplan ergänzen. Dieser setzt sich dann um zu einem Bewegungsmuster. Dieses Bewegungsmuster kann zum Beispiel das Zusammenspiel der Finger und der Armmuskeln darstellen, das die Qi-Gong-Kugeln zum Rollen bringt. Von der Idee in Ihrem Gehirn zu dem Bewegungsablauf der Finger ist also ein weiter Weg, auf dem viele Einzelelemente die Verbindung schaffen. Solche Verbindungselemente sind zunächst einmal die Nervenstränge, die vom Finger zum Gehirn und umgekehrt verlaufen. Es sind ebenso die Nahtstellen, an denen sich der Impuls im Nerv zu einem motorischen Signal für die Hand- und Fingermuskeln umformt. Das ist dort, wo der Befehlsimpuls von der Endstelle des Nervs auf den Muskel überspringt und den Finger zum Krümmen bringt. Auf diesem Wege vom Gehirn zum Muskel sind viele Schaltstellen eingebaut, die den Impuls modulieren, verstärken, die die vielen Impulse an die unterschiedlichen Muskeln koordinieren und regulieren, damit es nicht zu überschießenden Reaktionen oder gegeneinander gerichteten Reaktionen kommt. Wenn man dieses komplexe Geschehen durchblickt, kann man viel besser ermessen, welch tiefgreifende Wirkung dieses scheinbar spielerische Umgehen mit den Kugeln auf die neuralen und zentralnervösen Steuerungselemente des Körpers hat. Denn jedes Training mit den Kugeln ist ja gleichzeitig auch ein Training für diese Organe und Leitungsbahnen. Es ist ein Lernprozeß für die einzelnen Organe, harmonisch zusammenzuwirken, damit ein harmonisches Körpertraining dabei herauskommt.

Was in die eine Richtung wirkt, wirkt auch in die andere Richtung. Das heißt, wenn ich also vom Gehirn einen Impuls setze, der die Finger in Bewegung setzt, dann muß auch umgekehrt die Bewegung dieser Finger eine Wirkung auf die Quelle des Impulses im Gehirn haben. Das bringt mich wieder auf den Vergleich des Zusammenhangs zwischen Haltung und Stimmung. Haben Sie eine schlechte Stimmung, kommt es zu einer schlechten Haltung. Die Schultern hängen, der Kopf hängt, die Mundwinkel hängen. Alles richtet sich nach unten. Die Stimmung ist tief. Geht man jetzt aber bei und strafft willentlich die Schultern, richtet sich auf, hebt die Mundwinkel, lächelt vielleicht sogar, dann hebt sich auch die Stimmung.

Wir sollten uns mit diesen Steuerungselementen im einzelnen beschäftigen. Wenn Sie die einzelnen Elemente Ihres Körpers kennen, können Sie sie über deren Stellenwert, über deren Funktion im Gesamt-Wirkungsmechanismus besser verstehen. Ein Klavierkonzert ist etwas Wunderschönes. Aber da muß jeder Ton sitzen. Er muß zur rechten Zeit mit der richtigen Kraft angeschlagen werden, sonst stimmt der Akkord nicht. Um das zu erreichen, muß ich um die Funktion der Klaviertaste, um die Klaviersaiten wissen, um die Verbindung zur Klaviertaste, die meinen Anschlag von der Taste auf die Saite überträgt, damit es zu einem Ton kommt. Genauso ist es bei den Bewegungsabläufen in unserem Körper. Spielen wir jetzt einmal Klavier – und haben Sie keine Angst, daß es zu wissenschaftlich wird. Wir machen einfach mal einen verbalen Spaziergang. Schauen Sie nach links, schauen Sie nach rechts, hören Sie auf die Stimme der Natur, dann wird es ein erlebnisreicher, ein entspannender, ein unterhaltsamer Spaziergang. Sie sollten sich nun entspannt zurücklehnen, vielleicht ein wenig Musik im Hintergrund spielen lassen, vielleicht an einem schattigen Platz auf dem Balkon sitzen, ab und zu Ihren Blick in die schöne Natur schweifen lassen, von Zeit zu Zeit einmal darüber nachdenken, was Sie gelesen haben, es sich einfach mal bildlich vorstellen. Klappen Sie eventuell auch Ihr Buch zwischendurch zu, trinken Sie eine Tasse Kaffee. Dann haben Sie wieder neue Kraft getankt für den Rest des Spaziergangs.

Schauen Sie sich einmal Ihre Hand an. Was sehen Sie dort? Nun, die Handfläche, die Innenseite der Finger. Fahren Sie jetzt mal mit der Hand ganz sanft über die Tischplatte oder die Tischdecke. Schließen Sie Ihre Augen und konzentrieren Sie sich dabei auf die Empfindungen, die Sie dabei spüren. Vielleicht nehmen Sie nochmal einige andere Gegenstände dazu, machen Ihre Augen zu und versuchen jetzt, mit der Hand die Oberfläche, die Form, die Größe und die Gestalt zu erspüren. Jetzt machen Sie einmal das gleiche mit Ihrem Unterarm. Krempeln Sie die Ärmel auf, fahren mit Ihrem Unterarm über die Tischplatte oder über die Tischdecke und versuchen, die Muster, die Rauhigkeit der Oberfläche herauszufinden. Vergleichen Sie wieder Ihre Empfindungen. Mit den Fingerspitzen war es sicherlich viel einfacher, sich ein Bild durch die geschlossenen Augen hindurch zu machen. Dabei vermittelte nur der Tastbefund ein inneres Bild von der Struktur des Materials. Ein Handwerker geht her und fährt mit den Händen über die Holzplatte, nachdem er versucht hat, sie mit Schleifpapier zu glätten. Warum tut er es nicht mit dem Unterarm? Weil er genau weiß, daß er ein viel besseres Feingefühl in den Händen hat als am Unterarm. Wissen Sie, woran das liegt? Ich will es Ihnen sagen. Wir haben in der Innenhand und in den Fingerspitzen sogenannte Mechanorezeptoren. Man könnte auch Tastkörperchen dazu sagen. Diese Mechanorezeptoren oder Tastkörperchen reagieren auf Druck, Vibration, auf Berührung, auf Kitzelreize. Sie sind so feinfühlig, daß die Eindringtiefe eines Gegenstandes von 0,01 mm in die Haut bei Ihnen bereits eine Empfindung und damit eine Reaktion auslöst. Dadurch wird ein Signal zum Gehirn gegeben: ›Achtung, Druck!‹

Von diesen Mechanorezeptoren befinden sich 17000 an der Innenhand. Von den Fingerspitzen zum Handgelenk hin nehmen sie langsam ab. Wir haben also die größte Dichte und damit die größte Sensibilität an den Fingerspitzen. Hier finden sich 140 Mechanorezeptoren pro cm^2.[14] Für jene, die es nun ganz genau wissen wollen, seien hier die Mechanorezeptoren noch ein wenig ausführlicher dargestellt. Wir haben die Merkelzellen, die Ruffinikörperchen. Sie sind sogenannte Intensitätsdetektoren und antworten auf Zugdehnung der Haut. Sie geben also unmittelbar Informationen über die Richtung und Stärke von Scherkräften, die von der Seite auf die Haut einwirken. Diese Scherkräfte sind um so größer, je stärker zum Beispiel die rauhe Kugeloberfläche die Haut zurückhält, wenn sie darüber weggleitet, und verhindert, daß die Haut unterhalb der Kugelschale weggleitet. Je glatter die Oberfläche ist, desto weniger kommen die Scherkräfte zum Tragen.

Diesen Unterschied registrieren die Merkelschen Zellen oder Ruffinikörper und signalisieren so dem Gehirn: »Wir haben es mit einer rauhen Oberfläche oder mit einer glatten Oberfläche zu tun.« Die Meissner-Körperchen sind sogenannte Geschwindigkeitsdetektoren, die den Eindruck Geschwindigkeit messen. Wenn Sie also Ihre Kugeln in die Innenfläche der Hand legen, dann drückt das Eigengewicht der Kugeln das Gewebe zusammen. Die Geschwindigkeit, mit der dieses Eindrücken erfolgt und sich die Druckkonstante aufbaut und wieder abbaut, sagt dem Körper etwas über Gewicht und Bewegung der Kugeln aus. Erfahrungswerte, die im Gehirn gespeichert sind, dienen als vergleichende Bewertungsgrößen und zeigen dem Körper an, ob es sich um ein leichteres oder ein schwereres Gewicht handelt. Unterschiede sind so mit geschlossenen Augen zu erkennen.

Die Pacini-Körperchen sind sogenannte Beschleunigungsdetektoren. Sie registrieren eine Vibration. Wenn Sie die Kugeln durch die Hand rotieren lassen, dann bringt ja die innere Kugel die äußere Kugelschale zum Vibrieren. Diese Vibration wird von den Pacini-Körperchen registriert.

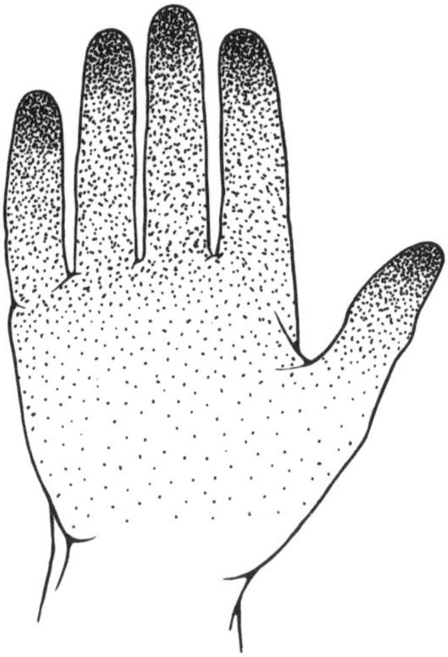

Abb. 5: Darstellung der Innenhand mit unterschiedlicher Verteilung der Mechanorezeptoren

Bemerkenswert ist nun, daß die Meissner-Körper besonders stark an der Summe der Mechanorezeptoren beteiligt sind, nämlich mit 43 %[14]. Das gibt dem Menschen die Möglichkeit, räumliche Wahrnehmungen zu machen. Nehmen Sie einmal an, ein abgerundeter Gegenstand würde auf die Handinnenfläche gedrückt. Dann haben Sie an der höchsten Erhebung dieser Abrundung den größten Druck auf die Meissnerschen Körper. Zur Peripherie dieses abgerundeten Körpers hin nähme der Druck ja ab. Dies wird vom Gehirn als unterschiedlicher Druck empfunden. Daraus wird computerhaft ein plastisches Bild umgesetzt und als Sinneswahrnehmung dem Menschen bewußt.

Neben diesen Mechanorezeptoren gibt es noch Thermorezeptoren, die Wärmeempfindungen zum Gehirn leiten. Wenn wir Wärmerezeptoren haben, dann gibt es selbstverständlich auch Kälterezeptoren. Ob sich also Ihre Kugel in der Hand warm oder kalt anfühlt, das ist eine Information, die über diese Wärme- und Kälterezeptoren erreicht und dann durch die Informationsverarbeitung im Gehirn bewußt wird.

Wie aber wird nun aus dem Reiz in der Innenhand eine Information, die das Gehirn erreicht und sich dort zu einem bewußt wahrgenommenen Sinneseindruck umsetzt? Nun, der Reiz am Mechanorezeptor, Thermorezeptor oder Kälterezeptor wird zunächst in Form eines elektrischen Signals kodiert. Der Impuls geht also als kodiertes elektrisches Signal entlang des Nervs zunächst zur Empfangsstelle des nächsten Nervs. Es ist nicht so, daß wir von der Hand bis zum Gehirn eine einzige Standleitung eines Nervs haben. Diese gesamte Strecke, von den Fingerspitzen oder von der Hand bis zum Gehirn, wird überbrückt durch mehrere Leitungsabschnitte, die miteinander verbunden sind. Vom Mechanorezeptor geht zunächst einmal eine Leitung zu der nächstgelegenen Nervenzelle. Diese Leitung vom Rezeptor in der Innenhand zur Nervenzelle nennt sich der informationszuführende Dendrit. Jenseits der Nervenzelle nennt sich der informationsableitende weiterführende Schenkel Axon. Der Nerv, auch Neuron genannt, besteht also aus einem informationszuführenden Schenkel Dendrit, der eigentlichen Nervenzelle und aus dem informationsabführenden Schenkel, dem Axon (Abb. 6).

Der Axon tritt in Verbindung mit dem Dendriten des nächsten Neurons. Das Neuron besteht wieder aus dem zuführenden Schenkel Dendrit, der Nervenzelle und dem abführenden Schenkel, dem Axon. Die Verbindungsstelle zwischen dem Axon des vorlaufenden Neurons und dem Dendriten des nächsten Neurons ist die sogenannte Synapse. Hier passiert etwas unheimlich Faszinierendes. An der Synapse wird der elektrische Code umgesetzt zu einem biochemischen Code. Der Körper macht also aus einer elektrischen Information eine biochemisch codierte Information.

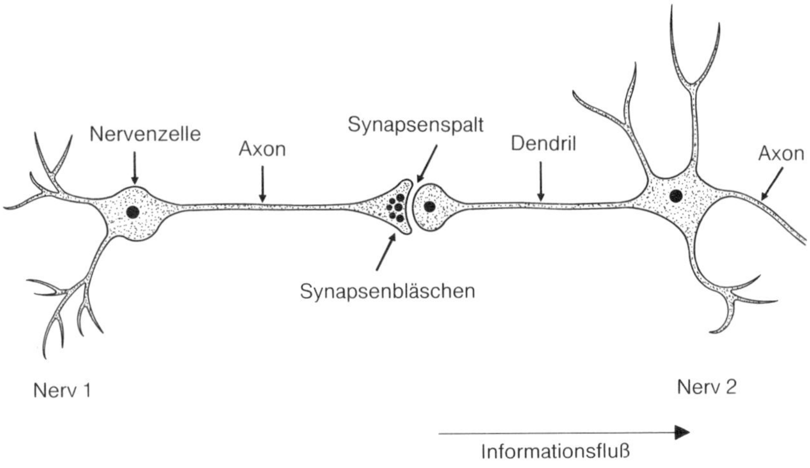

Abb. 6: Darstellung einer Nervenverbindung zwischen zwei Neuronen

Jenseits des winzigen Spaltes zwischen den beiden Nervenschenkeln wird in dem nächsten Neuron aus dem biochemischen Code wieder eine elektrische Information. Sie verläuft wieder entlang der Leitung dieses Neurons bis zum nächsten Neuron.

Solche biochemischen Codierungen sind möglich durch die sogenannten Neurotransmitter. Das sind die Botenstoffe, die den elektrischen Code aufnehmen. Solche Botenstoffe sind zum Beispiel Acetylcholin und Adrenalin, um nur zwei davon zu nennen.

Lassen Sie mich noch einmal rekapitulieren. Der Reiz am Mechanorezeptor wird umgesetzt zu einem elektrischen Impuls. Dieser Impuls läuft entlang dem Neuron, das heißt, durch Dendrit, Nervenköper, Axon zum nächsten Neuron mit einer Geschwindigkeit, die zwischen 100 m/sec bis hinunter zu weniger als 1 m/sec liegen kann. Diese elektrocodierte Information wird an den Synapsen umgesetzt zu einer biochemischen, indem sie auf den sogenannten Neurotransmitter übertragen wird. Diese Neurotransmitter überspringen den winzigen Spalt zwischen den beiden Nervenleitungen und bewirken auf der Nervenleitung des anderen Neurons, dem Dendriten, wieder eine Umwandlung in eine elektrisch codierte Information. So wird die Information »Reize am Mechanorezeptor« zum Gehirn getragen. Hier wird sie dann zu einer uns bewußt werdenden Information umgesetzt. Umgekehrt läuft auf demselben Weg der Bewegungsimpuls aus dem Gehirn zum bewegungsauslösenden Muskel.

Es ist selbstverständlich klar, daß uns nicht ein einziger Impuls eine mehrdimensionale Information geben kann. Wir bekommen ein dreidimensionales Bild durch eine Unzahl von Informationen, die hier im Gehirn zusammenlaufen und zu einem Gesamtbild zusammengefügt werden. Es ist genauso wie bei der Computertomographie oder beim Kernspintomographen in der medizinischen Diagnostik. Hier wird aus vielen Einzelbildern durch den Computer ein Gesamtbild des Körperinneren zusammengefügt. Wie ich bereits sagte, findet sich die größte Dichte solcher Mechanorezeptoren an den Fingerspitzen und der Innenhand, aber nicht nur dort, sondern auch an den Fußsohlen und an den Lippen. Jetzt wissen Sie, warum das Küssen solch einen Spaß macht. Eine Vielzahl von Mechanorezeptoren läßt uns die Geschmeidigkeit der Lippen, die zärtliche Berührung der Lippen des Partners empfinden. Der Druck gibt uns ein erregendes Gefühl der Intensität der Gefühle und der knisternden Spannung, der Vibration.

Welch einen Anteil die Mechanorezeptoren an unserem Raumempfinden haben, zeigt uns ein Versuch. Raumempfinden, das ist unsere Fähigkeit, das Gleichgewicht zum Raum zu halten, sei es nun beim Kugeltraining, wo sofort eine Gegenbewegung ausgelöst wird, sobald das Gleichgewicht instabil wird und die Kugeln aus der Hand zu rollen drohen, oder sei es das Fortbewegen auf einem Bein durch Hüpfen. Man hat Menschen die Fußsohlen betäubt. Siehe da, sie waren nicht mehr in der Lage, das Gleichgewicht zu halten. Sie »eierten« sozusagen und konnten nicht mehr gleichmäßig gehen. Wir brauchen die Mechanorezeptoren an den Fußsohlen, um aufgrund ihrer Rückmeldung über Anpreßdruck, Bodenhaftung, Bodenqualität und Standebene ausgleichende, gegenregulierende, motorische Impulse einzusetzen, um unser Gleichgewicht zu halten bzw. wieder zu gewinnen.

Lassen Sie uns jetzt noch eine Weile beim Gehirn selbst verbleiben, damit Sie sich eine Vorstellung von diesem Wunderorgan machen können. Es ist ein so unglaubliches Wunderorgan, dieses Gehirn, daß sich ganze Heerscharen von Wissenschaftlern inzwischen damit beschäftigen. Wir wissen heute viel über das Gehirn, aber gleichzeitig auch wieder sehr wenig. Man spricht deswegen davon, daß das nächste Jahrtausend das Jahrtausend der Hirnforschung und der Immunologie sein wird, der Wissenschaft von der Körperabwehr. Zwischen beiden besteht ein so enger Funktionszusammenhang, daß sich eine völlig neue Wissenschaftsdisziplin, die Psychoneuroimmunologie, damit beschäftigt. Ich komme im folgenden noch mal darauf zurück.

Im Gehirn läuft alles, was wir an Empfindungen und Informationen haben, zusammen. Es wird dort individuell bewertet und zu einer Reizantwort umgesetzt. Im 14 Tage alten Embryo sieht man von einem Gehirn noch überhaupt nichts. Es entsteht aus einer sogenannten Nervenplatte, die 125 000 Körperzellen umfaßt. Ab der dritten Woche entsteht dann aus dieser Nervenplatte, aus diesen 125 000 Zellen, das Gehirn.[16] Im Endstadium hat das fertige Gehirn 100 Milliarden Zellen. Wissen Sie, was das heißt? Es heißt, daß das Gehirn ab der dritten Woche mit einer Geschwindigkeit von 250 000 neuen Nervenzellen pro Sekunde wächst. Es ist unglaublich, wie die Natur solch eine Leistung vollbringen kann.[15] Bei der Geburt wiegt diese Computerzentrale des menschlichen Körpers 350 Gramm. Nach einem Monat hat sich dieses Gehirn bereits auf 450 Gramm erweitert. Und mit sieben Jahren hat es bereits das Endgewicht von ca. 1400 Gramm. Dies unterscheidet uns vom Affen. Er hat bei der Geburt bereits fast das Endgewicht des Gehirns.

Nun stellen Sie sich vor, daß sich jede Nervenzelle 1000mal bis 200 000mal mit anderen Neuronen verschaltet. Das ergibt eine unvorstellbare Zahl von Neuronenverbindungen, nämlich 10^{15} Neuronenverbindungen. Das sind mehr Neuronenverbindungen im Gehirn, als wir Elementarteile im gesamten Kosmos haben. 100 Milliarden Interneuronen verbinden eine Million Motoneuronen.[16] Und diese Motoneuronen haben mit Bewegung zu tun. Drehen wir den Satz einmal um, um uns die Bedeutung klarzumachen. Eine Million Motoneuronen bewegen 100 Milliarden zum Gehirn leitende Interneuronen oder einfach Neuronen genannt. Wird Ihnen jetzt klar, wie effektiv eine Bewegungstherapie sein muß, zum Beispiel das Kugeltraining? Diese Übung führt zu einer intensiven Aktivitätssteigerung im Gehirn. Durch eben dieses intensive Training wird über zur Masse gesehen relativ wenigen Motoneuronen eine breitgefächerte Reaktion ausgelöst.

Die Wirkung einer Bewegungstherapie, und selbstverständlich auch einer geistigen Anstrengung, erklärt sich auch dadurch, daß zum selben Zeitpunkt Millionen einzelner Signalfunktionen im Körper ablaufen können, daß pro Minute im Gehirn zwischen 100 000 bis 1 Million biochemische Reaktionen möglich sind, daß an einer Synapse, der Kopplungsstelle zwischen zwei Neuronen oder Nerven, bis zu 20 Impulse pro Sekunde weitergegeben werden können, und daß sich die Informationsvielfalt noch dadurch verstärkt, daß diese einzelnen Impulse unterschiedliche Interferenzmuster aufweisen.[16] Welch eine Riesenmenge von Informationen so verarbeitet werden kann, mag man sich verdeutlichen durch die Tatsache, daß im Gehirn nach Schätzung der wissenschaftlichen Medizin 50 000 Milliarden Synapsen existieren.[14]

Schwirrt es Ihnen jetzt auch im Kopf angesichts dieser für den menschlichen Geist unvollstellbar großen Zahlen? Oder denken Sie jetzt vielleicht gar, daß es Ihnen an geistiger Kapazität mangle, da Sie ja nun doch ein gewisses Alter erreicht hätten und nicht mehr so fix im Denken sind, um dies zu begreifen? Die moderne Wissenschaft hat diese bislang weithin gepflegte Meinung widerlegt. Es ist zwar eine Tatsache, daß mit zunehmendem Alter Nervenzellen im Gehirn zugrunde gehen. Aber das muß nicht heißen, daß dadurch die Kapazität des Gehirns nachläßt. Die verbleibenden Nervenzellen sind in der Lage, die Aufgabe zugrunde gegangener Nervenzellen zu übernehmen. Außerdem bilden sich ständig neue Nerven-Schaltverbindungen bzw. Schaltkreise, die die Leistung des Gehirns als schier unerschöpflich erscheinen lassen. Sie glauben es nicht? Sie finden die Bestätigung dafür jeden Tag, wenn Sie sich nur einmal bewußt danach umschauen. Immer wieder findet man Menschen, die bis ins hohe Alter erstaunlich rege und geistig aktiv bleiben. Es sind meistens Menschen, die Interessen haben, die sich mit den Problemen dieser Welt bewußt auseinandersetzen, die Hobbys pflegen, die sich fordern. Menschen gleichen Alters, die kaum Interessen haben, die den Tag langweilig finden, die über das Studium der Regenbogenpresse hinaus keine geistigen Anregungen haben, werden schnell alt. Sie finden am Schluß dieses Kapitels zu diesem Thema noch einige wissenschaftliche Forschungsergebnisse. Diese dort genannten Forschungsergebnisse möchte ich hier aber noch durch einige wichtige Erkenntnisse ergänzen. Der Volksmund sagt: »Du bist so alt wie dein Herz, du bist so alt wie deine Knochen« aber auch: »Du bist so alt wie du denkst«. Damit ist nichts anderes ausgedrückt, als daß die geistige Regsamkeit über unser biologisches Alter bestimmt. Daß dies keine leere Behauptung ist, scheint Michael Hutchison in seinem Buch »Megabrain« zu belegen. Dort heißt es auf Seite 38: »Aus diesen Untersuchungen (von Rosenzweig, Diamond und Kollegen) geht klar hervor, daß eine stimulierende oder die sinnliche Erfahrung anregende Umwelt zu strukturellen Veränderungen im Cortex führt. Da der Cortex der Sitz der Intelligenz ist, kann man daraus schließen, daß mehr Stimulation oder reichere sinnliche Erfahrungen durch die Umwelt zu einem Intelligenzzuwachs führen.«[17] Was Rosenzweig, Diamond herausgefunden haben, ist, daß eine Stimulans in der Großhirnrinde als dem Sitz unserer sogenannten höheren Intelligenz dort zu einer positiven Veränderung führen kann. Die Wissenschaft belegt also, daß ein Zusammenhang besteht zwischen sensorischer Stimulation und Intelligenz. Das Gerede von der nachlassenden Intelligenz im Alter, von einem altersgemäßen Intelligenzabbau, ist ein dummes Gerede, das durch diese wissenschaftlichen Untersuchungen klar widerlegt wurde. Man hat festgestellt, daß Ratten, die dreiviertel ihres Lebens dahinvegetiert haben, nach Aufenthalt in einer geistig anregenden Umgebung sofort wieder mobiler wurden. Dies ist zwar ein Ergebnis aus Tierversuchen, aber das Rattenhirn dürfte nicht anders reagieren als das Menschenhirn. Die Versuchsratten, deren Gehirn man nach diesem Aufenthalt in der reizanregenden Umgebung untersuchte, wiesen eine Zunahme und Verbesserung der Gehirnstruktur auf.[17]

Argentinische Forscher lieferten sogar den Beweis dafür, daß das Gehirn innerhalb von Sekunden durch biochemische und strukturelle Veränderungen auf einen äußeren Reiz reagiert. Es bildeten sich nicht nur neue Neuronen, sondern es veränderte sich sogar die Anzahl der Synapsen.[17]

Eine ähnlich reizarme Umgebung stellt das Krankenzimmer bettlägeriger Patienten dar. Hinzu kommt, daß sich durch die Bettlägerigkeit sowohl der Hämatokritwert (Maß für die Dickflüssigkeit des Blutes) verschlechtert als auch durch die mangelhafte Kreislaufaktivierung der Kreislauf nachläßt. Alles zusammen, Reizarmut, verschlechterter Hämatokritwert und nachlassende Kreislauffunktion bedingen eine schlechtere Gehirndurchblutung. Eine schlechtere Gehirndurchblutung ist verbunden mit nachlassenden geistigen Interessen und geistiger Beweglichkeit, so daß selbst angebotene Anregungen nicht mehr in dem Maße aufgenommen werden können. Die geistigen Interessen lassen nach. Hier kann ein Training mit den Qi-Gong-Kugeln sehr viel Gutes bewirken, indem es allen drei negativen Faktoren entgegenwirkt. Die Untersuchungen des Gerontologen Werner Schaie stützen diese Aussage, wenn er sagt, daß viele Gehirnfunktionen, die alters- oder situationsbedingt sind, zum Beispiel durch langes Krankenlager oder durch mangelnde geistige Forderung, nachlassen, durch Stimulation wieder aktiviert werden können.«[4]

Dies kann wie gesagt innerhalb von Sekunden erreicht werden. Sofort also, wenn bettlägerige Patienten zu den Qi-Gong-Kugeln greifen, passiert etwas Positives im Gehirn. Die Durchblutung nimmt zu. Die Gehirnversorgung mit wichtigen Nährstoffen wird verbessert, ebenso die Neurotransmitteraktivität. Die Leistungsfähigkeit des Gehirns wächst. Deswegen gibt man in China und Japan bettlägerigen Patienten die Kugeln zum Training. Versuche aus dem Krankenhaus Baoding haben klar gezeigt, daß kugeltrainierte Patienten in einem besseren Zustand verblieben als ein Kontrollgruppe, die ohne den Einsatz von Qi-Gong-Kugeln therapiert wurde. Sie hatten eine bessere Gehirndurchblutung und waren geistig reger.

Auch ein anderer Zahlenvergleich läßt uns nachdenklich werden. Vor 4 Millionen Jahren betrug das Gewicht des menschlichen Gehirns ca. 450 Gramm. Heute beträgt das Gewicht ein Dreifaches. Die Anforderungen an die Kreativität und an die geistige Leistung des Menschen sind immer größer geworden, besonders im Zeitalter der Technik. Vom einfachen Jäger zum Beerensammler sind wir heute zu Menschen geworden, die zum Mond und Mars fliegen. Die Anforderungen des Alltags der technisierten Welt sind ungleich höher.

Ist es da ein Wunder, daß bei dieser intensiven Inanspruchnahme geistiger Fähigkeiten auch das Gehirn gewachsen ist? Wer weiß, wie schwer unser Gehirn in einer Million Jahren ist, wie groß die Köpfe der Menschen sein müssen, um das Gehirn unterzubringen?

Dabei wäre das Gehirn angesichts der unvorstellbaren Informationsflut, die uns täglich erreicht, hoffnungslos überfordert, würde es nicht die Fähigkeit zur Informationsselektion haben. Aus der Summe der Informationen, die uns erreicht, sucht es sich die heraus, die im Moment wichtig sind und die dem jeweiligen Bewußtseins- und Erkenntnisstand entsprechen. Dies ist eine interessante Erkenntnis, besagt sie doch, wie wichtig die richtigen Informationen sind, um unser Gehirn zu trainieren. Höherwertige Informationen fordern uns, regen uns an und vermögen uns auf eine höhere Stufe des Bewußtseins zu heben. Sie vermögen so die geistige Kapazität wachsen zu lassen. Das Gehirn sorgt auch dafür, daß eingehende Informationen am vorhandenen, gespeicherten

Erfahrungsgut gemessen und bewertet werden. Es hat die Fähigkeit zur Selbstorganisation in der Weise, daß neue Erkenntnisse alte Erfahrungsgüter und Strategien löschen und ersetzen. Diese Fähigkeit zur Selbstorganisation und zur Anpassung an neue Forderungen der Umwelt ist es, die das Gehirn auch im Alter jung bleiben läßt, wenn es entsprechend gefordert wird. Viele bekannte Persönlichkeiten, die bis ins hohe Alter tätig blieben und sich ihrer Aufgabe widmeten und so geistig gefordert blieben, beweisen es. Man kann deswegen mit Fug und Recht behaupten, daß sich bei geistig interessierten Menschen mit gleichbleibendem intellektuellem Interesse die geistige Leistungsfähigkeit bis ins hohe Alter in einem Maße erhält, das dem jüngeren Menschen nicht nachsteht, und daß Intelligenz sogar noch zunimmt.

Ich sprach bereits von den Transmittern. Transmitter sind die chemischen Botenstoffe, die Impulse von einem Neuron auf das andere an den Synapsen übertragen. Wir kennen in der modernen Gehirnforschung 60 verschiedene Botenstoffe und 40 verschiedene Rezeptoren, an die diese Botenstoffe andocken können. Es ist nämlich nicht so, daß einfach ein Tröpfchen Neurotransmitterflüssigkeit von der anderen Seite aufgesogen wird, sondern es muß an dieser Stelle ein sogenannter Rezeptor sein, der wie der Schlüssel zum Schloß des Botenstoffes passen muß. Sonst passierte nichts, die biochemisch codierten Informationen könnten nicht andocken. Solche Botenstoffe sind beispielsweise Acetylcholin und Adrenalin. Andere sind die sogenannten endogenen Opiate, also Neurotransmitter, die opiumähnliche Wirkungen haben, wie zum Beispiel Endorphine, Enkephaline. Sie korrelieren mit dem jeweiligen Gemütszustand. In der Euphorie haben wir einen besonders hohen Spiegel an Endorphinen und Enkephalinen. So kann man also sagen, jeder Gedanke und jede Stimmung haben ihren eigenen Gehirnbiochemismus. Ein fröhlicher Gedanke schafft eine ganze Kaskade von Endorphinen und Enkephalinen, ein depressiver läßt Serotonin produzieren.

Ader, ein amerikanischer Psychoneuroimmunologe, fand heraus, daß solche Rezeptoren für diese Neurotransmitter nicht nur im Gehirn vorhanden sind, sondern auch auf den Abwehrzellen, die im Körper kreisen. Das heißt also, daß bei einem hohen Spiegel an Enkephalinen im Gehirn gleichzeitig eine Vielfalt von Enkephalinen auch diesen Abwehrzellen zur Verfügung steht. Aktivierende Neurotransmitter, wie es Endorphine und Enkephaline sind, aktivieren also nicht nur die jeweiligen Gehirnfunktionen, sondern machen auch den Abwehrzellen Beine. Das, was im Gehirn Neurotransmitter heißt, wird im Körper zum Botenstoff »Hormon«. Fröhliche Gedanken aktivieren nicht nur Enkephaline und Endorphine, sondern schaffen auch Abwehrzellen, die uns vor Krankheiten schützen. Es ist auch erwiesen, daß ein depressiver Mensch erheblich weniger aktive Abwehrzellen hat als ein frohgestimmter Mitmensch.[16]

Die Organisation des Gehirns, die Synapsenvielfalt und damit die Aktivität der Botenstoffe kann positiv beeinflußt werden durch geistige Aktivität, durch künstlich gesetzte Reize über Ton, Licht und über ein gezieltes Bewegungstraining. Diese durch wissenschaftliche Beweise gesicherte Erkenntnis stützt damit auch die Wirkung der Qi-Gong-Kugel-Therapie. So verweist Holler in seinem Buch »Das neue Gehirn« auf einen Versuch mit Ratten durch Marc Rosenzweig von der UC Berkeley. Er hatte zwei Kontrollgruppen aufgestellt. Die eine Gruppe wuchs in einer mental angereicherten Umgebung auf. Sie hatte einen wesentlich höheren Spiegel an Acetylcholinesterase, das ist ein Gehirnenyzm, gegenüber der anderen Gruppe, die in einer langweiligen Umweltsituation aufwuchs. Je höher der Acetylcholinesterasespiegel, je besser die Gehirnleistung. Bei den Ratten, die in einer geistig anregenden Umgebung gehalten wurden, zeigten sich folgende Merkmale: Zunahme an Gehirnzellen um 15%, Zunahme der Acetylcholinesteraseaktivität, Vermehrung der Synapsen, Verdichtung der Großhirnrinde und deren Gewichtszunahme, Vergrößerung der Neuronen, Vermehrung der dendritischen Verästelung (das sind die Abgänge aus den Nervenzellen, die sich mit den Axonen des Anschlußnervs über Synapsen verbinden). Die Vermehrung der dendritischen Abgänge weist auf eine größere Informationsverarbeitung und dementsprechend reichlicheren Informationsfluß hin.[16]

Der Informationsübergang vom Dendriten über die Synapse an das Axon des neuen Nervenstranges (das bedeutet, die Information von einem elektrischen Impuls auf einen biochemischen Impuls umzucodieren und diesen nochmals umzucodieren für den neuen Nerv, damit dort ein elektrischer Codeimpuls weiterfließen kann) dauert eine tausendstel Sekunde. Dies gehört mit zu den Wundern des menschlichen Körpers, die uns täglich wie selbstverständlich denken, handeln und uns bewegen lassen.[4]

Ich hoffe, daß wir uns nach diesem Exkurs durch interessante Aspekte zum Thema Gehirn in dem Punkte einig geworden sind, daß das Bewegungstraining das Gehirn jung erhält. Was man nicht fordert, das verkümmert. Was verkümmert, muß man also fordern, um es wieder fit zu machen. Die Chinesen drücken dies folgendermaßen aus: »Wie die Handbewegung, so der Kopf. Und wie der Kopf, so die Handbewegung.« Ich darf dieses Sprichwort ein wenig umformulieren: »Klarheit im Kopf schafft Klarheit der Bewegung.« Die Begeisterung, die ich spüre, wenn ich mein Thema vortrage, spiegelt sich in einer lebhaften, sprechenden Gestik wider. Die Bewegung der Hand beim Kugeltraining kommt also dem Kopf zugute.

Nachdem wir uns jetzt mit dem Wunderwerk Gehirn aus der Sicht seiner Leistung beschäftigt haben, wieder zurück zu den einzelnen Bausteinen des Gehirns.

Großhirnrinde

Direkt unterhalb des Schädelknochens, eingebettet in die weiche und harte Hirnhaut, liegt die Großhirnrinde. Durch eine tiefe Mittelfurche wird die Großhirnrinde in zwei Lappen unterteilt, und zwar in die linke und rechte Hemisphäre oder zu deutsch in die linke und rechte Hirnhälfte. Auf dieser Großhirnrinde, die von vielen Furchen und Windungen überzogen ist, findet man den gesamten Körper in Form von Aktionsfeldern projiziert. Wir haben also auf der Hirnrinde eine Zone, die für die Hand zuständig ist. Sie ist auffällig groß. Bewegt man die Hand, kann man über diese Zone erhöhte elektrische Impulse ableiten. Wir finden auf der Großhirnrinde Regionen, die für das Hören, für das Sehen und für das Sprechen zuständig sind. Bezeichnenderweise liegt das motorische Sprachzentrum in der Nähe der motorischen Zentren für die Gesichtsmuskulatur. Die Hirnrinde macht zwar nur ein Viertel des gesamten Gehirnvolumens aus. Aber in ihr konzentrieren sich 75% der Nervenzellen des Gehirns. Die hohe Aktivität des Gehirns führt auch dazu, daß das relativ kleingewichtige Organ von ca. 1400 Gramm 20% des gesamten Sauerstoffverbrauchs im Körper umsetzt.[18] Daher ist das Gehirn auch so anfällig gegen Sauerstoffmangel. Sie wissen vielleicht, daß nach drei Minuten Sauerstoffunterversorgung Gehirnzellen absterben, was eine bedrohliche Situation bei Ertrinkenden durch Atemstillstand oder bei Herzstillstand nach Schock verursacht.

Ich erwähnte eben das motorische Sprachzentrum (Broca). Dieses motorische Sprachzentrum hat mit der Fähigkeit zu tun, Ideen sprachlich umzusetzen. Im Gegensatz dazu stehen andere Sprachregionen, die mit der sensorischen Sprachleistung zu tun haben. Das ist die Fähigkeit, den Sinn der Worte zu verstehen und somit richtig zu deuten und richtig einzusetzen. Bei Störung der motorischen Sprachregion können die Patienten nur kurze Sätze formulieren. Bei Störung der sensorischen Sprachregion verstehen sie den Sinn eines Wortes nicht mehr. Bei der Formulierung der Sprache, und sinngemäß gilt dies auch für Bewegungen, ist jedoch immer ein ganzes Bündel von Hirnanteilen beteiligt. Würde man sie mit roten Lämpchen markieren, hätten wir auf der Hirnrinde einen ständig sich durch aufleuchtende und erlöschende rote Lämpchen verändernden Sternenhimmel, je nach Aktivitätslevel.

Wir unterscheiden in der Hirnrinde Regionen, die sich als Projektion eines Körperteils verstehen, zum Beispiel der Hand. Diese finden sich im sogenannten Motorcortex der Großhirnrinde. Aber auch die Assoziationsfelder sind im gewissen Sinne solche Projektionsfelder. Diese Assoziationsfelder verbinden eine ganze Reihe von Hirnteilen sowie Einzelimpulsen zu Bewegungsprogrammen. Dabei werden einzelne Bewegungsprogramme mit gespeicherten Erfahrungen und Bewegungsmustern verglichen. Dies ist eine höchst wichtige Aufgabe, die vor allen Dingen die individuelle Reaktion des Menschen steuert sowie das stets individuelle Bewegungsmuster.

Kurz gesagt, die Idee gibt den Impuls zu einer Handlung. Im Assoziationsfeld wird jetzt ein sinnvolles, fein abgestimmtes Bewegungsprogramm entworfen und codiert geht dieses Programm über den Nervenstrang dann an das Erfolgsorgan, zum Beispiel die Hand. Sie kann aufgrund dieses Bewegungsprogramms jetzt die Qi-Gong-Kugeln rotieren lassen.

So, Sie wissen jetzt den Unterschied zwischen dem sogenannten Motorcortex, der die einzelnen Aktivitäten auslöst, und dem Assoziationscortex, der den größten Teil der Hirnrinde ausmacht und die auslösenden Impulse zu einem Gesamtprogramm zusammenführt. Sie wissen um die Aktionsfelder auf der Hirnrinde. Es sind die Projektionsfelder der peripheren Organe. Diese macht man sich ja zunutze bei der Erstellung eines Elektroenzephalogramms, das heißt bei der Ableitung der Hirnströme von Schädelarealen, die über der Großhirnrinde liegen. Die Meßwerte geben

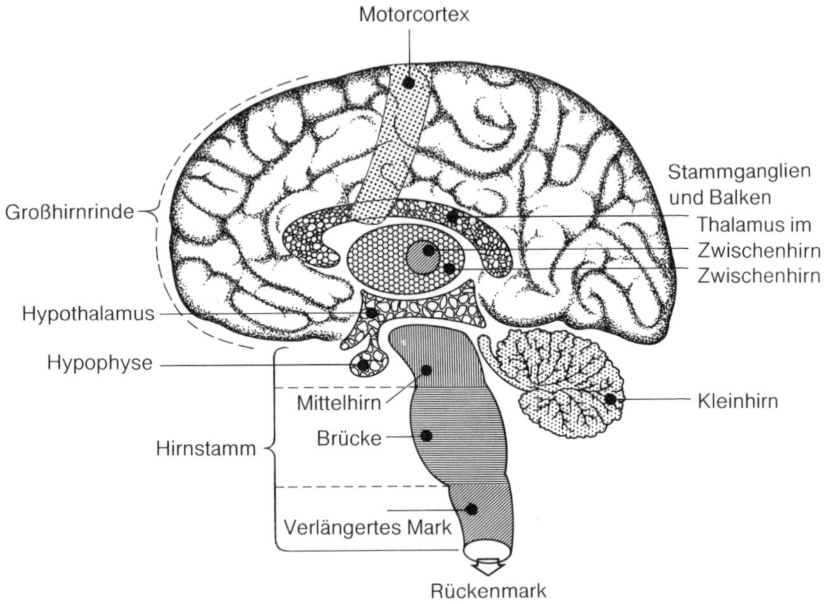

Abb. 7: Bildliche Darstellung des Großhirns, Mittelhirns, Zwischenhirns, Kleinhirns und der Stammganglien

Auskunft über die Aktivität des Hirnaktionsfeldes. So weiß man, daß etwa 1–1½ Sekunden bevor Sie Ihren Finger bewegen, auf dem Assoziationsfeld der Hirnrinde für die Finger ein erhöhter Strom gemessen werden kann (Abb. 8). Ich sprach eingangs von der tiefen Mittelfurche, die das Gehirn in eine linke und eine rechte Hirnhälfte teilt. Beide Hirnhälften haben unterschiedliche Funktionen. Die rechte Hirnhälfte denkt ganzheitlich, räumlich und reagiert auf gefühlsbetonte Reize. Die linke Hirnhälfte denkt analytisch, verbal und rational. Die rechte Gehirnhälfte denkt zum Beispiel auch in Bildern, wird durch Musik angesprochen, während die linke in nüchternen Fakten und somit bildarm denkt. Bildhafte Visualisierung und Singen richtet sich also an die rechte Gehirnhälfte; Zählen, Sprachenlernen an die linke. Die Hirnrinde (Cortex) ist ein Teil des Großhirns. Dieses Großhirn besteht wieder aus eben der Rinde, dem Mark und den darunter liegenden Stammganglien oder Basalganglien. Stellen Sie sich jetzt einmal, bildlich gesprochen, das gesamte Gehirn als einen Champignon-

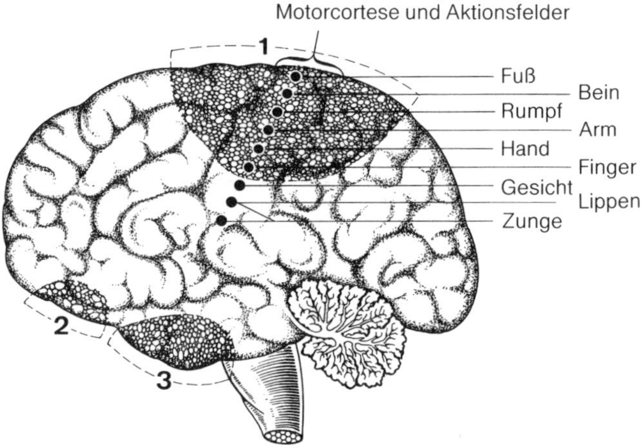

Abb. 8: Darstellung der Aktionszonen (1, 2, 3) für die Hand auf der Großhirnrinde, die bei Handaktivität ein größeres elektrisches Potential aufweisen (dunkle Zonen) mit Motorcortex und den Aktionszonen einzelner Organe auf dem Motorcortex

Pilz vor. Dann haben Sie in dem regenschirmförmigen Dach des Champignons das Großhirn vor sich. Darunter kleben Sie Stammganglien, sozusagen als Großhirnanhängsel. Unterhalb dieses Großhirns, quasi als Stielersatz, findet sich dann das Zwischenhirn. Dieses Zwischenhirn verlängert sich nach unten hin durch den Hirnstamm. Der Hirnstamm besteht aus drei Abschnitten: dem Mittelhirn, der Brücke und dem verlängerten Mark (Abb. 7).

In der Mitte des Hirnstamms, in Höhe der Brücke, nach hinten angelagert, finden wir das Kleinhirn. Der Hirnstamm setzt sich fort im Rückenmark. Das Rückenmark verläuft innerhalb des Hohlraums der Wirbelsäule. Von der Wirbelsäule aus verlaufen dann die Nerven zu den Hautarealen, zu den Eingeweiden, zu den Muskeln und Gelenken. Damit haben wir jetzt einen Kreis geschlossen. Sie erinnern sich, daß ich Ihnen eingangs schon sagte, daß die Nerven aus der Peripherie des Körpers zum Zentralorgan des Gehirns verlaufen. Jetzt haben Sie in diesem Abschnitt auf umgekehrtem Wege die einzelnen Stationen vom Großhirn zum peripheren Nerv kennengelernt. So arbeiteten Sie sich Schritt für Schritt in die Materie hinein. Und am Ende steht das großartige Erlebnis, die Gesamtmaterie und den Wirkungskreis der Qi-Gong-Kugeln besser zu verstehen. Dieses Verstehen schafft Brücken über die Gräben des Zweifelns aus Unverständnis hinweg. Ich möchte, daß Sie wissen, womit Sie umgehen beim Einsatz der Kugeln, welche Organe aus dem Bereich des Hirns und welche Nerven Sie im Körper ansprechen und auf welchem Wege Sie dies tun.

Sie wissen jetzt, wo die zündende Idee entsteht, zum Beispiel die Idee, Qi-Gong-Kugeln zu drehen. Sie haben erkannt, wie diese zündende Idee in Form eines Impulses weitergeleitet wird über Zwischenhirn, Hirnstamm, Kleinhirn, Rückenmark, Nerven zu dem jeweiligen Organ, zum Beispiel in diesem Fall zur Hand. Jetzt geht es darum, jene Relaisstationen dieses Weges noch kennenzulernen, die diesen Impuls aus dem Großhirn umschalten, modulieren, verstärken, differenzieren. Diese Relaisstationen sind selbstverständlich auch eingebunden in den umgekehrten Informationsfluß von der Hand zum Gehirn. Auf diesem Wege fließt ja der von den Mechanorezeptoren ausgehende Impuls zum Großhirn, wird dort verarbeitet und kommt als Echo wieder zurück zur Quelle.

Wenden wir uns jetzt den weiteren Bauteilen des Gehirns zu, zumindest den für uns wichtigsten. Dies soll ja kein Lehrbuch sein über Gehirnphysiologie oder Neurophysiologie, aber Ihnen zumindest die wichtigsten Elemente nahebringen, damit Sie verstehen, welche Organe und Organsysteme Sie mit Ihrem Kugeltraining ansprechen und aktivieren.

Basalganglien oder Stammganglien

Im Grunde gehören sie noch zum Großhirn. Sie stellen ein wichtiges Bindeglied zwischen dem Motorcortex als der Quelle des Bewegungsimpulses und dem sogenannten Assoziativen Cortex dar, der aus der Bewegungsidee ein Bewegungsprogramm macht. Die Basalganglien, auch Stammganglien genannt, wirken mit bei dieser Bewegungsplanung, üben eine vitale Kontrolle über die Bewegung aus und steuern bzw. initiieren besonders die langsamen Bewegungen.

Zwischenhirn

Dies ist die nächste Station auf unserem Abstieg von der Kuppe des »Champignon-Pilzes« über den Stiel zur Wurzel des Champignons. Sozusagen noch in der Kuppe als Großhirnanhängsel waren der Übergang zum Stiel die Basalganglien. Jetzt haben wir die erste Station im Stiel, das Zwischenhirn, erreicht. Es ist schwer, die Bedeutung der einzelnen Bausteine des Gehirns zu gewichten. Man kann also schlecht sagen, dies ist wichtiger als das andere. Wir brauchen alle Bauteile, um die Funktion unseres Körpers harmonisch und lebensgerecht steuern zu können. Dennoch könnte man sagen, daß das Zwischenhirn hier eine besonders wichtige Rolle erfüllt. In ihm sind nämlich ganz bedeutende Funktionsareale für die Existenz unseres Körpers. Ich spreche hier vom *Hypothalamus*, vom *Thalamus* und vom *limbischen System*, wovon der Thalamus eigentlich noch ein Bestandteil ist. Der Hypothalamus steuert die Körpertemperatur, reguliert das Hunger- und Durstgefühl, das autonome Nervensystem, das Wach-Schlaf-Verhalten, den Blutdruck und das Sexualverhalten. Er bildet sogenannte Releasehormone. Diese stoßen die Hypophyse an als oberste Kommandozentrale für das gesamte Hormonsystem. Somit ist letzten Endes der Hypothalamus *das* Steuerungsorgan für unser Hormonsystem. Der Hypothalamus reguliert das innere Milieu. Darunter versteht man einen gesunden Kreislauf, die richtige Körpertemperatur, den richtigen pH-Wert der Körperflüssigkeiten, die richtige biochemische Zusammensetzung der Körpersäfte, eine gesunde Ausscheidung. Dieses innere Milieu ist lebenswichtig und ist das Ergebnis des Zusammenspiels aller Stoffwechselfunktionen. Besonders wichtig hierfür ist der Elektrolytspiegel. Elektrolyte sind zum Beispiel Kalzium, Magnesium, Kalium, Chloride und Sulfate in unserer Körperzelle und zum Beispiel auch im Blut und Gewebe. Elektrolyte sind wichtig für die Regulierung des Flüssigkeitshaushaltes des Körpers, für Muskel, Herz, Nervenfunktion, um nur einige lebenswichtige Funktionen aufzuzählen. Eine Störung im Zusammenspiel nur der drei Elektolyte Kalium, Kalzium und Magnesium hat schwerwiegende Folgen.

Der Hypothalamus steuert auch unsere Gefühle. Gefühle steuern wiederum den Biochemismus des menschlichen Körpers. Nichts, was im Körper passiert, entgeht dem Hypothalamus. Er reagiert auf jedwede Veränderung. Er ist mit allen über- und untergeordneten Steuerungsorganen des zentralen Nervensystems verschaltet. Man kann sagen, alles wirkt auf ihn ein, er wirkt auf alles ein! Gefühle veranlassen ihn zur Aussendung von Impulsen, zum Beispiel zur Aussendung von Release-Hormonen, die wieder die Hypophyse anstoßen. Daraufhin feuert die Hypophyse und regt die Hormondrüsen des Körpers an. Eine davon kennen Sie bestimmt: die Schilddrüse. Gehörs-, Geschmacks-, Geruchs- und Bewegungsimpulse setzen ihren Reiz im Hypothalamus. Störungen und Organimpulse aus dem Eingeweidebereich senden ebenfalls Informationen zum Hypothalamus. All das wirkt sich aus in gegenregulativen Reaktionen zur Erhaltung des inneren Milieus, des Blutdrucks, einer gesunden, vegetativen Regulationslage, des Wach-Schlaf-Rhythmus, all dessen, was ich vorher bereits schilderte.

Sie müßten eigentlich hellhörig geworden sein, als ich sagte, der Hypothalamus empfängt Impulse aus dem Gehör-, Geruchs-, Geschmacks- und Bewegungsbereich. Das bedeutet: wenn Sie Ihre Qi-Gong-Kugeln drehen, dann erreicht deren Bewegungsimpuls und Klangimpuls als Nervenreiz auch den Hypothalamus. Das erklärt zum Beispiel den entspannenden Effekt der Qi-Gong-Kugel-Übung auf das autonome Nervensystem, auf die Emotionen, weil es Ihnen Freude macht, auf die Anregung der Stoffwechselfunktionen durch die Impulse aus dem Hypothalamus, auf die Hormonaktivierung. Ist es nicht faszinierend? Macht Ihnen jetzt das Spielen mit Ihren Kugeln nicht noch mehr Spaß, wenn Sie wissen, in welche tiefe Ebenen Ihres Körpers Sie hinabzusteigen vermögen während dieses scheinbar spielerischen Umgehens mit den Qi-Gong-Kugeln?

Aber schauen wir noch weiter. Beschäftigen wir uns mit dem Thalamus. Man spricht vom Thalamus als dem Tor zum Bewußtsein, dem Tor für alle sensorischen, motorischen und vegetativen Reize. Was immer an Reizen zum Gehirn fließt, es muß durch das Tor des Thalamus und wird dort registriert. Alle vegetativen Impulse stoßen den Hypothalamus an. Dieser kooperiert mit dem Thalamus. Sie kennen sicherlich die Diagnose »vegetative Dystonie«. »Dys« heißt, nicht im Gleichgewicht, »tonie« bedeutet Spannung (Tonus = Spannung). Eine gesunde Spannung im Körper, die für ein harmonisches Miteinander der Organfunktionen wichtig ist, hat hier ihren Schlüssel. Im Thalamus fließen Sinnesreize aus dem Seh- und Hörbereich zusammen und werden miteinander koordiniert zu einem Impuls in Richtung Großhirn. Der Thalamus koordiniert alle Reize aus der Innenwelt des Körpers und der Umwelt. Er integriert sie, koordiniert sie. Er bewertet sie in gefühlsbetonter individueller Weise.

Durch die Funktion des Thalamus kommt also eine affektbetonte Reaktion zustande. Zusammen mit dem Hypothalamus ist er mitverantwortlich für Blutdruck, Schlaf-Wach-Rhythmus, Blutbildung, Kohlehydrat-Eiweißstoffwechsel, für die Atmung, den Grundumsatz, die Schweißbildung, für Genitalfunktion und Wasserhaushalt.

Das limbische System, von dem der Thalamus ein Teil ist, gilt als Sitz unserer Emotionen. Jeder Reiz, der uns als Mensch erreicht, läßt uns in gefühlsbetonter Weise reagieren. Jeder Mensch reagiert verschieden. Jede Situation läßt uns unter Umständen auf den gleichen Reiz unterschiedlich gefühlsbetont antworten. Die Wurzel dieser affektbetonten Reaktionsweise liegt im limbischen System.

Mit Ihrem Kugeltraining öffnen Sie also jetzt dieses Tor Thalamus. Hier läuft der Reiz zunächst einmal auf und wird registriert. Die Aktion Ihrer Hand löst hier eine Reaktion des limbischen Anteils Thalamus aus. Durch das Zusammenwirken von Hypothalamus und Hypophyse erfolgt auch eine Antwort dieser obersten Hormondrüse aufgrund der Releasehormone des Hypothalamus.

Lehnen Sie sich einmal entspannt zurück, schließen Sie die Augen, drehen Sie jetzt Ihre Qi-Gong-Kugeln, links herum und rechts herum. Horchen Sie einmal in sich hinein; versuchen Sie einmal zu empfinden, was für Reaktionen diese Tätigkeit mit den Kugeln auslöst. Ihnen wird warm. Jetzt wissen Sie, daß Sie über den Hypothalamus und Thalamus Ihr Temperatur-Regulationssystem angesprochen haben. Sie entspannen sich. Sie wissen, die Impulse aus Thalamus und Hypothalamus regulieren das autonome Nervensystem. Eine Verspannung im Sonnengeflecht des Oberbauches läßt nach oder auch ein Spannungskopfschmerz. Sie wissen jetzt, Sie haben via Hypothalamus über das vegetative System eine Dystonie einregulieren können. Jetzt, wo Sie diese Zusammenhänge kennen, wissen Sie, daß das alles keine Einbildung ist, sondern eine ganz natürliche Erklärung auf wissenschaftlicher Basis hat. Begeistern Sie nicht diese Möglichkeiten, die sich Ihnen dank Qi-Gong-Kugeln auftun?

Gehen wir weiter zur nächsten Station des »Champignon-Stiels«, das ist das Mittelhirn. Es soll uns nur insofern interessieren, als zwei wichtige Zentren im Mittelhirn enthalten sind:

Colliculus superior als Kreuzungspunkt für die Sehbahn und Colliculus inferior als Kreuzungspunkt für die Hörbahn. Wenn man in wisssenschaftlichen Versuchen zum Beispiel den Colliculus superior reizt, dann kommt es zu Reaktionen im Sehnerv. Reizt man den Colliculus inferior, kann man eine Reaktion der Ohrmuschel feststellen. Beide sind miteinander verbunden. Man kann also davon ausgehen, daß Seh- und Hörimpulse hier zusammenlaufen und zu einer einheitlichen Information zu den Arealen des Großhirns weitergeleitet werden. Daß dies stimmt, haben wissenschaftliche Versuche bewiesen. Eine Reizung des Colliculus inferior, der also im Grunde für die Hörbahn zuständig ist, führte sowohl zu Augen- als auch Ohrmuschelbewegungen bei Katzen.[15]

Umgekehrt konnte man durch Tonreize den Colliculus superior, im Grunde genommen zuständig für die Sehbahn, aktivieren. Es scheinen also sowohl im Colliculus superior als auch im Colliculus inferior Zellen, die Sehimpulse verarbeiten, enthalten zu sein.[15]

Warum ist dies so wichtig für uns, die wir uns hier mit den Kugeln beschäftigen? Nun, Sie müssen bei den Übungen immer darauf achten, daß Sie das Gleichgewicht halten, sonst würden Ihnen die Kugeln aus der Hand fallen. Die Gleichgewichtsregulierung ist das Ergebnis von motorischen, visuellen (augenbezogenen) als auch akustischen (ohrbezogenen) Reizen. Sie können bei geschlossenen Augen durch akustische Signale ein Raumempfinden bekommen. Sie wissen, daß Sie sich einer Wand nähern, indem Sie die Veränderung der reflektierten Schallimpulse registrieren. Sie wissen so über das Gehör, ob ein Raum groß oder klein ist, hoch oder niedrig, aufgrund von Schallimpulsen, die Ihr Ohr aus verschiedenen Richtungen und als Echo in verschiedener Intensität und von zwei Ohren unterschiedlich aufgenommen, erreichen. Dies können Sie um so besser, weil Sie es mit beiden Ohren tun und sich so ein dreidimensionaler Klang ergibt. Wenn Sie ein Ohr zuhalten, ist das Raumempfinden gestört. Genauso können Sie mit beiden Augen wesentlich besser einen Raum empfinden als nur mit einem Auge. Erst durch die Vermittlung beider Sehimpulse entsteht nämlich ein dreidimensionales Bild. Durch Seh- und Hörimpulse zusammen haben Sie ein noch feinfühligeres Raumempfinden. Probieren Sie einmal, das Raumempfinden über Hörimpuls und Sehimpuls getrennt und über beide Sinnesreize zusammen zu registrieren. Achten Sie einmal darauf, wie Sie bei dem Kugeltraining immer mit den Augen folgen. Sie hören die Tonakkorde von beiden Kugeln. Beides,

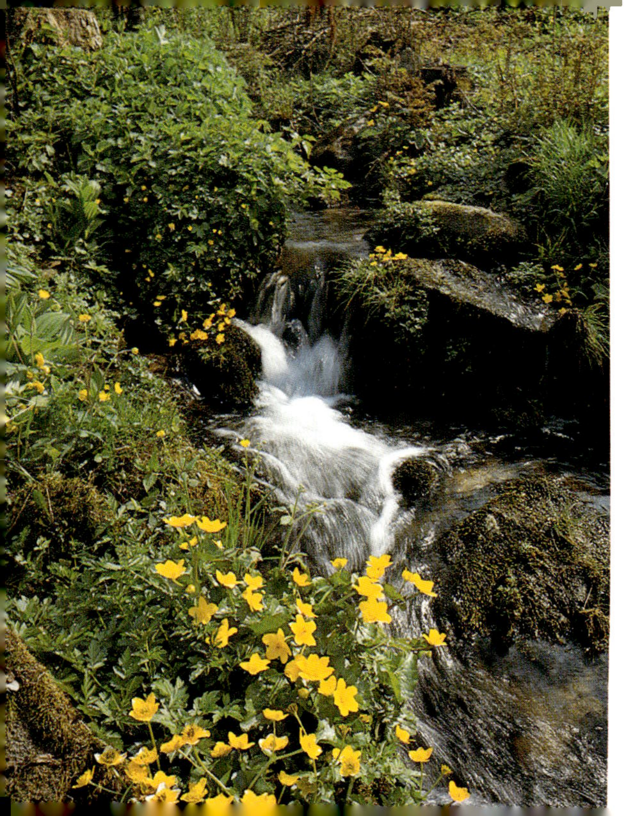

Wessen Herz
mit Liebe
erfüllt ist,
der ist
immer
ein Gebender.

AUGUSTINUS

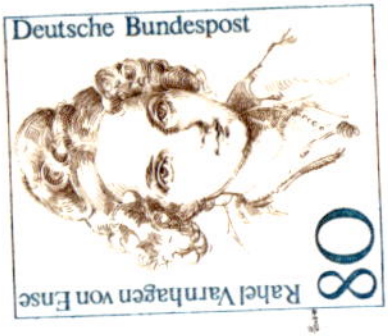

ALZENAU 24-7.96-18 63755

E. und M. Petpeter
Gervinusstr. 40
60322 Frankfurt

Eine groh Karte

24.7.96

Hallo, Ihr Beiden,
vielen Dank für Eure Anmeldung
zum „Meister". Da ich Euch tele-
fonisch nicht erreichen konnte,
bestätige ich Euch schriftlich den
Termin 7. und 8. August 96.
Beginn ist um 10^{00} Uhr.
Bis dahin alles Liebe, ich um-
arme Euch, Inge

Nr. 2200153
Fotokunst Groh, 8031 Wörthsee
printed in W-Germany

Genauso müssen Sie sich die Funktion des Kleinhirns vorstellen. Kommt der Körper aus dem Gleichgewicht, erfolgen sofort aus der Körperperipherie und aus dem Gleichgewichtsorgan Meldungen an das zentrale Nervensystem, unter anderem an das Kleinhirn. Das Kleinhirn sorgt dafür, daß die Muskeln, die für die Wiederherstellung des Gleichgewichts erforderlich sind, reagieren. Der Körper kommt in die stabile Mittellage zurück. Der Gleichgewichtszustand ist wiederhergestellt. Den Temperaturfühlern des Heizungssystems sind beim Kleinhirn gleichzusetzen die Spannungsfühler in der Muskulatur des Halses, Spannungsfühler in der Haut, Spannungsfühler im Bereich der Gelenke und Fühler aus dem Gleichgewichtsorgan. Wenn Sie jetzt aus der Mittellage des Körpers durch eine ungünstige Bewegung hinausgetragen werden, reagieren Sie sofort mit dem Kopf und verändern dessen Haltung. Die Gelenke reagieren, um gegenzusteuern. Es erfolgt eine Spannungsänderung, die vom Kleinhirn registriert wird. Dieser eingehende Impuls löst einen Gegenimpuls aus, der die Muskeln anspricht, die für die gegenregulative Steuerung zuständig sind. Hier ein Beispiel: Sie kennen sicher den sogenannten Bizeps. Der Gegenspieler des Bizeps ist der Trizeps, beide sind Muskeln des Oberarms.

Würde der Bizeps jetzt zu sehr angespannt, erfolgte automatisch ein Kommando an den Trizeps, der die Anspannung wieder mindert.

In Wirklichkeit ist die Regulation noch viel komplexer. Es werden auch noch Impulse aus dem Gleichgewichtsorgan des Innenohres mit einbezogen. Das Gleichgewichtsorgan des Innenohres ist das Vestibularsystem. Eine Steuerleitung, die zum Kleinhirn läuft, ist der Tractus vestibulospinalis (Tractus = Bahn, vestibulo – in diesem Wort finden Sie den Hinweis auf das Vestibular = Gleichgewichtsorgan; spinalis deutet auf Rückenmark hin, über das alle aus der Peripherie, das heißt aus den Muskeln eingehenden Impulse zum Kleinhirn geleitet werden). Wir haben also den Tractus vestibulospinalis als Leitungsbahn für die Übermittlung von Impulsen aus dem Gleichgewichtsorgan und für Impulse aus der Peripherie des Körpers, als Leitungsbahn für die zur Wirbelsäule (Spina) hin verlaufenden Nerven und die im Rückenmark zentralwärts verlaufenden Nervenstränge. Das Kleinhirn ist wiederum verbunden mit dem Großhirn und auch mit dem Mittelhirn. Ich darf in Erinnerung rufen, daß im Mittelhirn zwei Zentren waren, die Information aus dem Seh- und Hörbereich vermitteln. Das Kleinhirn verarbeitet also über die Information zur Muskelspannung der Stütz- und Haltemuskulatur hinaus auch Informationen über das Raumempfinden, über Impulse aus der Hör- und Sehbahn und aus dem Gleichgewichtsorgan.

Was hat das nun für uns zu bedeuten, die wir uns mit den Qi-Gong-Kugeln beschäftigen? In dem Moment, wo Sie Ihre Kugeln durch die Hand rollen lassen oder wo Sie sie in den Händen springen lassen, arbeiten Sie ständig mit dem Gleichgewichtssinn. Die Informationen aus den Spannungsrezeptoren des Handgelenks, des Armgelenks, der Fingergelenke gelangen zum Kleinhirn. Das Kleinhirn sorgt dafür, daß Ihre Hand immer so geführt wird, daß die Kugeln nicht aus der Hand springen. Dabei hilft auch der Blick, der die Handführung kontrolliert. Letzten Endes hilft auch das Ohr dabei, das über die Hörintensität des Klanges Informationen über die Schnelligkeit der Kugeldrehung, über die Entfernung der Kugeln zum Rumpf vermittelt und damit ein Raumempfinden entstehen läßt, Kugel und Körper betreffend.

Über die Bewegungsqualität gehen zusätzlich noch Informationen zum Kleinhirn durch die Mechanorezeptoren. Ist es nicht faszinierend, welche Vielzahl von Informationen dem Körper zugehen? Diese Informationen werden alle miteinander verglichen, hinsichtlich Qualität und Bedeutung bewertet, verknüpft, individuell an Erfahrungswerten gemessen und das alles in Bruchteilen von Sekunden. Es werden Gegenregulationen computerhaft errechnet, in Form von biochemischen und elektrisch codierten Informationen über das Leitungssystem unseres Nervensystems weitergegeben an die Organe, die für die Erhaltung des Gleichgewichts verantwortlich sind.

Über die Qualität des gesamten Regulationssystems entscheidet das ständige Training. Man spricht in der Medizin von der sogenannten Inaktivitätsatrophie. Dieses Wort sagt aus, daß das, was nicht gebraucht wird, verkümmert. Es ist also wichtig, daß wir unsere Fähigkeiten nutzen, daß wir sie ständig trainieren, daß wir uns ständig fordern. Damit bleiben wir auf der Höhe und damit bleiben wir gesund. Das tun Sie mit dem Kugeltraining. Sie sorgen dafür, daß dieses hochkomplizierte, differenzierte System trainiert und geschult wird.

Schauen Sie sich doch einmal im Leben um. Sie werden die Bestätigung hierfür finden. Die Tatsache, daß Menschen im höheren Alter träger werden, langsamer werden, hängt nicht mit dem biologischen Alterungsprozeß zusammen. Es hängt wesentlich damit zusammen, daß sie sich weniger bewegen und weniger differenziert und damit gleichförmiger und langweiliger bewegen. Ein bißchen Spazierengehen, da hört es doch meistens schon auf. Und das sind immer die gleichen Bewegungen. Den Beweis für das Gegenteil liefern jene Menschen, die bis ins hohe Alter vielseitig körperlich aktiv sind und unternehmungslustig bleiben. Sie bleiben so geistig wendig. Die körperliche Aktivität schult die geistige. Wer einen klaren Kopf hat, kann z. B. einen Wortvortrag mit der Hand in Form lebhafter, bildhafter Gesten untermalen. Wer im Kopf wirr ist, wird auch wirre oder nichtssagende Bewegungen von sich geben.

Schauen Sie sich demgegenüber das kleine Kind an. Wie viele unterschiedliche Bewegungen führt das Kind aus! Es schießt Purzelbäume, es springt vom Stuhl, es rennt, es stellt sich auf den Kopf, es rollt über den Fußboden, es dreht sich im Kreis, es hüpft. Es ist eine Vielfalt unterschiedlicher Bewegungen, die alle diesen Mechanismus Gleichgewichtssinn, Rezeptoren, Kleinhirn, Großhirn fordern und trainieren.

Es besteht ein klarer Zusammenhang zwischen den Bewegungsmöglichkeiten und geistiger Wachheit. Aus der Zoologie weiß man, daß Tiere, die im Zoo gehalten werden, um so gesünder und wacher sind, je mehr geistige Anregung sie haben. Affen, die nur im Käfig sitzen, werden träge und sterben früher als Affen, die Auslauf haben und Spielzeuge, mit denen sie sich beschäftigen können.

Unser Leben ist leider heute geprägt von Bewegungsarmut. »Stehendes Wasser fault«, sagt ein chinesisches Sprichwort. Die Anforderungen im Beruf und Alltag lassen für viele nicht den Bewegungsspielraum zu, den sie brauchen, um ihren natürlichen Bewegungsbedarf zu decken oder aber zwingen uns in ein eintöniges Bewegungsmuster. Aber eins können Sie dagegen tun: Sie können zu Hause mit Hilfe der Qi-Gong-Kugeln Ihren Körper trainieren.

Bettlägerige Patienten, die täglich ihr Training mit den Qi-Gong-Kugeln durchführten, waren in einem erheblich besseren Gesundheitszustand als Bettlägerige ohne dieses Training. Sie durchbrachen mit diesem Training den Teufelskreis: Bettlägerigkeit = zu wenig Bewegung = Minderung der Hirndurchblutung = geistige Trägheit = Bewegungsfaulheit = zu wenig Bewegung.

Wenn Sie möchten, daß Ihr Nervensystem, das für die Steuerung aller anderen Organe wichtig ist, nicht verkümmert, sondern leistungsfähig ist, sollten Sie zum Beispiel mit den Kugeln täglich gezielt trainieren!

So, nun kommen wir zur letzten Station, dem Rückenmark. Wenn man das Rückenmark durchschneidet, findet man im Kern ein schmetterlingsartiges Gebilde. Dies ist der Verlauf der aufsteigenden Nervenbahnen zum Gehirn. Hier verläuft der sogenannte Vorderseitenstrang und der Hinterstrang. Im Vorderseitenstrang verlaufen Nervenbahnen, die Information über Berührung, Schmerz, Temperatur übermitteln, die Reize aus der Haut, den Organen weiterführen. Im Hinterstrang verlaufen Nervenbahnen, die die sogenannte Tiefensensibilität und die feine Oberflächensensibilität zentralwärts vermitteln. Allein das Rückenmark ist schon in der Lage, aufgrund eines Reizes eine Reizantwort zu geben. Sie alle haben das sicherlich schon erlebt. Wenn Sie einmal zum Arzt gehen und er Ihre Reflexe prüft, dann haben Sie ein sichtbares Beispiel dafür.

Da gibt es den sogenannten Kniescheibenreflex oder Patellasehnenreflex. Sie müssen das Bein anwinkeln und hängenlassen. Mit einem kleinen Hämmerchen schlägt der Arzt auf eine Stelle unterhalb der Kniescheibe. Ohne daß Sie es verhindern können, schnellt das Bein unwillkürlich nach vorn. Hier, unterhalb der Kniescheibe, finden sich in den Sehnen die sogenannten Dehnungsrezeptoren. Der Schlag mit dem Hämmerchen reizt sie, und als Folge geht ein Impuls über den Nerv von dieser Stelle zum Rückenmark, wird in den Motoneuronen des Rückenmarks umgeschaltet und geht als Reflex wieder zurück zum Bein, so daß das Bein durch Veränderung der Muskelspannung zusammenzuckt. Dies ist ein Beispiel eines Reflexes auf gleicher Ebene, d. h., der Reiz unterhalb der Kniescheibe verlief nur zum Rückenmark und vom Rückenmark wieder zurück zum Knie, im Gegensatz zu einem zentralwärts gerichteten Reiz. Dieser Reiz würde von der Körperperipherie übers Rückenmark zum Großhirn und von dort wieder zurück zum sogenannten Erfolgsorgan laufen, wo die Reizantwort aufliefe.

Nun muß man wissen, daß jeder anregende Reiz auch gleichzeitig einen gegenregulativen, hemmenden Reiz mit auslöst, der dafür sorgt, daß dieser Reiz eine nicht ins Unermeßliche gesteigerte Reaktion auslöst, sondern daß diese Reaktion langsam wieder abklingt. Wir haben es also immer bei einem primären Plusreiz auch mit einem gegensteuernden Minusreiz zu tun. Wäre dies nicht der Fall, käme es beim Schlag mit dem Hämmerchen zu einem enormen Ausschlag des Beines bis zu einem Krampf. Wenn Sie also jetzt mit den Kugeln einen Reiz setzen, so fordern Sie gleichzeitig damit auch eine Dämpfung heraus. Die Verrechnung von Plusreizen und Minusreizen erfolgt, wie bei einem Computer, schon bei den Motoneuronen im Rückenmark. Nur wenn beim Vergleich von Plus und Minus ein Plus übrigbleibt, kommt es zu einer Reizantwort.

Sie kennen die Reizauslösung über die Mechanorezeptoren. Ein zusätzlicher Reiz erfolgt noch über die sogenannten Spannungs- und Dehnungsrezeptoren. Jeder Muskel hat ein Feedback-System, eine Längenkontrolle über die Muskelspindel. Je länger der Muskel gedehnt wird, z. B. bei der Fingerbewegung, wenn Sie mit den Kugeln arbeiten, desto mehr werden diese Muskelspindeln gereizt und desto intensiver wird der zentralwärts gerichtete Reiz. Gleichzeitig gibt es noch eine Spannungskontrolle über Rezeptoren, die auf Spannung der Sehnen antworten. Das sind die sogenannten Golgikörper. Sie wirken antagonistisch, d. h., wenn also die Länge des Muskels zunimmt und gleichzeitig die zum Muskel gehörende Sehne dadurch mehr unter Spannung gerät, dann sorgt der Spannungsrezeptor in der Sehne dafür, daß der Längenrezeptor des Muskels gedämpft wird. Nur dadurch ist es möglich, daß Sie Ihre Kugeln drehen können. Denn dieses Feedback-System ermöglicht eine Feinmotorik, eine Feinabstimmung unserer Bewegung. Wäre sie nicht vorhanden, könnten wir nur grobschlächtige Bewegungen vollführen, mit denen ein Training mit Qi-Gong-Kugeln unmöglich wäre. Diese Feinmotorik ist so ungemein wichtig für harmonische, elegante, zielgerichtete, feinfühlige Bewegungen. Für gewisse Berufe wie Chirurgen, Künstler, Akrobaten sind sie geradezu existenznotwendig. Welchen Schatz haben Sie mit den Qi-Gong-Kugeln, diese Feinmotorik zu trainieren!

Wir wollen nicht in die Tiefe steigen, wie diese beiden Gegenspieler über Anfangsspannung, Dauerspannung die Feinmotorik steuern. Aber Sie sollten wissen, daß wir überall in unserem Körper dieses kybernetische System und das System der Gegenregulation haben, nach dem Prinzip von Yin und Yang. Wächst Yang, hier verkörpert durch den Muskelspindelreiz, beziehungsweise die Längenzunahme, zieht das auch eine Veränderung von Yin nach sich, hier einmal gleichgesetzt mit den gegensteuernden Sehnen durch Golgikörperchen oder Spannungskontrolleure. Beides sind Gegenspieler, bedingen sich einander, regulieren sich gegenseitig. Sie sind ein wunderbares Beispiel für das Wesen der

Polarität im Leben. Ein Pol allein bewirkt gar nichts. Er ist auch nicht der feindliche Bruder des anderen. Erst beide zusammen bilden ein funktionsfähiges Ganzes, das seine Aufgabe erfüllen kann. Scheinbare Gegensätze sind eine Einheit auf höherer Ebene.

Auch dieses System muß trainiert werden. Deswegen ist Bewegung so wichtig. Gehen Sie spazieren. Betätigen Sie sich sportlich im Rahmen Ihrer körperlichen Möglichkeiten. Drehen Sie die Kugeln. Sie verstehen jetzt auch, warum es unsinnig ist, nach einer langen Phase der Trägheit am Schreibtisch oder vor dem Fernseher sich plötzlich mit einem Jogging zu fordern. Dieses System der Motoneuronen, Golgikörperchen, Spannungs- und Längenrezeptoren ist damit überfordert, von den Muskelfasern, der Durchblutung, Herzleistung und dem Atmen mal ganz abgesehen. Das wäre ein Kapitel für sich. Eine Maschine fährt man auch nicht vom Stand abrupt in die Vollast. Langsames Heranführen, vorsichtiges Training, das ist richtig. Und dabei kann ein richtig dosiertes, systematisches und konsequent eingesetztes Qi-Gong-Kugel-Training sehr viel Gutes bewirken. Sie arbeiten hier mit Reizen, die sehr schwach sind, aber nach der Schulz-Arndtschen Regel eine sehr subtile Wirkung zeigen. Diese Regel besagt nämlich, daß kleinste Reize heilen, schwache Reize fördern, mittlere Reize blockieren und starke Reize zerstören. Diese starken Reize, das sind die, die bei einem unvernünftigen sportlichen Training entstehen. Mit den Kugeln gelangen Sie zwar langsam, aber sehr sicher zu Fitneß, Gesundheit und optimaler Kondition, wenn Sie regelmäßig üben.

Gleichgewichtssinn

Finden Sie nicht auch, daß es ein faszinierendes Bild ist, Sportlern am Reck, am Schwebebalken, am Barren oder Eiskunstläufern zuzuschauen? Welch ein Training gehört dazu, seinen Körper so zu beherrschen, daß man diese sportlichen Leistungen vollbringen kann! Noch faszinierender wird es natürlich, wenn man sich die Artisten im Zirkus anschaut. Der Gang übers Seil, die Akrobatik unter dem Zirkuszelt an der Schwebeschaukel, das Balancieren eines ganzen Stapels von Tellern auf einer Stange sind unglaubliche Leistungen. Es sieht alles so elegant, so gekonnt aus. Die Leichtigkeit, mit der die Bewegungen fließen, die Sicherheit, mit der die Griffe sitzen, die Reaktionsschnelle, mit der der Akrobat sich auf neue Situationen einstellt, grenzt förmlich ans Wunderbare. Wenn man einmal einen Blick tun könnte hinter die Fassade des menschlichen Körpers, sozusagen in die Zentrale, wo all diese Bewegungen und Reaktionen gesteuert werden, wäre man sicherlich überwältigt. Manch einer bekäme dann ein ganz anderes Körperbewußtsein und vor allen Dingen eine größere Achtung vor dieser Schöpfung der Natur. Es ist ein faszinierendes Wunderwerk.

Wenn man manche Mitmenschen sieht, wie sie mit diesem Wunderwerk umgehen, wie selbstverständlich die Leistungen des Körpers täglich vorausgesetzt und strapaziert werden, so wünschte man ihnen etwas mehr Einsicht und Ehrfurcht vor den Leistungen, die sich unter der Körperdecke abspielen. Wir erwarten, daß der Körper solch komplexe Regulationen über Jahrzehnte hinweg ohne Störungen ausführt. Wir hüpfen, wir springen, wir balancieren, wir stehen auf der Leiter und pflücken Obst oder stehen an der Hauswand und streichen und tun das wie selbstverständlich. Wie viele Organe wir dabei benutzen, welche Regulationen wir benötigen, um diese Arbeiten ausführen zu können, darüber wissen die meisten wenig. Erst wenn uns plötzlich jemand begegnet, der schwer atmend mit Krücken versucht, sein Gleichgewicht zu halten oder mit schrecklich verdrehten spastischen Beinen mühsam versucht, voranzukommen, erst dann wird uns bewußt, daß Gesundheit und einwandfreies Funktionieren nicht unbedingt selbstverständlich sind. Wir fahren unseren Wagen alle 15 000 km zum Kundendienst. Aber wer tut schon einmal bewußt etwas, um die zentrale Steuerung aller Bewegungen zu schulen und zu pflegen, seine Stimme bewußt zu aktivieren, sein Gehirn zu trainieren? Sie kennen den Ausdruck »Gehirnjogging«. Es hilft uns, bis ins hohe Alter leistungsfähig zu bleiben durch ein gesundes Gehirn. Ein gesundes Gehirn bedeutet gleichzeitig einen gesunden Körper – mens sana in corpore sanum! Wer sich geistig frisch hält, bleibt auch körperlich fit, und umgekehrt stimmt es genauso. Die Qi-Gong-Kugeln sind eine wunderbare Möglichkeit, Sie auf diesem Wege voranzubringen.

Qi-Gong-Kugel-Training ist neben dem Einwirken auf die Muskeln, Gefäße, Nerven und Organe in einem hohen Maße Umgang mit dem Gleichgewichtssystem. Was die eingangs erwähnten Sportler vollbringen, ist nur möglich mit Hilfe des Gleichgewichtssinns. Sie müssen sich bei ihren Übungen an den Turngeräten immer wieder ins Gleichgewicht bringen. Dazu muß der Körper ständig andere Muskeln anspannen, entspannen und

Extremitäten in andere Positionen bringen. Aber dazu muß aus der Peripherie des Körpers ein Signal erfolgen. Genauer gesagt ist es eine ganze Kaskade von Signalen, die zur Gleichgewichtsregulierung erforderlich sind. Diese eintreffenden Signale müssen geordnet werden, bewertet, gewichtet, im kybernetischen Sinne mit einem Soll-Zustand verglichen werden. Der Soll-Zustand heißt Gleichgewicht. Der Ist-Zustand heißt Labilität, Ungleichgewicht durch Schieflage. Die Frage, die der Körper zu lösen hat, ist: Wie erreiche ich, daß eine Schieflage so reguliert wird, daß der Körper sich im Gleichgewicht halten kann? Dazu kann es erforderlich sein, daß die Beinstellung verändert werden muß, daß ein Arm auf der Gegenseite ausgestreckt werden muß etc. Die Signale, die dabei vom Gehirn empfangen werden, stammen aus dem Sehbereich, aus dem Gleichgewichtssystem, aus dem Hautbereich, wo Rezeptoren die Hautspannung messen, vor allen Dingen aber auch aus dem Gelenksbereich, wo sogenannte Proprio-Rezeptoren die Spannung der Gelenksmuskulatur messen. Ganz wichtig ist in dem Zusammenhang die Halsmuskulatur. In ihr sitzen Rezeptoren, die unmittelbar Impulse zum Gleichgewichtssystem senden. Die Kopfhaltung schafft also ein Raumempfinden; indem sie die Stellung des Körpers innerhalb des Raumes bewertet, bestimmt sie an sich schon die Stellung des Körpers zum Raum. So sind denn Halswirbelsäulenschäden, die die Kopfbewegung einschränken, extrem nachteilig, weil sie diese Gleichgewichtsregulierung stören und dadurch Schwindel auslösen können. Es ist bekannt, daß Qi-Gong-Kugeln hier Besserung erzielen können. Gehen Sie doch einmal durchs Zimmer, stellen Sie sich auf ein Bein, beugen sich dabei nach vorne, so, als würden Sie versuchen zu fliegen, strecken Sie die Hände und das andere Bein aus und beobachten Sie dabei einmal, was der Körper tut, wie das Muskelspiel ist, wie Ihre Empfindungen sind. Bekommen Sie einfach mal ein Gefühl für das Gleichgewicht.

Jetzt wollen wir uns mit den Einzelheiten des Gleichgewichtssystems beschäftigen. Fangen wir an mit dem Gleichgewichtssinn, dem Vestibularsystem. Es sitzt im Innenohr. Wenn Sie einmal hinter der Ohrmuschel mit dem Finger entlangfahren, stoßen Sie auf einen Knochen, dessen Rundungen Sie nach unten zeigend ertasten können. Das ist der sogenannte Warzenfortsatz. Hinter diesem Warzenfortsatz sitzt in etwa das Mittelohr. Hinter dem Mittelohr sitzt dann das Innenohr. Mit dem Innenohr verbunden ist das Vestibularsystem. Im Grunde genommen besteht es aus zwei Organen, dem Makulaorgan und dem Bogengangsorgan. Stellen Sie sich das Makulaorgan einmal vor wie ein liegendes gläsernes Tablettenröhrchen. Nehmen Sie an, in diesem verschlossenen Tablettenröhrchen wäre eine gallertartige Masse. In diese gallertartige Masse ragen feine Härchen hinein und sind feine Steinchen, die Otholiten, eingebettet. Stellen Sie sich einmal vor, Sie würden die eine Seite des Tablettenröhrchens ein wenig anheben. Was würde passieren? Richtig – die Steinchen würden auf den tiefsten Punkt des Tablettenröhrchens, nämlich zum Boden rutschen. Bei einer solchen Verlagerung der Otholiten üben sie eine Scherwirkung auf die feinen Härchen aus. Die signalisieren den Druck und melden sofort über einen Impuls die veränderte Lage ans Gehirn. Die Härchen, auch Cilien genannt, reagieren auf Veränderungen der Kopfstellung zum Rumpf, die sogenannte Translationsbeschleunigung.

Ganz anders ist es bei den Bogengängen (siehe Abb. 9). Diese sprechen auf die Dreh- oder Rotationsbewegungen des Körpers an. Im Prinzip funktionieren sie wieder genauso. In den Bogengängen ist eine gallertartige Masse und wieder die Cilien. Wenn der Körper jetzt rotiert, kommt die gallertartige Masse in Bewegung. Es erfolgt eine Scherwirkung auf die Cilien. Der Körper signalisiert: »Drehbewegung links herum« oder »Drehbewegung rechts herum«. Es gibt insgesamt drei Bogengänge, für jede Ebene des Raumes eine. Sie können sich drehen und wenden, wie Sie wollen, es wird immer ein Impuls ausgelöst, der dem Gehirn signalisiert, wie Sie sich drehen.

Die Impulse aus dem Makulaorgan und den Bogengängen erreichen zunächst die sogenannten Vestibulariskerne im Hirnstamm. Über die Vestibulariskerne bestehen Verbindungen zum Kleinhirn. Sie erinnern sich, daß das Kleinhirn für die Bewegungsabläufe und für die Koordination von Bewegungsprogrammen ein wichtiger Funktionsträger ist. Des weiteren verlaufen vom Vestibulariskern Verbindungen zu den Augenmuskelkernen. Damit stehen die Augenmuskeln auch unter dem Einfluß des Gleichgewichtssystems. Wir brauchen zum Gleichgewicht unseres Körpers unbedingt unser Auge. Die Vestibulariskerne stehen über Nervenstränge mit den Muskeln des Körpers in Verbindung. Somit ist auch die Verbindung hergestellt zwischen Gleichgewichtssinn und den Muskeln des Körpers. Es gibt außerdem eine Verbindung von den Vestibulariskernen zum Thalamus, dem Tor zum Bewußtsein der Zentrale zur Integration aller sensori-

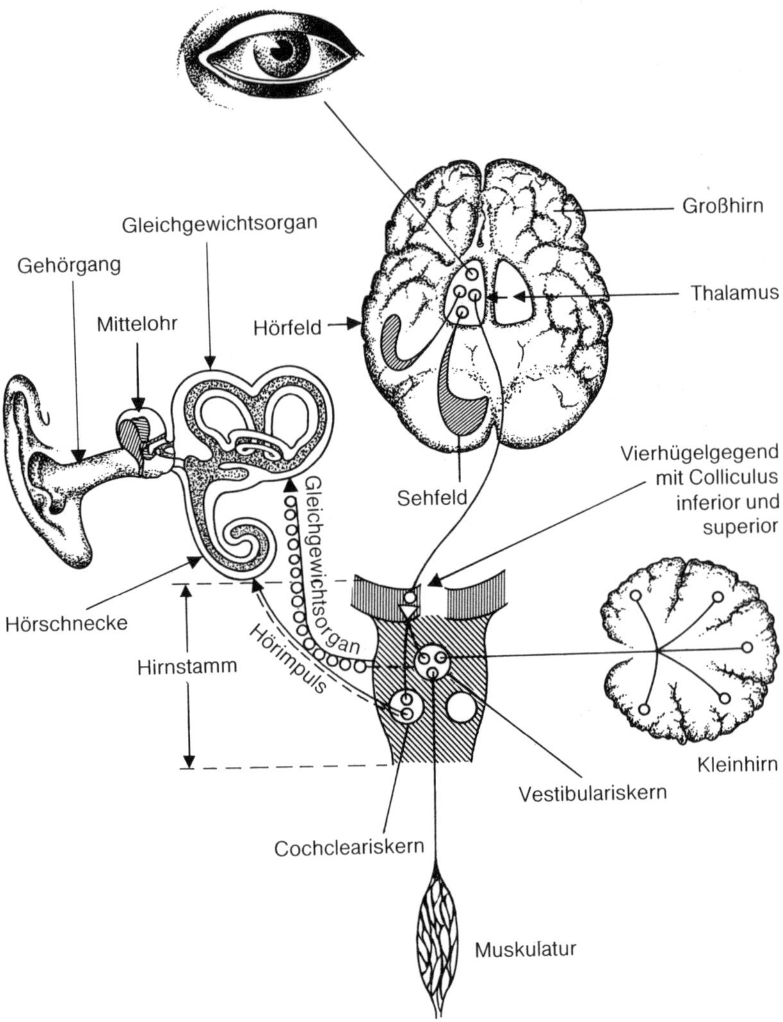

Abb. 9: Verschaltung des Vestibularsystems mit dem Gehirn

schen, motorischen und vegetativen Erregungen. Die Bezeichnung »sensorisch« weist auf die Erregungen aufgrund von Sinneseindrücken hin, »motorisch« dagegen auf Impulse aufgrund von Bewegungsabläufen und »vegetativ« auf das vegetative Nervensystem hin. Der Thalamus färbt alle Erregungen in affektbetonter individueller Weise ein. Interessanterweise laufen die Hörimpulse zunächst im sogenannten Cochleariskern aus der Hörbahn in der Nähe des Vestibulariskerns auf, wobei aber zwischen beiden Verbindungen bestehen. Hör- und Gleichgewichtsimpuls haben also über diese Verbindung die gleiche Anlaufstelle. Eine weitere Verbindung zwischen Gleichgewichtsorgan und Hörorgan ergibt sich aus der gemeinsamen Versorgung durch den Nervus statoakusticus (Stato = Gleichgewicht, Akustik = Schall). Allein der Name des Nervs weist somit schon auf die Verbindung zwischen Hören und Gleichgewicht hin. Ich darf auch noch mal daran erinnern, daß wir eine Verbindung zwischen Hören, Gleichgewichtssinn und Sehapparat im Bereich der Vierhügelgegend des Mittelohrs über dem Colliculus inferior und superior haben.

Keine Qi-Gong-Kugel-Übung ohne Steuerung des Gleichgewichtssystems! Hierzu sind auch Hörimpulse erforderlich. Je nachdem, woher der Klang kommt, von der linken oder rechten Seite, ergeben sich dreidimensionale Hörempfindungen. Es sind Sehimpulse erforderlich. Sie kontrollieren ja ständig mit Ihrem Blick das Drehen der Kugeln. Achten Sie einmal darauf – wenn Sie nicht schauen, hören Sie um so intensiver auf den Klang oder aber Sie achten um so mehr auf die Muskelempfindungen, auf die Handhaltung. Im letzteren Falle treten wieder die Proprio-Rezeptoren verstärkt in Erscheinung und melden dem Gleichgewichtssinn die Handhaltung zum Raum. Der Körper bewertet sie und hält das Gleichgewicht durch entsprechendes Gegensteuern. Auch die Spannung der Haut spielt hier eine Rolle.

Jedes Training mit den Kugeln ist automatisch ein Training all dieser beteiligten Organe und deren Kooperation untereinander. Training ist etwas, um topfit zu machen. Hier machen Sie den Gleichgewichtssinn topfit. Überlegen Sie einmal, wie viele Muskeln benötigt werden, um Sie bei einem starken Gegenwind im Gleichgewicht zu halten. Oder wenn Sie auf unebener Straße gehen oder Fahrradfahren – wie wichtig ist es da, daß ein intaktes Gleichgewichtssystem Sie in stabiler sicherer Position hält. Wie arm sind jene Menschen dran, die hier gestört sind oder wo es durch altersbedingte Funktionseinschränkung mit der Schnelligkeit der Regulation nicht mehr so klappt. Sie sehen täglich solche Menschen auf der Straße. Steuern Sie rechtzeitig gegen, wenn Sie jeden Tag mit Ihren Kugeln dafür sorgen, daß die Leitungen intakt bleiben.

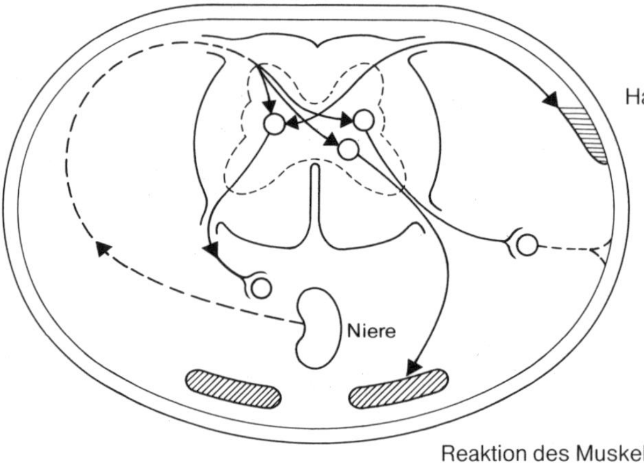

Abb. 10: Beispiele für die Verrschaltung von vicero-cutanen und cutivisceralen Impulsen im Rückenmark. Störungen des Organs zeigen sich auf Haut und Muskeln und umgekehrt

Forschungsergebnisse zu den wissenschaftlichen Grundlagen der Qi-Gong-Kugel-Therapie

Bewegen Sie 15 cm vor den Augen Ihren Zeigefinger ganz schnell hin und her, von links nach rechts, von rechts nach links. Was passiert mit den Konturen Ihres Zeigefingers? Richtig, die Konturen verschwimmen. Jetzt machen Sie das gleiche umgekehrt. Sie halten den Zeigefinger fixiert 15 cm vor den Augen ruhig, bewegen statt dessen den Kopf ganz schnell hin und her. Welchen Unterschied stellen Sie jetzt fest? Die Konturen des Zeigefingers verschwimmen plötzlich nicht mehr. Warum ist das so? Der sogenannte vestibulooculäre Reflex, der Reflex des Gleichgewichtssystems und des Auges, sorgt für eine Anpassung der Augenstellung. Dadurch können Sie den Finger klar sehen. An diesem Beispiel erkennen Sie die Verschaltung unterschiedlicher Funktionen des zentralen Nervensystems.

Qi-Gong-Kugel-Therapie funktioniert nur, wenn eine Verbindung des Körperäußeren zum Körperinneren besteht. Nach dem Gesetz der Polarität setzt dies voraus, daß es auch einen umgekehrten Weg vom Körperinneren zum Körperäußeren geben muß.

Männer, die uns diese Zusammenhänge klarmachten, waren beispielsweise Pawlow, Head, Mackenzie, Flies und Hauser.

Durch ihre Forschungen wurde uns klar, warum eine mechanische oder thermische Einwirkung auf die Körperdecke eine Reizantwort im Körperinneren auslöste. Sie wissen bereits, daß aus dem Rückenmark Nerven austreten im Bereich der Wirbelsäule, die dann bestimmte Areale der Körperoberfläche versorgen. Es ist das Verdienst von Pawlow, genau erforscht zu haben, welcher Rükkenmarksnerv welches Gebiet der Körperoberfläche innerviert (Abb. 13 und 14, Seite 79).

Sie sehen auf den Abbildungen 13 und 14 die Angaben C 4, D 1, D 10 und die streifenförmigen Körperareale auf der Körperoberfläche, die vom betreffenden Nerv versorgt werden. C 4 bedeutet der vierte Spinal- oder Halsnerv. Es kommt von cervical = Hals. »D« weist auf den Thorax, den Brustkorb hin, »L« auf die Lumbalregion, das ist das Kreuz. »S« ist die Sakral-Region und hat Bezug zum Kreuzbein.

So sehen Sie zum Beispiel an der Hand, daß wir es hier unter anderem mit den Spinalnerven C 7 und C 8 zu tun haben. Wenn Sie also jetzt die Kugel in der Hand rollen lassen, aktivieren Sie auch den siebten und achten Spinalnerv. Es ist unschwer zu erkennen, daß wir über diesen siebten und achten Halsnerv eine Wirkung auf die gesamte Halsregion haben und über die Halsregion weiter auch auf die Schulterregion. So haben wir über die Erkenntnisse von Pawlow und den Innervationsgebieten auch noch ein Erklärungsmodell für die Wirkungsweise der Qi-Gong-Kugeln. Übrigens nennt man diese Innervationsgebiete »Dermatome«, was man als Hautregion übersetzen könnte.

Nun ist es jedoch keineswegs so, daß dieser besagte Spinalnerv C 8 im Gebiet des Dermatoms D 8 nur das alleinige Sagen dort hat. Informationen aus dem Gehirn ins Dermatom D 8 sind keine ausschließliche Angelegenheit dieses Spinalnervs. Jeder Spinalnerv ist verschaltet mit anderen Nerven, die motorische (bewegungsauslösende), sensible (Sinnes- und Empfindungsimpulse) und vegetative Informationen leiten. Es kommt also zu einer Vermischung von Informationen. Das nachstehende Schema verdeutlicht dies.

Die motorischen Informationen kommen aus dem Rückenmark und nehmen Kontakt zu ihnen zugeordneten Muskeln auf. Sensible Informationen entstammen zum Beispiel der Haut und den Mechanorezeptoren, sowie auch aus den Muskelspindeln, die ja Informationen geben über die Muskelspannung. Die vegetativen Fasern sind Nervenleitungen aus dem Sympathicus und dem

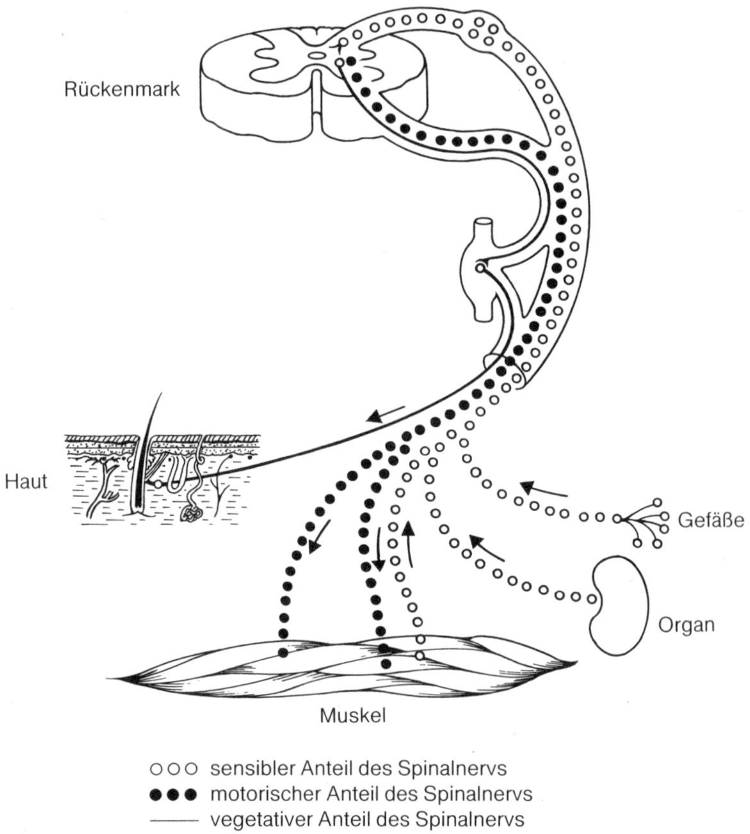

Abb. 11: Darstellung der Zusammensetzung der gemischten Spinalnerven

Parasympathicus, den zwei großen Gegenspielern des vegetativen Nervensystems. Wir wollen die anatomischen Unterschiede hier nicht vertiefen. Merken Sie sich nur so viel, daß die einzelnen Nerven des Sympathicus und Parasympathicus die Eingeweide des menschlichen Körpers versorgen.

Wenn sich vegetative Nervenfasern aus dem Eingeweidegebiet vermischen mit Fasern des spinalen Nervs, der ja die Hautoberfläche versorgt, dann haben wir hier eine Erklärung, warum wir mit der Behandlung der Headschen Zonen auf der Körperdecke mit Qi-Gong-Kugeln innere Organe beeinflussen können. Selbstverständlich ist auch der Spinalnerv C 7 und C 8 mit sympathischen und parasymphatischen Fasern vernetzt, so daß das Berollen der

Innenhand über diesen Reflexweg eine Wirkung auf innere Organe auslöst. Die Headschen Zonen sind jene engumgrenzten Areale auf der Körperoberfläche, in denen ein inneres Organ seine Zeichen setzt. Ist das innere Organ erkrankt, dann kommt es hier zu erhöhter Sensibilität der Haut, zu Muskelverhärtungen, zu abnormalen Temperaturempfindungen. Legt man eine Wärmflasche auf den Oberbauch, so erreicht man die Headsche Zone für den Magen. Die Wärme wirkt überhaupt nicht direkt auf den Magen. Sie wirkt auf den Spinalnerv, setzt einen Wärmereiz, der zentralwärts geleitet wird und dann über die parasympathischen Nerven eine Wirkung auf das erkrankte Organ entfaltet.

Es soll uns hier nicht weiter kümmern, ob dieser Wärmereiz für den Spinalnerv nur bis zum Rückenmark läuft oder noch weiter hinauf zum Gehirn und dort umgeschaltet wird und wieder zurückläuft über die parasympathischen und sympathischen Fasern auf das innere Organ. Ich habe Ihnen diese Zusammenhänge nur deswegen erklärt, weil ich Ihnen in den Abbildungen 10, 11, 13 und 14 Maximalzonen zeige für innere Organe. Wenn Sie Beschwerden an diesen Organen haben, dann können Sie mit der Qi-Gong-Kugel diese Zonen berollen und haben eine hervorragende entspannende oder aktivierende Wirkung auf das erkrankte Organ, je nachdem, was gebraucht wird. Der Körper sucht sich das selbst heraus.

Nur wenn man diese Zusammenhänge kennt, glaubt man, daß es nicht Einbildung ist, wenn plötzlich ein Schmerz schwindet bei der Behandlung, sondern dahinter ganz exakte, realistische, wissenschaftliche Erklärungsmodelle stehen.

Man spricht bei diesen Beziehungen vom sogenannten Cutivisceralen Reflex. »Cutis« ist die Haut, »Viscera« sind die Eingeweide. Es ist also ein Reflex, der von der Haut zu den Eingeweiden geht. Der umgekehrte, der viscerocutane Reflex wäre der Reflex vom Organ zur Haut (Abb. 10).

Man sagt, dort, wo ein Schmerz ist, ist ein Akupunkturpunkt. Für uns ergibt sich daraus die Erkenntnis: Dort, wo ein Schmerz ist, ist auch eine Zone, die geeignet ist für Behandlungen mit der Qi-Gong-Kugel. Nehmen Sie einfach die eine oder andere Kugel. Entscheiden Sie selbst aufgrund Ihrer Empfindungen, ob die Yin-Kugel oder die Yang-Kugel für die Behandlung besser ist. Wenn es ein Schmerz ist, der durch Druck verstärkt wird, sollten Sie die Yin-Kugel nehmen. Ist es ein Schmerz, der durch Druck besser wird, sollten Sie die Yang-Kugel nehmen. Reagiert der Schmerz auf

Wärme positiv, sollten Sie die Yang-Kugel nehmen. Ist es ein Schmerz, der auf Kälte negativ reagiert, sollten Sie auch die Yang-Kugel nehmen, während ein Schmerz, der durch Kälte besser wird, mit der Yin-Kugel behandelt werden sollte.

Akupunkturbahnen sind Verbindungswege, die ebenfalls die Körperdecke mit dem Körperinneren verbinden. Akupunkturpunkte auf diesen Bahnen sind Relaisstationen, über die man Einfluß nehmen kann auf den Energiefluß in diesen Bahnen und, je nachdem, was man erreichen will, Energie zu den Erfolgsorganen schicken kann oder Energie abziehen kann. Achten Sie also bei auftretenden Beschwerden auch darauf, welcher Meridian dieses Gebiet durchfließt. Bei akuten heftigen Beschwerden, die plötzlich auftreten und von kurzer Dauer sind, sollten Sie immer wegrollen von diesem Bereich. Bei chronischen Beschwerden, die langsam kommen und lange anhalten, sollten Sie Energie zuführen, indem Sie eine Energiewelle in Richtung des Meridianverlaufs mit Ihrer Qi-Gong-Kugel dorthin schieben. Aber mehr darüber in dem Kapitel »Die Praxis«. Hier sei dies nur im Zusammenhang mit dem Erklärungsmodell Außen-Innen-Beziehung erwähnt.

Ich sagte bereits im früheren Abschnitt, daß sich innerhalb des Spinalnervs immer mehrere Nervenstränge vermischen. Das trifft auch zu für die Spinalnerven unter sich. Das heißt, der Spinalnerv C 7 enthält Verbindungen zu anderen Spinalnerven. Das hat zur Folge, daß sich an bestimmten Stellen die Reaktionszonen überlappen. Dies zeigt Abbildung 12.

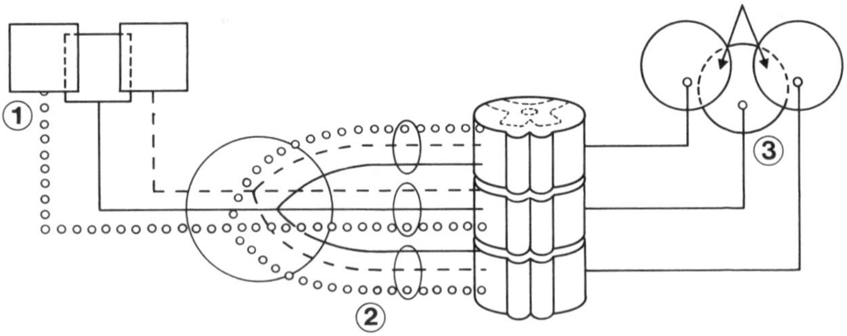

Abb. 12: Innervationsgebiete von Hautnerven, die sich durch Umbündelung peripherer Nerven überlappen. 1 zeigt die Innervationsgebiete der Haut der Hautnerven. Durch Bündelung und Umbündelung der Nerven im Rückenmark (2) kommt es zu einer Überlappung der Versorgungsgebiete (3) der aus dem Rückenmark austretenden Spinalnerven

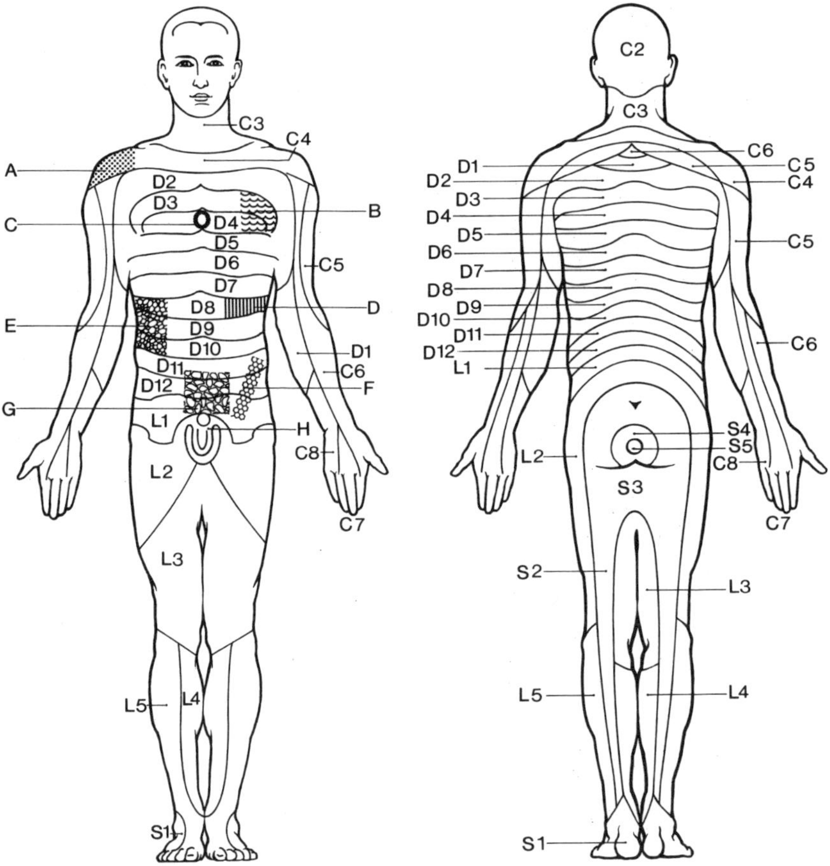

Abb. 13 und 14: Darstellung der Versorgungsareale der Spinalnerven und Organmaximalzonen

So haben wir auf diesem Gebiet durch den Informationsfluß von außen nach innen die Möglichkeit der therapeutischen Einwirkung. Die Berollung an der Körperperipherie oder der Wärme- bzw. Kälteeinfluß bewirkt etwas im Körperinneren. Im umgekehrten Fluß von innen nach außen haben wir die Möglichkeit der Diagnostik.

Da die Headschen Zonen bekannt sind und deren Bezug zu den einzelnen Organen, kann ich also sagen, auf der Körperstelle X bedeutet der Schmerz eine Erkrankung des diesem Körperareal zugeordneten Organs.

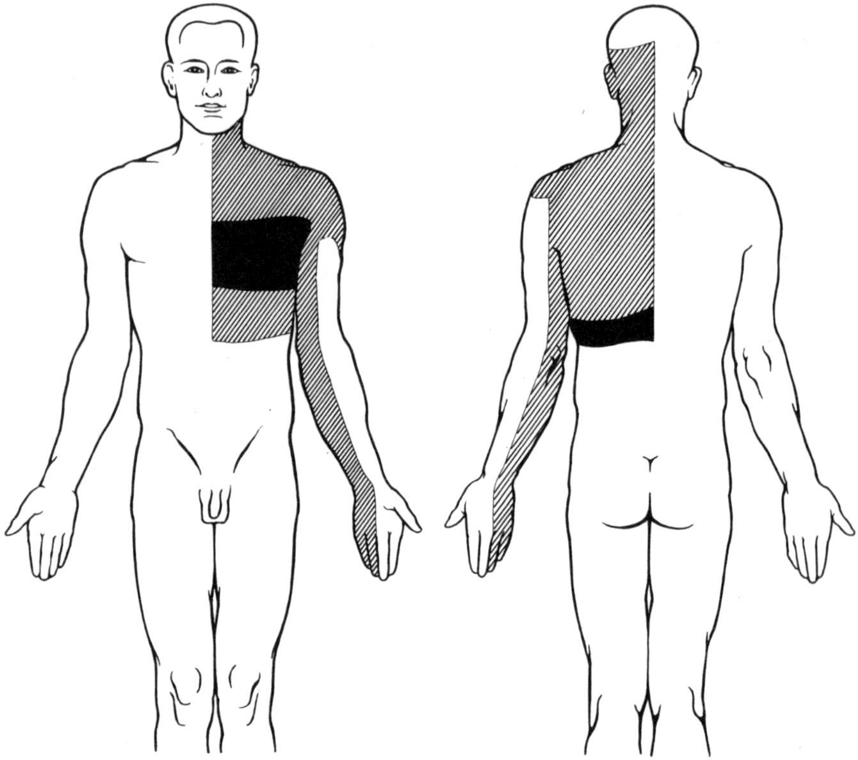

Abb. 15: Reaktionszonen des Herzens. Die gestrichelten Zonen sind die Areale, in denen sich vegetative und vasomotorische Herzreaktionen zeigen können

Organsegmente und Maximalzonen gemäß Abbildung 13 und 14

Organe	Buchstabe	Maximalzone	Gesamtzone
Zwerchfell	A	C4	C4
Herz	B	D3, 4	C3, 4, D3–9
Magen	D	D8	D7–9
Speiseröhre	C	D4, 5	D4–8
Leber, Gallenblase	E	D8–11	C3–4, D7–11
Niere, Blase	F	D10–L1	D10–L2
Dickdarm	G	D11–L1	D11–L1
Harnblase	H	D11–L1	D11–L1

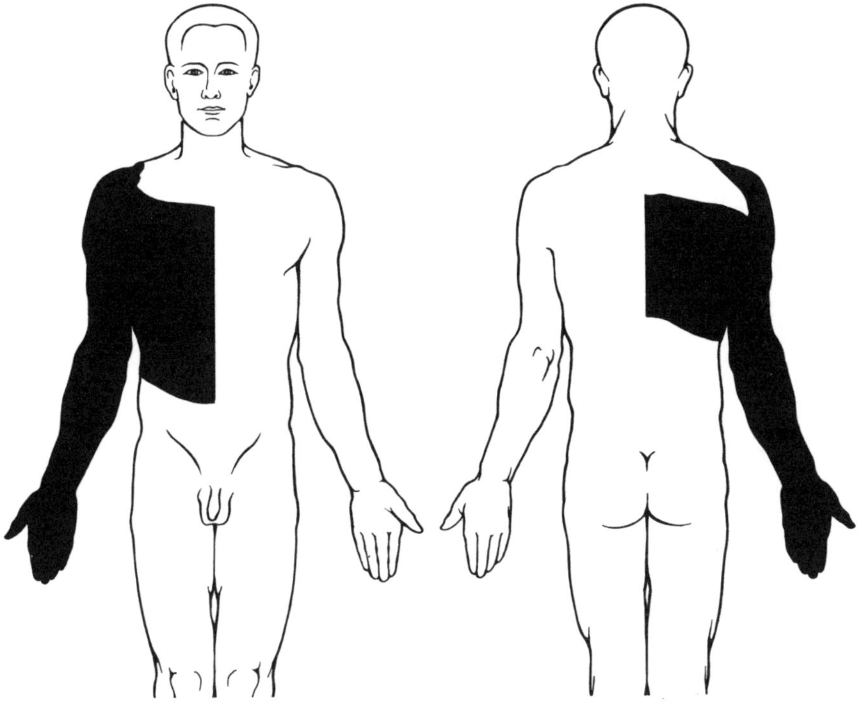

Abb. 16: Reaktionszonen der Lunge, die bei Erkrankung der Lunge Irritationen zeigen. Umgekehrt werden bei Kugeltraining von hier aus Impulse ausgelöst, die die Lunge ansprechen

Diese Erkenntnisse um die Headschen Zonen machen sich die Naturheilkundler zunutze, indem sie gezielt von diesen Zonen aus die inneren Organe behandeln, so, wie ich es eben anklingen ließ, als ich das Berollen der Zonen mit der Qi-Gong-Kugel erwähnte.

Der berühmte Naturheiler und Arzt Dr. Abele behandelte diese Zonen, indem er sie schröpfte. Dies kann man trocken machen, indem man einfach eine Saugglocke darauf setzt, oder man schröpft naß, wie man in der Naturheilkunde sagt, indem man die Hautoberfläche einritzt, eine Saugglocke darauf setzt und so Blut abzieht. Dies wirkt zum Beispiel hervorragend bei Rückenschmerzen, die auf Stauungen im Beckenraum zurückzuführen sind. So gibt es auch Reaktionszonen der Niere, die man für solch eine Behandlung heranziehen kann, um gestaute Nieren zu entlasten.

Auch in der Massage werden diese Zonen gerne verwandt. Berühmte Naturheilbehandler und ganzheitlich denkende Masseure massieren im Bereich der Headschen Zonen, um bestimmte Organe maximal anzuregen. Ihre Erfolge machten sie so berühmt, daß viele Namen für diese Therapie noch heute ein Begriff sind, wie Dicke, Vogler, von Puttkammer, Cornelius und Leube.

Auch in der Naturheilkunde zieht man diese Maximalpunkte zur Injektion von Procain heran und erzielt damit oft ein Sekundenphänomen. Das bedeutet, jahrelang bestehende Beschwerden werden durch eine einzige Injektion beseitigt. Man nennt das Segmenttherapie.

Ich sprach schon von den Dermatomen C 7 und C 8. Auch das Dermatom C 6 zählt noch dazu. Aus der Naturheilkunde weiß man, daß diese Segmente C6, C7, C8 mit der Aorta, der Hypophyse, mit dem Herzen, den Lungen und den Bronchien in Verbindung stehen. Ich kann also über diesen Reflexweg durch ein Handtraining mit den Qi-Gong-Kugeln diese Organe gezielt angehen. Ich kann sie beeinflussen und erreichen, daß sich die Muskeln entspannen, daß die Lymphzirkulation hier besser wird, daß eine bessere Durchblutung einsetzt, daß ein besserer Stoffaustausch stattfindet und somit Stoffwechselschlacken schneller abgeleitet und frischer Sauerstoff dafür zugeführt wird.

Ich bin immer wieder von Patienten gefragt worden, wie die Chinesen ihre über 700 Akupunkturpunkte gefunden haben. Keiner weiß es genau. Aber es gibt viele Erklärungsversuche, und einige scheinen mir recht glaubhaft, weil das Verfahren auch heute noch angewandt wird. Es ist die Beobachtung, sozusagen das Studium am lebenden Objekt. Es fällt immer wieder auf, daß bei bestimmten Leiden ganz bestimmte Körperbereiche eine Reaktion zeigen, in Form von Schmerzen, Verspannungen, gesteigerter Sensibilität, unterschiedlichen Temperaturempfindungen. Man behandelte einfach mal diese Stellen und sah plötzlich, daß das Leiden besser wurde. Schon versuchte man es beim nächsten und übernächsten Patienten. Und wenn es da auch funktionierte, wurde man als Therapeut natürlich hellhörig. Man machte sich Notizen, man tauschte Erfahrungen aus. Und so kam ein großes Wissen zusammen. So mögen auch die Akupunkturpunkte entstanden sein.

Man kennt die sogenannte Igni-Punktur der Araber. Hierbei werden mit glühenden Nadeln gewisse Punkte gebrannt, so daß eine Brandnarbe entsteht. Die Igni-Punktur soll den Anstoß zur

Ohrakupunktur gegeben haben. Einige Therapeuten stellten fest, daß bei bestimmten Patienten immer wieder ein Punkt im Ohr mit Igni-Punktur behandelt worden war. Auf Nachfrage gaben diese Patienten an, Rückenschmerzen gehabt zu haben, die nach der Igni-Punktur verschwunden waren. So sagte man sich, wenn es schon mit Feuerpunktur funktioniert, muß es ja auch mit der Nadel funktionieren. Der heutige Patient würde sich schwerlich mit der Igni-Punktur behandeln lassen. Es ist eine etwas rauhe Methode. So forschte man weiter, stellte im Ohr sensible Punkte fest, die bei bestimmten Krankheiten immer wieder reproduzierbar auftauchten. Dr. Nogier, ein Franzose, lieferte auf diese Art und Weise viele Punkte, die noch heute die Nogier-Punkte heißen und Grundlage der Europäischen Ohrakupunktur wurden. Ein bekannter Naturheilkundler war August Weihe. Weihe überlieferte uns die sogenannten Weiheschen Druckpunkte. Es waren Punkte, die bei bestimmten Erkrankungen sich immer wieder als schmerzhaft erwiesen, sich durch die Injektion mit bestimmten homöophatischen Mitteln erfolgreich behandeln ließen.

Chinesen fanden heraus, daß sich das Injizieren von Impfstoffen in den Punkt Magen 36, unterhalb der Kniescheibe, als vorteilhaft erwies, da man dort nur ein Siebtel der Menge benötigte, um den gleichen Erfolg zu erzielen im Vergleich zu Injektionen, die bisher intramuskulär an beliebiger Stelle durchgeführt wurden.

Auch Mozer entdeckte solche Maximalpunkte für innere Organe im Körper: »Dort, wo ein Schmerz ist, ist auch ein Akupunkturpunkt.« Dieses Zitat entstammt dem berühmten Akupunkturklassiker Huangdi Neiching. Man verwendet diese Aussage in der Locusdolendi-Akupunktur. Locus heißt Ort, dolor heißt Schmerz, also die Akupunktur am Ort des Schmerzes. Oft decken sich diese Locus-dolendi-Punkte mit Maximalpunkten nach Head, Mozer oder Weihe.

Auf dem Wege, Erklärungsmodelle für die Wirkungsweise unserer Qi-Gong-Kugeln zu finden, begegnen uns Namen wie Voltolini, Mackenzie, Hauser und Fliess. Auch sie haben Erkenntnisse zur Erklärung der Fernwirkung beigesteuert, die belegen, daß es möglich ist, von einem vom Ort des Geschehens weit entfernt liegenden Punkt auf der Körperdecke dieses Geschehen erfolgreich zu therapieren. So stellten Voltolini und Mackenzie Verbindungen zwischen Nasenschleimhaut und Urogenitalbereich fest. Der Genitalbereich ist der Bereich der Geschlechtsorgane, der urologische Bereich ist der Bereich der ableitenden Harnwege und deren Organe. Voltolini und Mackenzie fanden heraus, daß sich bei Erkrankungen in eben diesem Urogenitalbereich auch die Nasenschleimhaut veränderte.

Hauser beobachtete dagegen Reaktionszonen innerer Organe im Gesicht. So fand er Veränderungen der Haut im Gesicht bei Erkrankungen von Organen im kleinen Becken, im Oberbauch, im Brustbereich. Ähnlich wie Voltolini und Mackenzie ging auch Fliess vor und experimentierte mit Hilfe der Nasenschleimhaut. Durch Betäubung bestimmter Zellen der Nasenmuschel war es ihm möglich, Beschwerden im Urogenitalbereich zu erreichen. Er bestätigte damit genau das, was Voltolini und Mackenzie bereits im vorigen Jahrhundert gesagt hatten. Die gleichlautenden Beobachtungen aller drei Wissenschaftler decken ebenfalls Wechselwirkungen zwischen fern liegenden Körperarealen und inneren Organen auf. Diese Wechselwirkungen ließen sich durch direkte Verschaltungen mit Nerven nicht erklären. Die Erklärungen waren allein möglich durch die Forschungsergebnisse von Pawlow und Head. Die Vernetzung und Verschaltung von Körperdecke und inneren Organen des zentralen Nervensystems liefern allein die Erklärung für diese Phänomene.

Die Ohrakupunktur erwähnte ich bereits. Auch sie ist ein Beispiel für Fernwirkung. Auch die klassische Akupunktur liefert uns Beweise für das Phänomen der Fernwirkung. Wenn ich über Punkte am Fuß einen Kopfschmerz erfolgreich therapieren kann, so hat das nichts mit Nervenverbindungen zu tun. Sondern hier muß noch ein anderes, uns nicht bekanntes System eine Rolle spielen, das ebenfalls eine Verbindung der Körperperipherie zum Körperinneren herstellt. Die Chinesen erklären dies mit Qi, mit dem Meridiansystem und mit dem System der fünf Elemente.

Zu erwähnen bleibt noch die Handakupunktur, die Schädelakupunktur, die Fußakupunktur, die Mundakupunktur und die Nasenakupunktur. Hier spielt ebenfalls das Prinzip der Fernwirkung eine Rolle. Alle Organe lassen sich an den Behandlungspunkten dieser Therapiesysteme erfolgreich therapieren (Abb. 17). Die Koreaner haben eine eigenständige Handakupunktur. Während die chinesische Handakupunktur relativ begrenzte Krankheitsgeschehen erreichen kann, behandeln die Koreaner mit ihrer Handakupunktur wesentlich umfassender. Sie haben Punkte für alle Organe und für alle Beschwerden an der Hand gefunden.

Vor vielen Jahren entdeckte irgend jemand ein altes Buch von Ingham über Fußreflexzonen-Massage. Inzwischen ist die Fußre-

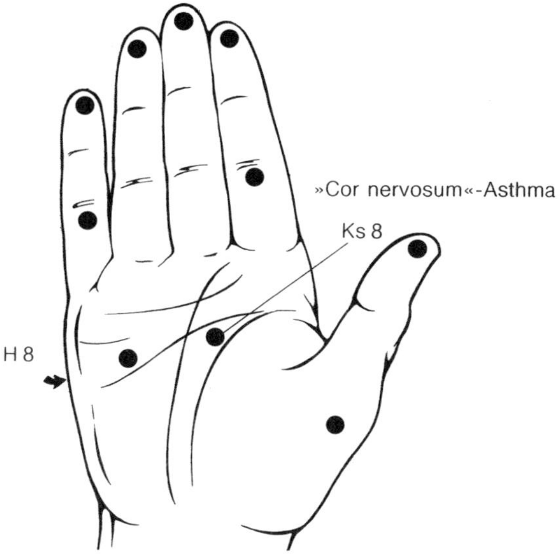

Abb. 17: Darstellung der Hand mit den in der Innenhand liegenden Akupunkturpunkten der klassischen und der Handakupunktur. Diese Punkte werden beim Kugeltraining aktiviert.

flexzonen-Massage in Deutschland weit verbreitet. Sogar Gerichte haben sich mit ihr auseinandergesetzt. Höchstrichterlich ist entschieden worden, daß es eine wirksame Therapie ist, die nur von zugelassenen Behandlern, also Ärzten und Heilpraktikern, ausgeübt werden darf. Bei der Fußreflexzonen-Massage werden Organzonen an der Fußsohle verwendet. Durch Massage, Kneten, Reiben dieser Zonen beeinflußt man innere Organe und kann dadurch viele Beschwerden heilen bzw. bessern. Es gibt inzwischen sogenannte Fußroller, mit denen jeder selbst die Fußsohlen berollen kann. Dabei werden fast alle Organzonen am Fuß erreicht. Eine allgemeine Vitalitätssteigerung ist die Folge.

Springen wir vom Fuß zur Gegenseite und reden wir von den Reflexzonen der Hand, die von Carter entdeckt wurden. Am Daumenballen fand Carter die Reaktionszonen für Nacken und Wirbelsäule, an der Außenkante der Hand die der Schulter und Hüfte. An der Handinnenseite, zwischen Zeigefinger und Daumen, liegt die Reaktionszone des Magens, an der Außenseite der linken Hand, unterhalb des Kleinfingers, die des Herzens (Abb. 18).

All diese Zonen werden auch durch die rotierenden Qi-Gong-Kugeln erreicht. Es ist möglich, daß sich dadurch erklären läßt, warum bei Hals- und Wirbelsäulenbeschwerden die Qi-Gong-Kugel eine wohltuende Wirkung hat und auch Magen- und Herzleiden positiv beeinflussen kann. Gerade im Bereich der Handwurzelaußenkante, unterhalb der Grundgelenke, sowie zwischen Daumenballen und Zeigefinger erfolgt eine sehr intensive Kompressions- und Massagewirkung durch die rotierenden Qi-Gong-Kugeln. Daraus ergibt sich eine intensive Wirkung auf den Schulterbereich, auf Gallenblase, Hüfte, Dickdarm, Dünndarm, Wirbelsäule, Magen, Bauchspeicheldrüse und Milz, Zwerchfell und Lunge. Das ist ein intensiver therapeutischer Stoß mitten hinein ins Stoffwechselgeschehen. Stoffwechselaktivierung heißt Entschlackung des Körpers, bessere Versorgung mit mehr Stoffen und Wirkstoffen. Die Lunge und das Zwerchfell sorgen für eine intensivere Atmung. Auch diese Reaktionszone wird ja durch die Kugel erreicht. Da wir mit dem Daumen die Kugel führen, wird auch die Innenseite des Daumens intensiv durch die Kugel beeinflußt. Hier haben wir das Reflexfeld der Hypophyse, der obersten Kommandozentrale des Hormonsystems. Der Mensch, sagt man, ist so jung, wie sein Hormonsystem leistungsfähig ist. Wenn ich in der Zentrale den Schalter umwerfen kann, reagieren alle nachgeschalteten Hormondrüsen ebenfalls.

Zusammenfassend kann man also feststellen, daß über die Reflexfelder der Hand das Hormonsystem, das Herz-Kreislauf-System, das Verdauungssystem und das Atmungssystem sowie Muskeln, Nerven und Gelenke aktiviert werden.

Im Bereich der Grundgelenke der Finger haben wir nach Carter die Reflexfelder für Ohr und Lymphzirkulation.[26] Die Kugel aktiviert auch diese Reflexfelder, so daß wir eine Wirkung auf die Lymphzirkulation und auf das Hörsystem erreichen. Vergessen wir nicht, daß sich im Handinneren auch viele Akupunkturpunkte und Meridiane befinden, u. a. vom Herz- und Kreislauf-Meridian, vom Lungen-Meridian sowie Punkte aus der Handakupunktur. Durch das Berollen aktivieren Sie also das Qi dieser Akupunkturmeridiane. Last but not least ergibt sich eine isometrische Wirkung dieser Therapie auf die Armmuskulatur, da die Kugel ja stets in Beugehaltung bewegt wird. Dadurch wird die Beugemuskulatur ständig beeinflußt im Sinne eines isometrischen Muskeltrainings. Durch die ständige Bewegung der Hand beim Rotieren der Kugel wird nicht nur die Fingerfertigkeit erhöht, sondern es werden auch

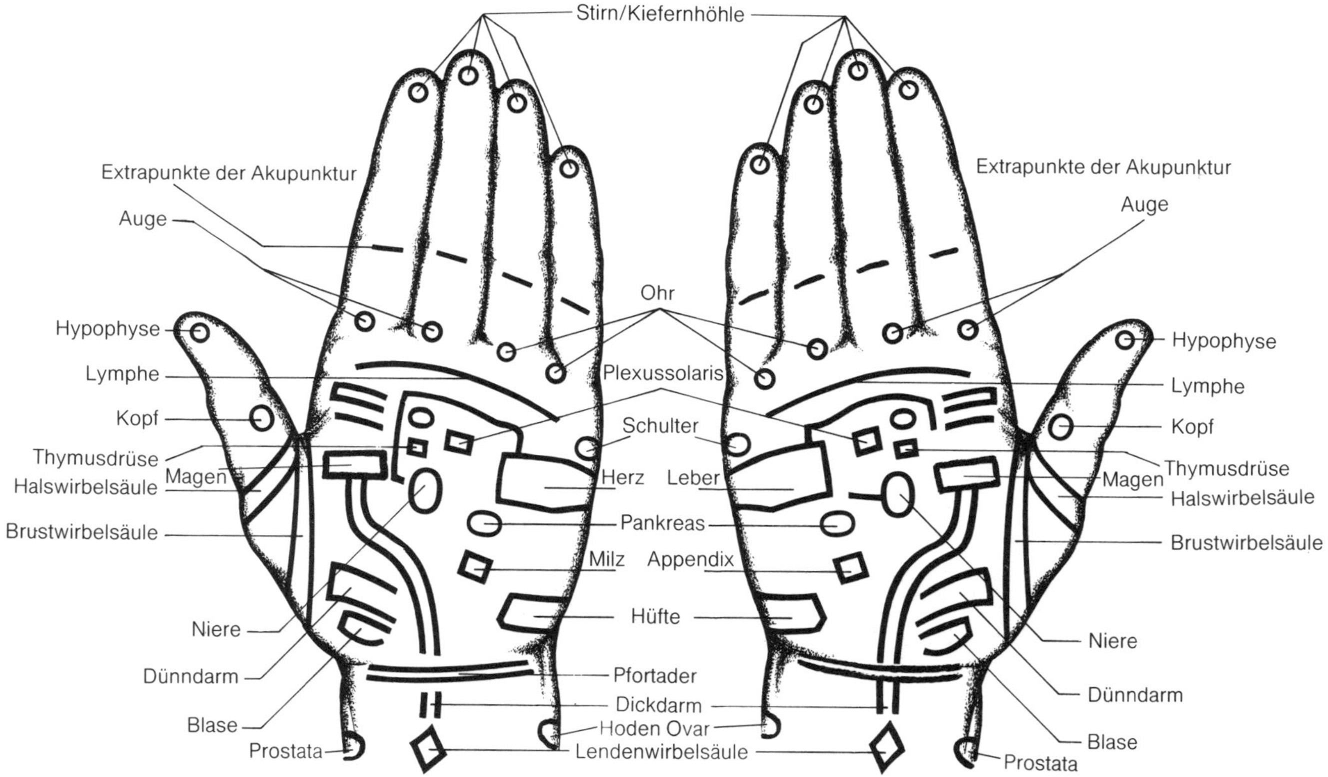

Abb. 18: Handreflexzonen nach Carter

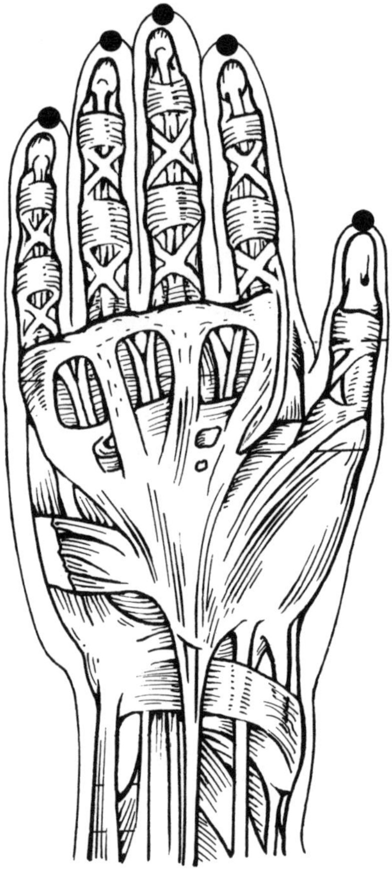

Abb. 19: Schematische Darstellung der Sehnen der Innenhand, die durch Qi-Gong-Kugel-Training aktiviert werden

die Handmuskulatur und die Handgelenke ständig trainiert. Die Hand wird vom Nervus ulnaris, vom Nervus medianus und vom Nervus radialis versorgt, die sich fortsetzen in den Nervus digitalis. Von den Gefäßen versorgen die Arteria radialis und die Arteria ulnaris die Handfläche und verzweigen sich in viele kleine Endgefäße. Die Hand ist nervlich und gefäßmäßig intensiv versorgt. Über diese feinen Hautgefäße erfolgt eine Rückwirkung auf die größeren Gefäße, bzw. über die Nerven der Hand eine Aktivierung der motorischen Nerven des Armes. Wir wissen, daß gerade in den kleinen Gefäßen sogenannte Druckrezeptoren arbeiten, die auf Druckgefälle in den Arterien ansprechen. Ihre Impulse sind wichtige Stabilisatoren und Regulatoren für den Blutdruck und damit für die Kreislaufaktivität. Durch diesen zentralwärts gerichteten Reiz während des Qi-Gong-Kugel-Trainings erklärt sich also auch die Wirkung auf den Kreislauf ebenso wie die Wirkung auf innere Organe und das zentrale Nervensystem.

Ein chinesisches Sprichwort lautet: »Geschicklichkeit ist die Mutter der Gescheitheit.« So geschickt wie die Hand, so gescheit ist der Kopf. Der Volksmund hat offensichtlich gut beobachtet, denn diese Behauptung findet ihre Bestätigung in chinesischen Versuchen mit geistig zurückgebliebenen, übernervösen Kindern. Nach dreimonatigem Training mit Qi-Gong-Kugeln waren diese Kinder nicht nur deutlich ruhiger und ausgeglichener, sie hatten auch zusätzlich einen Sprung in ihrer geistigen und körperlichen Entwicklung gemacht. Sie konnten sich besser konzentrieren, waren interessierter und belastungsfähiger in jeder Weise. Kurz und gut, ihre Merkfähigkeit, körperliche Leistung und Geschicklichkeit waren deutlich gestiegen.[11]

Gerade für Kinder sind die Qi-Gong-Kugeln geeignet. Sie kommen ihrem natürlichen Spieltrieb entgegen. Wir haben in unserem Land so viele übernervöse entwicklungsgestörte Kinder. Sie können sich nicht konzentrieren. Sie sind die reinsten Nervensägen für ihre Umgebung. In der Schule stören sie. Sie sind mit sich selbst nicht glücklich.

Die ermutigenden Ergebnisse aus China rufen doch förmlich nach einem Versuch, dieses Experiment bei uns zu wiederholen, z. B. auch mit der Kugel-Acht (Abb. 105, Seite 340).

Zuviel Bewegung führt in die Unruhe durch Überreaktion der zentralen Steuerungsorgane, zu wenig Bewegung zur Trägheit und Lethargie mit der Gefahr der Degeneration der nicht genutzten Körperteile. So weiß man aus Untersuchungen, daß schon ein zweiwöchiger Faulenzerurlaub zum Abbau von Schaltkreisen im Gehirn führt. Um wieviel schlimmer wirken sich dann langes Krankenlager und chronischer Bewegungsmangel älterer Menschen aus?

Haben Sie einmal kritisch einen älteren Menschen betrachtet? Lassen Sie uns einmal überlegen, warum sich ein älterer Mensch langsamer, weniger und unsicherer bewegt. Das ist sicher einmal Ausdruck des Alterns selbst. Im Alter ist man ruhiger und gelassener. Man muß nicht überall mit dabei sein und schätzt mehr das gemütliche Zuhause. Dann kommen die vielen kleinen Wehwechen und Zipperlein hinzu. Man hat mehr körperliche Beschwerden beim Bewegen. Die Leistungsfähigkeit ist vermindert, die

Bewegungskoordination nicht mehr so gut. All das macht das Bewegen beschwerlicher und mindert die Freude daran.

In der Jugend lebte man sich dagegen in Bewegung aus. Die Weisheit des Alters erschließt andere Ventile. Dennoch – Bewegung ist wichtig! »Bewegung ist die Grundlage der Bewußtheit«, sagt Mosche Feldenkrais. Durch Bewegung werde ich mir meines Körpers bewußt, werde ich mir meiner selbst als Mensch bewußt. Körpererleben durch Bewegung! Es ist ein wunderbares Erlebnis, Freude an der Bewegung *zu empfinden*, zu fühlen, wie befreiend Bewegung ist, wie Bewegung seelische Spannungen löst, die Muskeln stärkt, hungrig macht und schwitzen läßt! All dessen wird man sich meist erst bewußt, wenn man krank im Bett oder im Rollstuhl plötzlich erfährt, daß das alles nicht so selbstverständlich ist. Feldenkrais sagt auch, daß unsere Bewegungen den Zustand des Nervensystems widerspiegeln.

Wie kommt nun eine vom Willen gesteuerte Muskelbewegung zustande? Kurz gesagt, durch einen Impuls an den Muskel über den Muskelnerv. Dieser Impuls wäre vergleichbar dem Befehl: »Muskel, bewege dich!«; noch genauer definiert müßte man sagen, daß am Anfang die Idee im Kopf vorhanden ist, der Körper möge diese bestimmte Bewegung ausführen. Der Impuls an den dafür benötigten Muskel ist eigentlich schon der zweite Schritt. Die Idee »Bewege dich!« läßt im Gehirn einen Strom entstehen. Diesen kann man durch Elektroden vom Schädel ableiten, und zwar ein bis eineinhalb Sekunden bevor sich der Muskel bewegt (Abb. 8, Seite 55). Wäre es z. B. der Zeigefinger gewesen, den man hätte bewegen wollen, so hätte man am Kopf, oberhalb der Aktionszone für den Zeigefinger, den Stromimpuls messen können, und ein bis eineinhalb Sekunden nach dem Meßergebnis wäre die Fingerkrümmung des Zeigefingers da gewesen. Es gibt nun noch weitere Meßwerte, die direkt parallel zur Aktivitätssteigerung der Hirnzelle ebenfalls ansteigen, wenn eben diese Hirnzelle angeregt wird. Das kann einmal von außen kommen durch intensive Tätigkeit des dieser Hirnzelle zugeordneten Körperteiles (z. B. Zeigefinger beim Kugeltraining) oder von anderen Zellen, wenn es gilt, dem Zeigefinger den Befehl zur Bewegung zu erteilen. Diese Meßwerte sind erstens die lokale Durchblutung und zweitens die Stoffwechselleistung der Hirnzelle, ausgedrückt in der Aufnahme von Glukose. Die Glukoseaufnahmemenge, die Stoffwechselleistung und das Ausmaß der Durchblutung sind direkt proportional.

Also kann man folgende Wechselbeziehungen in Form eines Lehrsatzes postulieren: »Wird eine Hirnzelle angeregt, entsteht ein meßbarer Aktionsstrom. Die Durchblutung und die Stoffwechselaktivitäten nehmen gleichzeitig zu. Alle drei Faktoren stehen in Wechselbeziehung zueinander.« Die Kurzformel lautet: Erhöhte Hirnzellentätigkeit = erhöhte Durchblutung + erhöhte Stoffwechselleistung = erhöhte Glukoseaufnahme.

Wenn ich den Zeigefinger bewege, brauche ich doch nur noch die Lokalisation und das Ausmaß der Glukoseaufnahme der Hirnzellen zu messen, um zu erfahren, in welchem Bereich diese erhöht ist. Dieser Bereich ist folglich die Aktionszone der Hirnrinde für den Zeigefinger.

Auf diese Weise hat man nachgewiesen, daß ein Finger-Hand-Training die Zellaktivität der gesamten Handzone der Großhirnrinde erhöht. Damit haben wir ein wunderbares Beispiel für die Wirkung des Qi-Gong-Kugel-Trainings aufs Gehirn.

Diese Erkenntnisse wurden gestützt durch Aussagen auf dem Neurologenkongreß 1989 in Berlin. Sie besagten nach einer Mitteilung im Delmenhorster Kreisblatt im Februar 1990, daß durch Fingerübungen die Gehirnzellen aktiviert werden konnten und sich die Hirndurchblutung dadurch um 20% besserte.[25]

Die Übungen mit den Kugeln erfordern Hand- und Körpertraining, um die Kugeln im Gleichgewicht zu halten. Somit kann man also durchaus davon ausgehen, daß zumindest im gleichen Ausmaß bei den Übungen mit den Qi-Gong-Kugeln die Gehirndurchblutung gesteigert wird. Wie dies aussieht, zeigt Abbildung 8 auf Seite 55.

Aus neuesten Forschungen der Sprachwissenschaft weiß man, daß sich der erste Ideenimpuls »Ich will ›A‹ sagen« über viele Felder der Großhirnrinde fortsetzt. Diese Felder sind flickenteppichartig über die Fläche der Großhirnrinde verteilt. Jedes Feld muß seinen Anteil beisteuern, damit am Ende ein gesprochenes »A« dabei herauskommt. Das heißt also: Sprechen ist nicht die Leistung eines Hirnfeldes, sondern das Ergebnis von Einzelleistungen vieler flickenteppichartig verteilter Hirnfelder. Man nennt diese die Assoziationsfelder. 80% der Hirnrinde werden allein von solchen Assoziationsfeldern gebildet und nur 20% stellen motorische Felder dar. Das bedeutet, das Training bewußtseinsbildender, assoziativer Hirnfunktionen ist sehr intensiv, wenn zum Beispiel durch Übungen mit den Qi-Gong-Kugeln diese Felder aktiviert werden. Dabei kann man davon ausgehen, daß hierbei die gleichen flickenteppichartigen Abläufe zu finden sind, die aus der Sprachwissenschaft bekannt sind.

Von den Assoziationsfeldern machen wir einen Sprung zum Motorcortex der Großhirnrinde, der über die Basalganglien an der Basis des Großhirns mit diesen Assoziationsfeldern verknüpft ist. Beide, Assoziationsfelder und Motorcortex, werden neben weiteren Stationen des Gehirns benötigt, um es zu einer geschlossenen, koordinierten, harmonischen Bewegung kommen zu lassen (s. Abb. 7, Seite 54).

Leben ist Bewegung. Bewegung wird zwar durch Muskeln ausgeführt, aber vom Kopf her gesteuert. Somit heißt Leben und Bewegung gesunde Gehirnfunktion. Zusammengenommen sind die Teile des Gehirns das Gremium der Exekutive, das beurteilt, vergleicht, analysiert und aufgrund dessen zu einer Entscheidung kommt, die sich in sichtbaren Reaktionen des Menschen nach außen hin darstellt. Es ist die Zentrale, die uns Kreativität, Kommunikation, Erinnerung und Organisation ermöglicht.

Das Großhirn ist über die nachgeschalteten Stationen wie Mittelhirn, Zwischenhirn, Thalamus und Brücke mit dem Kleinhirn verschaltet. Im Kleinhirn erfolgte die Speicherung erlernter Tätigkeiten und Programme. Wenn Sie zum Beispiel mit den Kugeln zu arbeiten anfangen, werden Sie merken, wie unsicher Sie sind. Sie müssen erst Ihre Kontroll- und Steuerungsorgane des zentralen Nervensystems trainieren, das heißt, Sie müssen im Gehirn erst ein Bewegungsprogramm aufbauen, das dann dort gespeichert und später auf Abruf automatisch ablaufen wird. So wird auch das Kugeldrehen dann mühelos, weil die einzelnen Bewegungsabläufe hier gespeichert werden.

Das Kleinhirn ist in erster Linie zuständig für schnelle Bewegungen. Die Basalganglien waren es für langsame Bewegungen. Das Kleinhirn ist über die Brücke mit dem Hirnstamm verbunden. 300 Millionen Verbindungsfasern sorgen für schnelle Kommunikation und geregelten Informationsaustausch.

Das Kleinhirn verknüpft Haltung und Bewegung. So, wie Sie sich halten und bewegen, so ist Ihr Kleinhirn. So, wie Sie sich halten und bewegen, ist auch Ihre Psyche. Haltung und Bewegung sind das Ergebnis der Funktion der Halte- und Arbeitsmuskulatur. Ergo sind Haltung und Bewegung Spiegel Ihrer Psyche und Ihrer Kleinhirnleistung; es besteht zwischen Kleinhirnfunktion und Psyche ein Zusammenhang. Kleinhirntraining ist so auch eine Beeinflussung Ihres Seelenlebens durch Haltungsschulung.

Damit wären wir wieder beim Thema Qi-Gong-Kugel-Training. Wir haben die Bewegung. Bewegung erfordert die richtige entspannte Haltung; Haltung und Bewegung lösen seelische Knoten auf, sie euphorisieren und beeinflussen Mimik und Stimmqualität positiv.

Lassen Sie mich noch einmal den Ausspruch von Mosche Feldenkrais in Erinnerung rufen: »Unsere Bewegungen spiegeln den Zustand des Nervensystems wider.« Das heißt doch, daß die verminderte Harmonie in der Koordination der Körperbewegung bei älteren Menschen zumindest einen ganz wesentlichen Teil der Ursache in mangelhafter Hirnleistung ausmacht. Der ältere Mensch steht oft unsicher auf den Beinen als Ausdruck der Bewegungsschwäche und der Koordinationsschwäche. Seine Bewegungen sind oft fahrig, fehlerhaft, verkrampft, unnatürlich und gebremst. Das ist sicherlich ein Hinweis auf mangelnde oder disharmonische Impulse aus dem zentralen Nervensystem, der richtigen Weiterleitung über die nachgeschalteten Steuerungsorgane und peripheren Nerven. Die anderen Ursachen, die hier auch eine Rolle spielen, sollen hier nicht diskutiert werden. Auch die Durchblutung läßt nach. Die Versorgung von Nerven und Muskeln mit Nährstoffen ist eingeschränkt, ebenso deren Stoffwechsel. Die Versorgung mit Sauerstoff ist dementsprechend reduziert. Die Qualität der Botenstoffe als Träger von Informationen und deren Weiterleitung über die Nervenbahn läßt nach.

All dies ist sicherlich in einem hohen Maße Ausdruck des biologischen Alterns, aber auch Ursache mangelnder Bewegungsimpulse. Dies findet man ganz besonders bei Menschen, die wenig geistige Interessen pflegen. Die geistige Anregung ist ungemein wichtig zur Verbesserung der Hirnleistung.

Setzen Sie sich nicht zu Hause hin und verträumen den Tag in Filzpantoffeln im Lehnsessel, sondern drehen Sie die Qi-Gong-Kugeln und bringen Ihre Gehirnzellen auf Trab. Sie nehmen die Welt bewußter wahr und schaffen sich mehr Lebensfreude. Sie werden geistig reger und beweglicher.

Schreiben Sie es sich schwarz auf weiß auf den Spiegel Ihrer Toilette, wo Sie jeden Morgen den Tag beginnen: »Bewegung und geistige Interessen halten uns gesund – so wie das Gehirn, so unsere Bewegungen!« und handeln Sie danach!

Die Fähigkeit, sich intensiv zu beschäftigen, sich zu konzentrieren, sich die Begeisterungsfähigkeit für Aufgaben zu erhalten, offen für Neues zu sein und anpassungsfähig zu bleiben, diese

Faktoren schulen und aktivieren das zentrale Nervensystem. Hier ist ein Schlüsselpunkt des Alterns. Eben dort setzen die Qi-Gong-Kugeln an. Ihre Wirkungen entfalten sich in den wichtigen Steuerungsorganen des Gehirns. Durch die ständige Übung mit den Kugeln wird die Koordinationsfähigkeit der Hände ganz erheblich gestärkt. Über den zentralwärts gerichteten Reiz werden die wichtigsten Regionen des zentralen Nervensystems geschult.

Die Kugeln helfen also, das zentrale Nervensystem fit zu halten. Es ist ein hervorragendes Gehirnjogging. Dadurch nimmt allgemein die Koordinationsfähigkeit des Bewegungssystems, der Gelenke und der Muskeln zu. Haben Sie einmal erlebt, um wieviel jünger ein Mensch wirkt, der sich durch sportliche Betätigung fit hält? Dies ist nicht nur eine Auswirkung der Bewegungsschulen, der Impulse auf die Steuerungsorgane des zentralen Nervensystems, die man durch körperliches und geistiges Training auslöst. Diese bleiben fit. Der Biochemismus des Gehirns funktioniert besser. Die Gehirndurchblutung ist optimal. Dadurch sind die Voraussetzungen für eine optimale Koordination und Harmonisierung der Bewegungsabläufe gegeben. Die Muskulatur und deren zugehörige periphere Nerven werden in der Funktion gestärkt. Das ständige Rotieren der Kugeln im Uhrzeigersinn und entgegen dem Uhrzeigersinn in der Handfläche massiert die Muskulatur, stimuliert über die Mechanorezeptoren die peripheren Nerven. Die Blutzirkulation wird über das Ansprechen der Druckrezeptoren in den Gefäßen, genauer durch deren Massage, aktiviert. Die Lymphzirkulation wird mobilisiert. Die Sehnen werden angesprochen durch die Golgikörperchen und reguliert. Sie bleiben geschmeidig durch das Training. In den Gelenken wird die Produktion der Synovialflüssigkeit (Gelenkschmiere) angeregt. Dadurch steht mehr Gleitmittel in den Gelenken zur Verfügung. Die Gelenke bleiben geschmeidig. Der Gewebsstoffwechsel wird gefördert. Dadurch funktioniert der Abbau von Stoffwechselschlacken besser.

Die ständige Fingerbewegung setzt sich um in Muskelbewegung des gesamten Unterarms bis hinauf zum Oberarm. Muskelbewegungen erzeugen bekanntlich eine Pumpwirkung durch Massage der Gefäße. Dies ist eine zusätzliche Stimulanz auf die Druckrezeptoren. Dadurch wird die Zufuhr des Blutes in Richtung Hand und die Rückführung des Blutes zum Herzen aktiviert und eine milde Kreislaufwirkung erzielt. Durch diese Vergrößerung der Pumpwirkung erfolgt eine Schubwirkung, die eine zusätzliche Kreislaufaktivität erzeugt. Diese Durchblutungsförderung ist somit nicht nur im Bereich des Armes, sondern im ganzen Körper wirksam. Je länger Sie trainieren, desto mehr schaukelt sich diese Wirkung auf und desto stärker wird sie im ganzen Körper bemerkbar. Die ständige Muskelbewegung, die sich über Unterarm, Oberarm bis zum Schultergürtel fortsetzt, erreicht auch die Nackenmuskulatur. Die Nackenmuskulatur enthält wichtige Rezeptoren für den Gleichgewichtssinn. Die Kopfhaltung signalisiert die Körperstellung zum Raum und schult ebenfalls das Gleichgewicht. Automatisch bewegen Sie den Kopf beim Training. Sie haben also eine doppelte, jungerhaltende, trainierende Wirkung auf den Gleichgewichtssinn, einmal von der Hand her und einmal durch die Kopfhaltung.

Wir wissen, daß die Körpermuskulatur ein geschlossenes System darstellt. Naturheilkundler handeln danach und behandeln eine Störung im Halswirbelsäulenbereich bereits über die Fußmuskulatur, Beinmuskulatur, Kreuzmuskulatur aufwärts. Eine Wirbelverlagerung im oberen Brustwirbelbereich setzt reflektorisch Muskelverhärtungen bis hinunter zum Lendenwirbelbereich. So muß man sich auch die Wirkung der Kugeln über die Handmuskulatur zur Armmuskulatur bis zum Rücken erklären. Durch die Fernwirkung über das Kreislaufsystem mag auch die Einwirkung auf Taubheitsgefühle im Beinbereich erklärbar sein. Da es sich natürlich bei der Wirkung der Kugel um feinste Reize handelt, ist eine sehr lange Therapie erforderlich. Aber gerade in der sehr feinen Dosierung liegt die Stärke dieser Therapie, denn der feine und feinste Reiz ist es, der die Selbstregulierung des Körpers langsam wieder in Gang bringt. Die Selbstregulation ist es letztlich, die einen Schaden dauerhaft ausheilen kann. So ist die Qi-Gong-Kugel-Therapie echte Ganzheitstherapie im wirklichen Sinne. Sie ist es nicht nur im körperlichen, sondern auch im psychologischen Sinn.

Die Wirksamkeit der Qi-Gong-Kugel bei Beschwerden im Schulter-Nacken-Bereich findet auch Bestätigung durch die Forschungen von Bergsmann und Bischko, Wien, über die von ihnen beschriebenen kinetischen Muskelketten. Diese Forschungsergebnisse besagen, daß verschiedene Muskeln kettenartig miteinander in Verbindung stehen. Ein Reiz an einem Muskel dieser kinetischen Muskelkette vermag an anderer Stelle dieser Muskelkette eine Wirkung auszulösen. So konnten Bergsmann und Bischko nachweisen, daß ein Faustschluß eine erhöhte Aktivität der Muskulatur im Bereich des Nackens und der Schulter auslöst. Somit haben wir zu all den anderen Wirksamkeitsmodellen noch ein weiteres hinzuzugesellen; das Modell der kinetischen Muskelketten ergänzt das Erklärungsmodell Reflexzonen der Hand, Akupunkturpunkte und Meridiane. Bergsmann und Bischko geben uns mit ihren Forschungen die Möglichkeit, zu erklären, warum das Drehen der Kugel in der Hand zu einer Besserung der Beschwerden im Bereich der Schulter und des Nackens führt.

Es mag im Zusammenhang mit unserer Thematik Qi-Gong-Kugeln vielleicht zunächst etwas unpassend erscheinen, wenn ich hier jetzt die Regenbogenpresse zitierte. Dort las ich vor kurzem eine Überschrift: »Aus Wut die ganze Wohnungseinrichtung zertrümmert«. Dennoch hat diese Überschrift mit unserer Thematik zu tun. Sie zeigt nämlich, daß der Mensch die Bewegung, die Aktivität braucht, um innere Spannungen abzubauen. Dieser Mann hat in seiner grenzenlosen Wut die Wohnungseinrichtung deswegen zerschlagen, weil er die Wut umsetzen mußte in hyperaktive Brachialgewalt. Auch Sie haben es sicherlich schon mal an sich selbst erlebt, daß Sie innerlich so geladen waren, daß Sie das Gefühl hatten, jetzt hinaus zu müssen und zu gehen. Es war dann sicher ein sehr forcierter, schneller Spaziergang. Aber hinterher fühlten Sie sich wohler. Der Volksmund spricht ja auch davon, daß jemand »wie von der Tarantel gestochen« davonstob oder daß jemandem danach zumute ist, Teller an die Wand zu werfen. Nun, wenn man so in Rage ist, werden vielleicht die Qi-Gong-Kugeln nicht das richtige sein. Aber in Situationen der inneren Unruhe, der inneren Unrast, der Streßbelastung können Sie sich mit den Qi-Gong-Kugeln wieder ins seelische Gleichgewicht bringen. Sie werden spüren, wie wohltuend es ist, sich entspannt in den Sessel zurückzulehnen, die Kugel zu drehen oder auch beides miteinander zu kombinieren, hinauszugehen in die frische Luft, ein paar Schritte zu tun und dabei die Kugeln durch die Hand rotieren zu lassen.

Umgekehrt stellt man sehr schnell negative Auswirkungen fest, wenn man einem Menschen die Gelegenheit nimmt, seinen natürlichen Bewegungsdrang auszuleben. Aggressionen oder Lethargie und Resignation, je nach Naturell, sind die Folgen. Holler spricht in seinem Buch »Das neue Gehirn« von sozialem Rückzugsverhalten als eine Folge von Bewegungsmangel.[16] Dies konnte der Neurophysiologe James Prescott von der Universität Bethesda durch Experimente untermauern. Er fand heraus, daß das Vestibularsystem, also das Gleichgewichtsorgan, eine wichtige Rolle bei der Entwicklung des sozialen Verhaltens spielt. Gerade in der Jugend ist das Training des Vestibularorgans von außerordentlicher Wichtigkeit. Es gibt ernst zu nehmende Forschungen, die beweisen, daß ein ungenügend trainiertes Vestibularorgan früher verkalkt und versteift, wenn es durch Bewegungsmangel ungenügend gefordert wird.[16] In den 60iger Jahren wurden Versuche an der Universität Wiscounsin durchgeführt, die die Zusammenhänge zwischen der Entwicklung einer normalen Gehirnfunktion, normaler sozialer Fertigkeit und körperlicher Bewegung aufzeigten. Man nahm hierzu Affenkindern ihrer Mutter weg und ließ sie isoliert, ohne Kontakt mit anderen Artgenossen, aufwachsen. Schon innerhalb von drei Monaten stellte man starke psycho-vegetative Störungen bei den Affenkindern fest. Sie waren später nicht mehr in der Lage, normale Beziehungen zu Artgenossen aufzunehmen. Der Psychologe Harry Harlow entdeckte, daß Affenkinder, die in anderen Käfigen mit gleichaltrigen Artgenossen aufwuchsen, diese Störung nicht hatten. Die Störungen mußten also mit Reizentzug zusammenhängen. Diesen Gedanken griff der Kollege Harlows, Bill Mason, auf und bildete drei Forschungsgruppen. In der ersten Gruppe wuchsen die Affenkinder normal mit ihren Müttern auf. In der zweiten Gruppe erhielten sie eine Ersatzmutter, eine mit Fell überzogene Flasche. Die dritte Gruppe erhielt eine gleiche Ersatzmutter, die sich jedoch durch einen Motor bewegen ließ. Das Ergebnis dieses Experiments war erstaunlich. Die Affenkinder in der Gruppe mit den normalen Müttern und der beweglichen Ersatzmutter entwickelten sich normal. Die Kinder in der Gruppe mit der stationären Ersatzmutter zeigten dieselben Entzugserscheinungen wie die Kinder in der isolierten Gruppe von Harry Harlow.[16]

Somit war eindeutig bewiesen, daß der Bewegungsmangel hier zu Störungen im psycho-vegetativen Bereich und im sozialen Verhalten führte.

Dies sind ganz wichtige Erkenntnisse, die uns wieder an das Thema Qi-Gong-Kugeln heranführen. Wenn Sie die Kugeln in der Hand drehen, während Sie noch spazierengehen, fordern Sie auf intensive Weise Ihr Vestibularsystem. Denn Sie müssen das durch Bewegung sich ständig verändernde Gleichgewicht wiederherstellen. Dies ist ein Trainingseffekt für das Vestibularorgan. Der Trainingseffekt ist also um so größer, je mehr Bewegungselemente Sie in die Übung einbringen. Auch beim Training im Sitzen fordern

Sie das Vestibularorgan, aber durch das Gehen wird die Gleichgewichtsregulation mehr gefordert. Noch stärker ist der Effekt, wenn Sie sich auf ein Bein stellen und dabei die Kugeln in der Hand drehen. Eine zusätzliche Schwierigkeitskomponente käme noch hinein, wenn Sie in Einbeinhaltung auch noch beim Drehen den Kopf nach links und rechts, hinten und vorne bewegen. Sie sollten diese Übungen von Zeit zu Zeit durchführen. Übungen dieser Art nennt man mehrdimensionale Übungen, die das Zentralnervensystem auf verschiedenen Ebenen ansprechen. Sie verbessern damit auch Ihre Hörfähigkeit, denn die Versteifung und die Verhärtung durch Bewegungsmangel trifft nicht nur Ihr Vestibularsystem, sondern auch das Hörsystem, da Vestibular- und Hörorgan durch denselben Nerv versorgt werden. Wie oft haben Sie sich vielleicht schon an einen stillen Ort zurückgezogen, um über ein Problem nachzudenken. Plötzlich standen Sie auf, gingen durchs Zimmer hin und her und hatten die Lösung. Das, was Ihnen in der Ruhe im Sessel nicht gelang, schaffte die Bewegung.

Vor kurzem berichtete mir ein Patient von Erfahrungen mit Japanern. Sie hatten in ihrer Fabrik einige japanische Maschinen, die sie regelmäßig von japanischen Monteuren überholen und warten ließen. Bevor diese Japaner, die zweimal im Jahr von Japan einflogen, ihre Arbeit im Betrieb begannen, führten sie gymnastische Übungen durch. In der Mittagspause taten sie das gleiche und abends, bevor sie Feierabend machten, waren wieder gymnastische Übungen auf dem Plan. Auf diese Übungen angesprochen, erklärten die Japaner, dies sei gang und gäbe in Japan. Auch in den Büros würde man mehrmals am Tag gymnastische Übungen machen. Man hätte erkannt, daß sich dadurch die Leistungsfähigkeit und der Gesundheitszustand verbessern ließen.

Nun mag vielleicht nicht jeder diese gymnastischen Übungen machen können. Aber eins können Sie mit Sicherheit, Sie können Ihre Kugeln ständig bei sich haben und überall dort, wo es Ihnen möglich ist, in der Hand drehen. Gelegenheit findet sich dazu sicherlich genug. Dies ist, und ich kann es immer wieder nur betonen, ein intensiver Bewegungseffekt, ein Reiz, der sich auf das gesamte motorische System auswirkt, eine Stimulanz für das Vestibular- und Hörorgan.

Ich habe erst schon darauf hingewiesen, daß die Beugehaltung der Arme beim Kugeldrehen ein isometrisches Muskeltraining bewirkt. Dieses isometrische Muskeltraining verbessert auch die Gehirndurchblutung.[16] Wir haben es hier sogar mit einem Doppeleffekt zu tun. Einmal verbessern Sie ohnehin durch die Anregung der Nervenzellen des Gehirns beim Kugeltraining die Gehirndurchblutung. Und einen zweiten durchblutungsfördernden Effekt erzielen Sie durch das isometrische Muskeltraining.

Wenn uns die Ärzte immer wieder zu mehr Bewegung anhalten, dann hat das nicht nur mit der Aktivierung der Muskelpumpe zu tun. Bewegte Muskeln üben einen massierenden Effekt auf die Blutgefäße aus und regen damit den Kreislauf an. Sie aktivieren die Stoffwechselfunktion der Muskeln. Diese Bewegungen sorgen dafür, daß das Gehirn aktiviert wird und daß es im Sinne eines Gehirnjoggings dabei gesund und leistungsfähig bleibt.

Achten Sie darauf, daß Sie sich beim Kugeltraining und bei Bewegungen überhaupt geradehalten, ohne sich dabei zu verkrampfen. Nur in einem entspannten Gewebe kann das Qi gleichmäßig und ausreichend fließen. Jede Krümmung, jeder Einschnitt durch hängende Haltung, durch Sitzen, blockiert das Qi. Qi ist die Basis unserer Gesundheit. Genügend Qi heißt eine gute Kondition. Hier besteht wieder ein enger Zusammenhang zwischen unserer psychischen Verfassung, unserer Haltung und unserer Art zu gehen. Sie haben darüber schon in Verbindung mit dem Kleinhirn in diesem Kapitel gelesen. Sie können einem Menschen von außen ansehen, wie er sich innerlich fühlt, wie seine Stimmungslage ist. Ein Mensch, den Sorgen drücken, der in einer schlechten Stimmungslage ist, verkriecht sich. Er sinkt förmlich in sich zusammen. Die Schultern hängen, die Mundwinkel hängen, der Kopf ist vornübergebeugt. Genauso geht es Menschen, die schwer krank sind und mit ihrem Schicksal nicht fertig werden. Sie kapseln sich ab von der Außenwelt, oft auch durch Verbitterung. Sie schauen zu Boden, gehen gebeugt durch den Tag. Der Händedruck ist schlaff, die Schultern hängen. Das Gesicht drückt Pessimismus aus. Auf diese Erfahrung baut ja auch eine Bewegungstherapie auf. Sie besagt, wenn die Seelenverfassung die Körpermuskulatur in schwächender Weise beeinflußt, muß es umgekehrt möglich sein, über eine willentliche Steuerung der Körpermuskulatur die seelische Verfassung zu verändern. Wenn Sie deprimiert sind und die Welt für Sie nur schwarz aussieht, dann stellen Sie sich bitte einmal vor den Spiegel, lächeln Sie sich an, stellen sich aufrecht hin, straffen Ihre Schultern, Ihre Rückenmuskulatur und versuchen, dann noch deprimiert zu sein. Es ist unmöglich.

Genau das gleiche funktioniert auch umgekehrt. Wenn Sie in fröhlicher Verfassung sind, stellen Sie sich vor den Spiegel und machen ein trauriges Gesicht und nehmen die Haltung eines übellaunigen Menschen ein. Und Sie werden spüren, wie die Wolken am Stimmungshorizont aufziehen.

Warum ich Ihnen das erzähle? Weil Sie genau das gleiche mit den Qi-Gong-Kugeln machen können. Wenn Sie deprimiert sind, wenn Sie von negativen Stimmungen beherrscht werden, setzen Sie sich in eine ruhige Ecke, drehen Sie die Kugeln in der Hand, nehmen Sie noch den Fuß dazu, berollen die Fußsohlen auf dem Fußboden mit der Kugel. Machen Sie Kugelspringen, lassen Sie die Kugel hüpfen. Ich verspreche Ihnen, daß sich Ihr Seelenbarometer gen Stimmungshoch verschiebt. Allein schon, daß Sie sich jetzt auf Ihre Kugeln konzentrieren müssen, lenkt Sie von Ihren Sorgen ab. So schaffen Sie Platz für neue Gedanken. Über Bewegung können Sie Ihre Stimmung beeinflussen. Auch in aufrechter Haltung denkt es sich besser als im Sitzen. So kann man den wohltuenden Effekt der Kugeln bei der vegetativen Dystonie erklären. Eutonie ist eine gesunde, physiologische, natürliche Spannung innerhalb der Polarität des vegetativen Nervensystems Sympathikus und Parasympathikus. Ist dieses Verhältnis unausgeglichen, dann spricht man von der Dystonie. Diese Dystonie können Sie durch ein sanftes Kugeltraining wieder einregulieren. Aber hier muß zur Muße auch wirklich die innere Bereitschaft zur Selbsthilfe kommen. Wir dürfen uns nicht durch Ungeduld, durch Unrast, durch Abhängigkeit, durch das Diktat selbst auferlegter Ziele, durch negative Einstellung in psycho-vegetative Störungen hineinlavieren lassen. Wir müssen lernen, mit innerer Stärke, die nur aus Harmonie und Gleichmut entstehen kann, dem Leben zu begegnen.

Wir müssen auch JA sagen zu uns, wir müssen uns zu unserem Körper bekennen und unseres Körpers wieder bewußt werden. Kugeltraining macht körperbewußt. Sie spüren, daß Sie eine Hand haben. Sie spüren, wie wunderbar harmonisch und koordiniert die Fingerbewegungen ineinander greifen. Sie spüren Rhythmus, Geschwindigkeit und Beschleunigung. Wir müssen heraus aus der uns von Massenmedien und Werbung diktierten Scheinwelt, hinein in die bewußt erlebte reale Welt. Da ist die Beschäftigung mit der Kugel Bewußtseinstraining, um unsere Sinne zu schärfen.

Die moderne Medizin ist leider zu einer seelenlosen Medizin geworden, in der die *Be-hand-lung* immer mehr verdrängt wird. In diesem Wort Behandlung steckt doch das Wort »Hand«, und Hand beinhaltet Berührung, die menschliche Wärme und den Kontakt. Begegnen wir der Hand nicht immer wieder in unserem Leben? Da ist die segnende Hand des Pfarrers. Da ist der Handschlag zur Begrüßung, die tröstende Hand der Mutter, die liebende Hand des Partners, die zärtlich über die Haut fährt und so wunderbare Phantasie und Zuneigung weckt. Wir kennen die Hand als heilendes Medium beim Handauflegen, aber auch aus unseligen Zeiten die erhobene Hand, die den Führer begrüßen mußte. Auch das hatte eine symbolhafte Wirkung. Von der Hand geht eine Kraft aus. Je sensibler die Hand ist, desto größer ist die Kraft. Diese Sensibilität können Sie schulen durch das Qi-Gong-Kugel-Training. So ist Qi-Gong-Kugel-Training echte Behandlung, indem wir diese innere Energie wecken, die über die Hand aufgenommen wird und über die Hand abgegeben wird. Nur eine sensible Hand kann aufnehmen und abgeben. Diese Handsensibilität macht auch wieder körperbewußt. Körperbewußtsein fordert auf zur Muße. Aus der Muße erwächst die Kraft der Stille. Aus der Kraft der Stille empfangen wir ein ganz anderes Verständnis für unsere Umwelt. Aus der Kraft der Stille entstehen viele neue Impulse fürs Leben. Die Qi-Gong-Kugel gibt uns die Möglichkeit. Ich kann immer nur wieder betonen, sie, diese kleinen silbernen oder goldenen oder farbigen Kugeln, sind nicht nur ein Medium, das unseren Körper schult, sondern über die Grenzen unseres Bewußtseins hinauszuführen vermag. Sie beinhalten eine gewaltige Chance, unsere Lebensqualität durch mehr Lebensbewußtsein zu verbessern.

Wir müssen nur die Konsequenz zum regelmäßigen Training aufbringen, ohne uns dabei in Zwang zu nehmen. Üben soll keine lästige Aufgabe werden, sondern ein bewußt und freudig ausgeführtes körperliches und seelisches Training sein, getragen von Geduld und von dem Bemühen, Zusammenhänge zu erfassen, zu verstehen und Ziele in Etappen anzusteuern.

Beschäftigen wir uns kurz mit den physikalischen Wirkungen der Kugeln. Das Gewicht der Kugeln liegt je nach Größe zwischen 250 und 580 Gramm.

Mit diesem Gewicht belasten die Kugeln nicht nur die Muskulatur der Hand und reizen damit die Mechanorezeptoren, sondern beanspruchen nach dem physikalischen Gesetz Arbeit = Kraft × Weg auch die Muskulatur des Oberarms in verstärktem Maße. Sie betreiben also auch ein wenig Bodybuilding mit den Kugeln, zumindest bezogen auf die Oberarm- und Schultermuskulatur. Die große Kugel mit 580 Gramm und 55 mm Durchmesser hat den intensivsten physiologischen Trainingseffekt. Sie ist aber Geübten vorbehalten.

Die Kugeln sind innen hohl. Im Hohlraum der Außenschale rotiert eine zweite Kugel. Diese innen rotierende Kugel berührt einen Zapfen und bringt diesen zum Vibrieren. Dadurch wird der musikalische Ton erzeugt. Die eine Kugel erklingt dabei im Yin-Ton, die andere im Yang-Ton.

Durch das lange Rotieren in der Handfläche erwärmen sich die Kugeln. Somit ergeben sich sieben Hauptwirkungen:

1. Die Vibration

Durch die feine Vibration wird ein auflockernder, tiefenwirksamer Reiz auf das Gewebe und auf die Kapillaren ausgeübt. Die Durchblutung in den Arteriolen wird dadurch verbessert. Eine beruhigende Wirkung geht von der Vibration auf die Nervenfasern aus. Die Lymphzirkulation wird durch die Vibration verbessert. Der Stoffaustausch im Gewebe wird verbessert parallel zur verstärkten Lymph- und Blutzirkulation. Die Vibration spricht auch die Mechanorezeptoren an.

2. Die Kompression

Durch die Kompression erfolgt eine Massagewirkung, die zu Druck- und Scherreizen im Gewebe führt. Auf diese Weise werden die Mechanorezeptoren angesprochen. Die Kompression stimuliert auch die Druckrezeptoren in den Arteriolen, wodurch eine Kreislaufwirkung erzielt wird. Sie erklärt sich aus einer Pumpwirkung durch Potenzierung der Pulswelle. Die Pulswelle entsteht durch Massagewirkung der Muskulatur, die die Gefäße umgibt. Diese Wirkung entsteht durch Zusammenziehen und anschließende Dehnung, bedingt durch die Fingerbewegung beim Kugeldrehen. Die Massage durch die Kugel lockert zudem das Gewebe und verbessert die periphere Durchblutung.

3. Die Wärme

Die Wärme entsteht durch die Bewegungsenergie der Kugeln. Sie wird auch dadurch verstärkt, daß die Kugel beim Berollen der Handfläche Wärme aus dem Gewebe aufnimmt. Kinetische Energie und gespeicherte Körperwärme potenzieren sich gegenseitig und werden an das Gewebe zurückgegeben. Sie dringen durch Abstrahlung aus dem Metallmantel der Kugel in die Haut. Wärme aktiviert so die Reaktionszonen der Organe in der Hand. Wärme erweitert die Arteriolen und forciert damit wiederum die Durchblutung. Wärme beruhigt die Nerven. Wärme ist ein Yang-Faktor und Yang ist Energie. Es wird Yang-Energie zugeführt, und durch den Yang- und Yin-Einfluß wird Qi aktiviert.

Wärme aktiviert auch die Thermorezeptoren der Hand. Der Impuls der Thermorezeptoren fließt dann zentralwärts zum Gehirn, ähnlich den Reizimpulsen der Mechanorezeptoren aufgrund von Vibration und Kompression.

4. Die melodischen Töne

Sie haben eine beruhigende Wirkung, wirken aufheiternd, lösend, entspannend und vegetativ ausgleichend. Die Töne energetisieren das Gehirn.

5. Die isometrische Wirkung auf die Hand- und Armmuskulatur

Durch das Gewicht der Kugeln werden die Hand- und die Armmuskulatur gestärkt.

6. Das Gleichgewichtstraining

Es verbessert die Körperreaktion, schult den Gleichgewichtssinn und verbessert die Sensibilität der Hand.

7. Das Bewegungstraining

Es vitalisiert insgesamt den Körper, unterstützt die Regeneration, aktiviert die Feinmotorik und beugt so der Alterung vor.

Hält man sich alle diese Faktoren vor Augen, so muß man schon sagen, im Grunde genommen ist es eine geballte Kraft, die hier zur Wirkung kommt, ausgelöst durch ein einfaches Prinzip, umfassend wirksam und gerade durch die Einfachheit überzeugend und ideal. Nur das erklärt, daß sich diese Kugeln über Jahrhunderte in der chinesischen Medizin halten konnten und jetzt einen geradezu grandiosen Siegeszug in Ländern des westlichen Kulturkreises antreten.

Zwei Wissenschaftler erforschten speziell die Wirksamkeit der Qi-Gong-Kugeln. Es waren Dr. Huan von der Akademie der Wissenschaften in Peking und Dr. Zhen Yang vom Krankenhaus in Baoding. Beide Wissenschaftler kamen zu dem Ergebnis, daß die Qi-Gong-Kugeln die Blutzirkulation verbessern, das zentrale Ner-

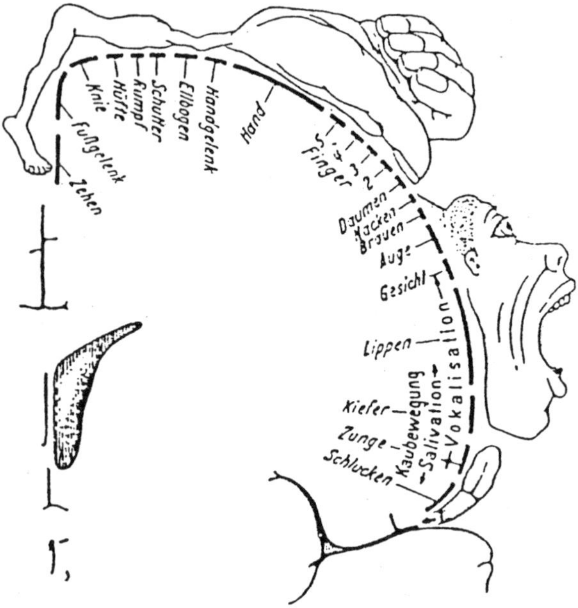

Abb. 20: Repräsentation des Körpers in der vorderen Zentralwindung des Gehirns beim Menschen (nach Pennfield und Rasmussen). Auffallend ist dabei die überproportional große Zone der Hand auf der Großhirnrinde im Vergleich zu den anderen Körperteilen

vensystem aktivieren, die Sauerstoffaufnahme und die CO_2-Ausscheidung anregen und einen positiven Effekt auf Kreislauf und Skelettmuskulatur bettlägeriger Patienten haben. Dr. Huan wies außerdem nach, daß Qi-Gong-Kugel-Training sowohl zu hohen als auch zu niedrigen Blutdruck normalisiert.

Qi-Gong-Kugeln fördern aber auch die geistige Beweglichkeit der Patienten, denn Bewegungsreize zählen zu den geistig anregenden Faktoren. Mangelnde Bewegung ist oft vergesellschaftet mit mangelnden Sozialkontakten, mit mangelnder Abwechslung und Anregung. Geistige Anregung ist aber die Grundlage geistiger Beweglichkeit. Darum sollte man immer für ein Mindestmaß an Bewegung sorgen. Ein solches Mindestmaß stellt tägliches Kugeltraining dar. Körperbewegung ist wichtig für die kreative Leistung. Körperliche Unterlastung führt zur Verkrümmung und zum Verfall der geistigen und körperlichen Fähigkeiten.

Qi-Gong-Kugel-Training ist sicherlich kein Ersatz für richtiges Bewegungstraining. Es ist aber eine sinnvolle Ergänzung, die sich jederzeit und bei jedem Wetter ausführen läßt.

Ich hoffe, daß ich Sie mit diesem Material überzeugen konnte, daß der Umgang mit den Qi-Gong-Kugeln ernsthafte therapeutische Arbeit ist, die sich wissenschaftlich erklären läßt.

Qi, der Motor aller Dinge, Yin, Yang und die Meridiane

Der Begriff Qi als Bezeichnung einer existierenden Lebensenergie ist seit vorchristlicher Zeit in der chinesischen Medizin gebräuchlich. In vielen anderen Medizinsystemen der ganzen Welt finden wir ebenfalls die Vorstellung einer der Gesundheit und Krankheit zugrunde liegenden Energie. So kennt die indische Medizin seit über 2000 Jahren die Regulierung der universellen Lebenskraft Prana und Kundalini. Konzepte der energetischen Medizin findet man auch in der Heilkunde der Indios Mittel- und Südamerikas.

W. Hufeland beschreibt in seinem Werk »Die Kunst, das menschliche Leben zu verlängern« die Maxime der Medizin der Romantik, die eine energetische Lebenskraft zur Grundlage hatte. Ein Beispiel aus neuerer Zeit liefert C. G. Jung mit seiner Idee einer Energetik der Psyche, die zur Basis der Komplexpsychologie gemacht wurde. Die Forschungen des Psychologen W. Reich (1897–1957) zur Lebensenergie sind bekannt. Er nannte sie Organenergie. A. Lowen machte die Vorstellungen einer Organenergie zur Basis seiner erfolgreichen energetischen Körpertherapie. In den USA entwickelte Dolores Krieger ihre Behandlungsform »Therapeutic Touch« und ging dabei von der Existenz einer Lebensenergie aus, die durch Manipulation reguliert werden kann. Ihre Methode wurde in den letzten Jahren von der Wissenschaft kritisch unter die Lupe genommen und bestätigt. Auch die Erfolge der Touch-for-Health-Methode der Kinesiologie sind nur durch die Existenz einer Körperenergie erklärbar. So finden wir den Begriff der Lebensenergie mit wechselnden Bezeichnungen durch die Jahrtausende als festen Bestandteil vieler Medizinsysteme.

Hier soll es nun zunächst einmal darum gehen, den Begriff Qi näher zu erläutern und viele andere wichtige Begriffe aus der Traditionellen Chinesischen Medizin dazu. Ich denke hier zum Beispiel an Yin und Yang, an die Fünf-Elementen-Lehre, an den Begriff des Blutes und der Säfte, an die Zangfu-Organe und die Meridiane.

Ich will versuchen, Ihnen all diese Begriffe näherzubringen, die Begriffe puzzleartig zu einem Gesamtbild zusammenzufügen, damit Sie nachher aus der Sicht einer Gesamtschau heraus Qi-Gong besser verstehen, und um damit die Vorgänge, die sich im Körper abspielen, und die Wirkung der Qi-Gong-Kugeln zu belegen.

Da schrieb im Jahre 1991 der Wissenschaftler Huang Minghua an die Zeitschrift »Qi-Gong und Gesundheit«: »Man könnte sagen, daß ich in der Mitte meines Lebens angelangt bin. Die Anforderungen an meinem Arbeitsplatz sind hoch. Der Streß plagte mich und plagt mich noch immer. In den Nächten konnte ich nicht schlafen. Kopfschmerzen machten die Tage zur Hölle. Eine geistige und körperliche Müdigkeit beeinträchtigte meine Leistungen. Ich spürte, wie meine Gesundheit dahinschwand. Mein Gedächtnis war in der letzten Zeit geradezu fatal schlechter geworden. Von Unternehmungslust war keine Rede mehr. Ich fühlte mich immer erschöpft und mußte mich gewaltig zusammennehmen, um überhaupt Energie für die Arbeit aufzubringen. Vor den Schreibtischen in den Konsultationszimmern der Mediziner beider Fachrichtungen, traditionell und wissenschaftlich, erntete ich nur Kopfschütteln. Keiner wußte etwas mit mir anzufangen, denn alle Laborwerte und Untersuchungsergebnisse waren normal. Ich dämmerte dahin unter der Einnahme von Psychopharmaka, Schlafmitteln, Schmerzmitteln und Aufbaumitteln. Die guten Ratschläge, es doch mit körperlicher Betätigung zu versuchen, halfen auch nicht weiter. Ich war einfach zu erschöpft dafür.

Dann hörte ich von Tai Chi und Qi Gong. Es sollte Wirkung bei Erschöpfungszuständen haben. Recht skeptisch noch, kaufte ich mir ein paar Bücher zu diesen Themen und versuchte, daraus einiges praktisch umzusetzen. Ein ganzes Jahr versuchte ich es und bewunderte mich selbst. Aber nichts passierte. Offensichtlich machte ich etwas falsch. Eine richtige Einweisung fehlte.

Dann hatte ich das große Glück, daß ich Herrn Professor Li Zhaikun, Direktor des Instituts für Qi Gong, traf. Unter seiner Anleitung praktizierte ich das 14-Meridian-Qi-Gong. So erhielt ich meine richtige Einweisung, nach der ich die nächsten Wochen konsequent übte. Siehe da, ich merkte mehr und mehr, wie die Kräfte zurückkamen, wie sich mein Dantien (Energiezentrum unterhalb des Nabels) wieder warm anfühlte. Ich war in der Lage, das Qi mit Gedanken zu führen und spürte, wie unter der konzentrierten gedanklichen Führung das Qi an der Wirbelsäule zum Kopf aufstieg. Mein Befinden besserte sich zusehends. Bald war ich in der Lage, den kleinen Kreislauf (Qi-Gong-Technik) zu praktizieren. Begeistert machte ich weiter und praktizierte Qi Gong, jeden Morgen und jeden Abend eine ganze Stunde lang. Zwischendurch übte ich mit den Qi-Gong-Kugeln und merkte, wie durch dieses Zusatztraining die Wirkung noch intensiver wurde.

Nach dreimonatigem intensiven Praktizieren von Qi Gong und Üben mit den Qi-Gong-Kugeln waren alle meine gesundheitlichen Probleme verflogen. Ich schlief tief und fest, war morgens ausgeruht und erholt. Kopfschmerzen kannte ich nur vom Hörensagen. Auch zehn Stunden Arbeit pro Tag warfen mich nicht mehr um. Mit den Qi-Gong-Kugeln bin ich gegen Streß bestens gewappnet. Qi-Gong-Übungen holen mir meine Kraft wieder zurück und helfen mir, leistungsfähig zu bleiben. Streß ade.« So Herr Huang Minghua, der dank Qi Gong und Qi-Gong-Kugeln wieder ein fröhlicher, leistungsfähiger Mensch wurde.

Er schrieb in seinem Bericht, daß er spürte, wie das Qi entlang der Wirbelsäule aufstieg und wie es sein Energiezentrum Dantien wärmte.

Was ist nun aber dieses Qi? Ich höre förmlich Ihre Frage. Qi ist die Kraft, die im gesamten Kosmos und somit auch im Mikrokosmos des Menschen alles bewirkt, aber niemals direkt gemessen und dargestellt werden, immer nur indirekt erfaßt werden kann, indem man die Wirkungen registriert, die Qi auslöst.

Qi erkennt man also an der Wirkung, deren Ursache sie ist. Es gleicht dem Tao, von dem Laotse in seinem Tao te king sagt: »Das Tao, das enthüllt werden kann, ist nicht das ewige Tao. Der Name, der genannt werden kann, ist nicht der ewige Name. Das Namenlose ist das Beginnen von Himmel und Erde. Das Benannte ist die Mutter der 1000 Dinge. Stets ohne Wunsch sieht man das Geheimnis. Stets voller Wünsche sieht man die Erscheinungsformen. Diese beiden entspringen der gleichen Quelle, unterscheiden sich jedoch im Namen. Dies erscheint dunkel. Das Dunkel inmitten von Dunkelheit, das Tor zu allem Geheimnis«.

Angenommen, Sie setzten hier für Tao das Wort Qi, so würde das hier Gesagte auch auf Qi anwendbar sein. Aus ihm entstehen nach Laotse in dem Tao te king wiederum die 10 000 Dinge. Er schildert sie mit seinen Worten so: »Aus dem Tao entstand eins. Aus eins entstand zwei, aus zwei entstand drei, aus drei entstanden die 10 000 Dinge. Die 10 000 Dinge tragen in sich Yin und umfangen Yang. Sie erlangen Einklang, wenn sie diese Kräfte miteinander verbinden. Alle Dinge entstehen aus dem Tao. Die Tugend nährt sie, der Urstoff bildet sie, die Weltumstände formen sie. Darum ehren alle 10 000 Dinge das Tao und achten die Tugend. Verehrung für das Tao und Achtung vor der Tugend werden nicht verlangt. Sie liegen jedoch im Wesen der Dinge. Daher entstehen alle Dinge aus dem Tao. Von der Tugend werden sie genährt, entfaltet, versorgt, beschirmt, ermutigt, aufgezogen und bewahrt. Erschaffen, ohne zu beanspruchen, wirken, ohne sich Verdienst anzurechnen, lenken, ohne einzugreifen, das ist die mystische Tugend.«

Wenn man über diese Worte nachdenkt, wird sicherlich klar, daß man als Autor vor einer ganz schwierigen Aufgabe steht. Man soll hier etwas erklären, das sich durch Worte nicht beschreiben läßt. Es ist namenlos. Mir ist klar, daß das Ergebnis meiner Bemühungen, Qi zu erklären, unvollständig bleiben muß. Ich stehe der geistigen Dimension des Begriffes Qi zu ehrfurchtsvoll gegenüber, um nicht die Verantwortung zu spüren. Ich weiß, daß ich der Lösung dieser Aufgabe näher-, aber nicht nahekommen kann.

Qi als Lebenskraft zu beschreiben, wäre eine Möglichkeit, um Ihnen wenigstens mit einem Begriff aus unserem Sprachgebrauch einen Teilaspekt des Qi näherzubringen. Qi als Energie zu bezeichnen, wäre eine andere Möglichkeit. Aber es hieße, sich die Aufgabe zu leicht zu machen, wollte man es hierbei belassen und nicht zumindest darauf hinzuweisen, daß Qi weit mehr ist. Qi ist die geistige Kraft, die hinter der Idee steht. Qi ist aber auch die geistige Kraft in der Idee selbst. Es ist die Kraft, die das Formlose formt und die Form verändert. Qi ist der Code, der die Individualität prägt, die zwischenmenschlichen Beziehungen formt und prägt. Qi ist das Gedächtnis der Natur, das aus der Blüte den Apfel treibt und aus der Knospe die Blume. Qi ist Energie und die der Materie innewohnende Kraft.

Oder wie es Ted Kaptchuk in seinem Buch »The web, that has no waever« auf Seite 35 schreibt: »Qi ist Materie auf dem Wege der Umwandlung zu Energie und Energie auf dem Wege zur Materialisation.« Das deckt sich mit den Ansichten bedeutender Forscher. Nach ihrer Meinung gibt es so etwas wie Materie gar nicht. Materie ist verdichtete Energie und Energie verströmte Materie (Einstein, Heisenberg).

Qi wandelt Elektronen zu Photonen und umgekehrt, hält die Elektronen auf ihrer Kreisbahn um den Atomkern, füllt die große Leere zwischen Atomkern und Elektronenschale. Qi hält die

Bausteine des Atomkerns zusammen. Qi ist die Kraft im Werden und die Kraft, die verströmt, wenn das Sein endet und Materie sich scheinbar wieder zu nichts wandelt. Professor Popp stellte fest, daß im Augenblick des Sterbens lebender Systeme eine Kaskade von Photonen den materiellen Leib verläßt.[4]

Qi ist das unsichtbare Prinzip, das hinter dem sichtbaren steht. Qi ist die Kraft, die uns atmen, essen, zeugen und uns handeln läßt. Ohne Qi hätten wir keine Stimme, hätten wir keine Möglichkeit, uns zu bewegen, uns zu artikulieren. Qi läßt uns zu dem einzigartigen Wesen werden, das wir sind, unvergleichbar, individuell. Qi ist in dem Tisch vor Ihnen und in dem Lufthauch, der Sie streichelt und auch in dem, den Sie einatmen oder ausatmen. Mit Qi kommen wir auf die Erde. Qi ist unser Erbgut. Wenn Qi uns verläßt, tauchen wir ein in die Welt des Todes. Dort wird uns wahrscheinlich ein anderes Qi empfangen.

Qi wirkt im guten lebenserhaltenden und lebensschaffenden Prinzip. Qi finden wir im schlechten, lebenszerstörenden Prinzip. Qi, das ist Funktion und Aktivität der inneren Organe. Qi ist im Blut, in den Nährstoffen. Qi ist beteiligt, wenn der Körper sich wehrt gegen krankmachende Einflüsse. Es ist unsere Abwehrkraft. Die krankmachenden Einflüsse sind ebenfalls Qi im negativen Sinn, so wie es Freunde und Feinde gibt. Qi schafft unsere Emotionen, und die Emotionen selbst wiederum sind Manifestationen dieses Qis. Qi ist die Kraft in unseren Gedanken und Ideen. Qi treibt die Wolken, läßt die Sonne steigen und schafft den Sonnenstrahl, läßt die Erde sich drehen und den Mond auf uns herabschauen. Es lenkt den Weg der Planeten, bestimmt die Jahreszeiten und den Lebensrhythmus. Qi ist der Geist vom Geist, der göttliche Odem, die lebendige Schöpfungsidee in uns.

Vielleicht ist Ihnen klargeworden, was Sie bewirken können in sich und um sich herum, wenn Sie lernen, mit diesem Prinzip »Qi« umzugehen. Es ist sozusagen das Schloß. Wenn Sie den Schlüssel dazu bekommen in Form des Wissens um den Umgang mit diesem Qi, erschließen Sie sich völlig neue Dimensionen. Die kleinen Kugeln in Ihrer Hand sind einer dieser Schlüssel, den Sie nutzen können, um das Schloß Qi aufzutun, eine Tür zu durchschreiten, hinter der mehr Gesundheit, mehr Lebensharmonie und Lebenskraft verheißen wird.

Der einzige Unterschied besteht darin, daß ein materielles Schloß mit einem materiellen Schlüssel durch einen mechanischen Vorgang geöffnet werden kann, daß aber das Schloß Qi mit dem

Schlüssel Qi Gong nur dann geöffnet werden kann, wenn man das Code-Wort kennt. Dieses Code-Wort heißt Bewußtsein, innere Einstellung. Deswegen erfordert es mehr, als nur einen Schritt zu tun. Man muß diesen Schritt mit Bewußtsein und innerer Bereitschaft tun.

Qi zu nutzen, heißt, mit sich und der Schöpfung ins reine zu kommen. Es fordert, der Wahrheit zu folgen, ehrlich gegenüber sich und anderen zu sein, immer strebend sich zu mühen, sein Bestes zu geben. Ich sagte es eben, Qi ist der Geist des Schöpfers und folgt denen, in denen dieser Geist lebendig ist. Das ist eben der ganz wesentliche Unterschied. Qi-Gong erfolgreich praktizieren zu wollen heißt, sein Leben anders auszurichten.

Das klassische chinesische Werk »Tai Ping Jing« wurde während der Ostdynastie (25–220 n. Chr.) geschrieben und unterstreicht die Bedeutung der Stärkung und Reinigung der Lebensenergie, ein Prozeß, dem dieses Werk eine lebensverlängernde Wirkung zuschreibt. Dabei geht der Taoismus davon aus, daß der Geist die dominierende und regulierende Kraft des Körpers ist und daß der Körper das Haus der Vitalenergie Qi darstellt. Wir haben es also hier mit einer Symbiose zu tun. Das Qi kann nur existieren im Körper, und der Körper kann nur funktionieren durch das Qi, das in ihm wirkt. Qi ist der energetische Aspekt des Körpers, und der Körper ist der materielle Aspekt des Qis. Denken Sie einmal darüber nach, ob diese Behauptung wohl stimmt. Es ist eine in der Wissenschaft bewiesene Tatsache, daß der Körper Energie im Infrarot- und Ultraviolett-Bereich abstrahlt. Damit der Körper Wärme abstrahlen kann, die eine Form der Energie ist, muß er erst einmal diese Energie schaffen. Der Weg vom Rohstoff über die biochemische Umsetzung zur Energie und deren Abstrahlung zeigt interessante Parallelen zwischen der modernen Wissenschaft und der chinesischen Aussage über das Wesen des Qis auf.

Unser Körper erwärmt sich und kühlt sich ab nach dem Stephan-Boltzmann-Gesetz der Wärmeabstrahlung. Dieses Stephan-Boltzmann-Gesetz muß man im Zusammenhang sehen mit den zwei thermodynamischen Hauptsätzen: 1. Energie wird weder erzeugt noch zerstört; 2. Energie bewegt sich tendenziell von der Ordnung zur Unordnung.

Lassen Sie uns gleich eine Parallele ziehen zu den Qi-Gong-Kugeln. Energie wird weder erzeugt noch zerstört. Sie wird transformiert. Wenn Sie anfangen, mit den Kugeln zu drehen, erzeugen Sie Wärme, aber nur scheinbar. Es kann ja nicht sein nach dem thermodynamischen Gesetz. In Wirklichkeit transformieren Sie nur Energie. Sie ziehen nur Energie erstens aus dem Zusammenschlagen der Kugeln, zweitens aus der Reibung mit der Haut und drittens aus der Bewegungsenergie beim Drehen. Die Energie wird nicht zerstört, wenn die Kugeln wieder erkalten, sondern sie wird entweder schon beim Praktizieren mit den Qi-Gong-Kugeln an die Hautoberfläche als Wärmeenergie abgegeben oder aber sie entweicht in die Atmosphäre, wenn Sie abschließend die Kugeln ablegen. Würde man mit einem sehr genauen Testinstrument jetzt die Kugeln vermessen, würde man zudem feststellen, daß die Kugeln sich unter der Erwärmung ausgedehnt haben. Es besteht also eine Differenz zwichen dem Durchmesser der Kugel vor dem Drehen und danach. Gewichtsverlust und Gewichtszunahme oder Durchmesservergrößerung und Durchmesserabnahme werden vom Gesetz der Erhaltung der Energie bestimmt.

Nun kommen wir zu einem interessanten Vergleich. Nach chinesischer Darstellung unterscheiden wir verschiedene Formen des Qis. Ich werde später noch im einzelnen darauf zurückkommen. Unter anderem ist dabei vom Nahrungs-Qi und vom Atem-Qi die Rede.

Jeder Nährstoff enthält also Qi, das wir uns zuführen, wenn wir diese Nahrung essen. Bei jedem Atemzug bekommen wir neues Qi. Nach chinesischer Darstellung verbinden sich Nahrungs-Qi und Atem-Qi im Körper, genauer gesagt in der Lunge, miteinander. Aus der Sicht der wissenschaftlichen Medizin findet die chemische Umsetzung der Nahrung folgendermaßen statt: Nahrung, die wir zu uns nehmen, enthält eine Energie, die sich in Form eines Brennwertes, einer Wärmeenergie bemißt. Der Brennwert oder diese Wärmeenergie wird in Joule oder Kalorien bzw. Kilokalorien angegeben. Bleiben wir bei der Kilokalorie und lassen den Wert Joule einmal beiseite. Alles, was Sie essen, wird in Kilokalorien bemessen. Das ist die Nahrungsenergie, das Maß für die Energie der Nährstoffe. Die Nahrungsenergie von Kartoffeln, von Fett, von Fleisch usw. in einer bestimmten Menge entspricht also soundso vielen Kilokalorien. Um diese Nahrungsenergie jetzt aber umsetzen zu können zu einer Form, die der Körper verwerten kann, muß sie aufgeschlossen werden. Dabei spielt die Glukose eine wichtige Rolle. Die Endstufe der Kohlenhydratumsetzung ist die Aufnahme von Glukose aus dem Darm. Glukose ist Bestandteil fast aller Nahrungsmittel, die wir zu uns nehmen, und wird in der

Leber als Glykolyse gespeichert. Glukose ist Ihnen sicher bekannt als Blutzucker. Wenn Sie essen, steigt der Blutzuckerspiegel an. Dieser Blutzucker ist neben Fett der Stoff, aus dem der Körper Energie für seine Aktivitäten holt. Dazu muß die Nahrungsenergie in Bewegungsenergie umgewandelt werden. Das kann der Körper über zwei Wege tun: einmal durch den Umbau der Glukose mit Sauerstoffzufuhr – das ist die aerobe Glykolyse –, zum anderen durch die Glykolyse ohne Sauerstoffzufuhr. Das ist die anaerobe Glykolyse. Die soll uns hier nicht weiter interessieren, denn der erste Weg schafft 15mal mehr Energie als der zweite Weg. Weg eins ist also unsere Hauptenergiequelle. Mit Weg zwei könnten wir nicht überleben. Er ist offensichtlich noch der Rest unseres Einzellerwesens aus sauerstoffarmem, prähistorischem Erdendasein.

Als Endprodukt des ersten Weges entsteht aus der Glukose, im Rahmen der aeroben Glykolyse, als Zwischenprodukt ATP (= Adenosintriphosphat). ATP entsteht, indem durch Sauerstoff energiereiche Elektronen gebunden werden. Braucht der Körper jetzt Energie, holt er sich das ATP und spaltet die energiereichen Elektronen aus dem ATP ab. Er hat jetzt die Energie dieser Elektronen zur Verfügung. Zurück bleibt statt des ATP das ADP (= Adenosindiphosphat). Das ADP ist also die leergebrannte Energiehülse des ATP. Aus dem »tri« (= drei) wurde das »di« (= zwei). Das ADP wird auf dem Wege eins durch Aufnahme von energiereichen Elektronen mit Hilfe von Sauerstoff wieder zum Energiebündel aufgebaut.

Dieser kleine Exkurs in die Biochemie der Nahrungsumsetzung ist außerordentlich interessant für unser Thema Qi. Der Exkurs beweist nämlich, sozusagen mit wissenschaftlichem Testat, was die chinesische Medizin schon immer gesagt hat: Zur Hochzeit gehören immer zwei. Oder sagen wir es im folgenden etwas anders. Die Chinesen haben mit ihrem mehr philosophisch angehauchten Erklärungsmodell immer gesagt, der Körper bekommt Nährstoffe, der Körper schließt sie auf, die Glukose, das Qi, wird freigesetzt. Aber diese Form des Qis kann vom Körper noch nicht verwertet werden, sondern dieses Qi muß sich erst mit dem Atem-Qi verbinden. Dann wird aus dem Nahrungs-Qi + Atem-Qi ein neues Qi, das der Körper für seine energetischen Vorgänge verwerten kann. Genau das sagt diese wissenschaftliche Erklärung aus, daß Kohlenhydrate, die wir zu uns nehmen, zu Glukose abgebaut werden. Glukose kann man hier gleichsetzen mit dem Qi aus der Nahrung. Glukose alleine können wir aber nicht verwerten. Erst indem der Sauerstoff des Atem-Qis hinzukommt, können wir es nutzen. Dieser Vorgang, Verbindung des Atem-Qis mit dem Nahrungs-Qi, ist der aeroben Glykolyse, dem Glukoseabbau unter Sauerstoffzufuhr gleichzusetzen. Nehmen Sie die Glykolyse hier ganz einfach als Stoffwechselleistung. Lyse heißt ja Auflösung. Glyko = Gluko weist auf Zucker hin. Glykolyse heißt also, vereinfacht gesagt: Verstoffwechselung bzw. Aufschließung der Glukose oder des Zuckers mit dem Ziel der Energiefreisetzung. Die aerobe Glykolyse findet unter Sauerstoffzufuhr statt, so daß wir zu einer Formel kommen: Glukose + Sauerstoff = Kohlendioxyd + Wasser + Energie.

Wenn sich also zum Zucker (Glukose) der Sauerstoff fügt, bekommen wir das Kohlendioxyd, das wir über die Lunge ausatmen. Wir erhalten Wasser, das zum Teil über die Niere ausgeschieden wird. Und wir erhalten die benötigte Energie.

Sehen wir das Ganze aus der Sicht der Traditionellen Chinesischen Medizin und der Medizinphilosophie, so können wir sagen, daß Nahrungs-Qi (Glukose) + Atem-Qi (O_2 = Sauerstoff) ergibt: schlechtes Qi (Kohlendioxyd = CO_2 via Lunge) + schlechtes Qi (Brauchwasser = H_2O via Niere und Blase) + gutes Qi (Energie für den Körper).

Eine außerordentlich interessante Betrachtungsweise des Qis ergibt sich aus der Sicht der Forschungen von Prigorine und der Physik. Ich meine hier speziell den 2. thermodynamischen Hauptsatz. Dieser 2. thermodynamische Hauptsatz besagt, daß bei jeder Umwandlung von Energie die bereitgestellte Arbeitsenergie immer geringer ist als die investierte Energie. Bei jeder Energieumwandlung geht also Energie verloren und das nicht nur durch den Wirkungsgrad über Reibungsverlust etc. Sie können aus einer Dampfmaschine somit niemals soviel Arbeitsenergie herausholen als Sie an Wärmeenergie durch den Brennstoff hineintun. Es bleibt immer eine Diskrepanz. Der Verlust an Energie bei der Umwandlung von Energie ist die sogenannte Entropie. Entropie ist also der Anteil der Wärmeenergie, der sich bei der Energietransformation nicht in mechanische Arbeit umsetzen läßt. Der Grund hierfür ist, daß einmal die Wärmeenergie gleichmäßig an alle Moleküle verteilt ist und zum anderen die ungeordnete Bewegung der Gasmoleküle. Bleiben wir beim Beispiel Gas. Wenn ich irgendein Gas erhitze, dann dehnt es sich aus. Diese Ausdehnung kann zum Beispiel einen Kolben vorantreiben. Dieser Kolben kann mechanische Arbeit leisten.

Um das Gas zu erwärmen, muß ich Energie in Form von Wärme zuführen, oder aber ich muß das Gas sehr stark zusammendrükken. Dann habe ich Druckenergie zugeführt. In jedem Falle bewirkt die Zufuhr von Wärmeenergie, daß die Gasmoleküle, aus denen das ganze Gas besteht, sich schneller bewegen. Umgekehrt hieße ein Gas zu kühlen, die Bewegung der Gasmoleküle so sehr einzuschränken, bis sie schließlich bei maximaler Kühlung ganz zum Stehen kommen. Sie klumpen zusammen, verfestigen sich. Und das vorher luftförmige Gas wird ein Feststoff. Das hat man z. B. bei Stickstoff.

Das gleiche gilt auch für das Qi. Qi ist ja eine Form der Energie. Wissenschaftliche Untersuchungen haben bewiesen, daß sich durch Moxa-Therapie die Blutfließeigenschaft verbessert.[19] Das Blut wird flüssiger durch die Wärmeeinwirkung des Moxens. Moxen führt Yang-Qi dem Blut zu. Blut ist stofflich und entspricht dem Yin-Qi. Das Blut wird, genau wie die Gasmoleküle, mobiler, dünnflüssiger. Es wird aktiver durch die zugeführte Energie. Somit kann man sagen, daß dort, wo ich Energie in Form von Qi zuführe, die Aktivität gesteigert wird.

Zurück zu unserem Ausgangspunkt. Der 2. thermodynamische Hauptsatz schließt die folgende Aussage ein: Jede Energieumwandlung ist mit einem Verlust von Energie, die für mechanische Arbeit nutzbar ist, verbunden. Der Anteil dieses Verlustes der Wärmeenergie ist die Entropie. Dieser Begriff der Entropie beinhaltet aber noch mehr Aspekte. Ich sagte, daß zur Erzeugung von mechanisch nutzbarer Wärmeenergie eine Wärmezufuhr erforderlich ist, damit die Gasmoleküle in einen höheren Schwingungszustand versetzt werden. Stellen Sie sich einmal vor, Sie würden einen Behälter mit runden Kugeln und viereckigen Bauklötzen füllen und dann Energie in diesen Behälter zuführen, indem Sie ihn kräftig schütteln. Was passiert mit den runden Kugeln und den viereckigen Bauklötzen? Die Kugeln und Klötze vermischen sich.

Das Zuführen der Energie erfolgt in der Weise, daß sich zum einen die beiden Energieformen mischen oder verbinden und zum anderen die zugeführte Energie zu einer Schwingungsaktivierung in dem Medium führt, das die Energie aufnimmt. Das heißt, die Moleküle flitzen wie irre hin und her. Es entsteht eine größere Unordnung.

Bleiben wir noch bei dem Gasbehälter, in dem das Gas erhitzt wurde. Dem Gas im Behälter wurde also Wärmeenergie zugeführt. Es ist eine bekannte Tatsache in der Physik, daß diese Zufuhr an

Wärme bedingt, daß sich erstens diese Wärme gleichmäßig auf die Moleküle verteilt und zweitens zu einer ungeordneten Bewegung der Gasmoleküle führt. Je größer die Wärmezufuhr ist, desto größer ist deren Verteilung auf die Moleküle, und desto größer die ungeordnete Bewegung als Folge der Energiezufuhr. Beides, Verteilung auf die Gasmoleküle und die ungeordnete Bewegung, führen dazu, daß weniger Energie für die mechanische Arbeit vorhanden ist. Also kann ich doch sagen, je größer die Unordnung unter den Gasmolekülen, desto größer ist die Entropie (Anteil der Wärmeenergie, die sich nicht in mechanische Arbeit umsetzen läßt). Oder anders ausgedrückt: je größer die Unordnung, desto kleiner der mechanisch nutzbare Anteil an Wärmeenergie. Je kleiner die Unordnung, desto weniger Verlust habe ich, desto mehr bewege ich mich aber auch in Richtung Statik, Verharrung, Stabilität.

Ordnung ist berechenbar, schließt also Zufälle aus. Absolute Ordnung, ein absolutes Ordnungssystem ist steril berechenbar und somit zufallsfrei. Also ist der Umkehrschluß: Je höher die Unordnung, um so höher die Zufallsquote. Somit kann man also sagen, daß Entropie als der Anteil der nicht nutzbaren mechanischen Arbeit, die mit dem Grad der Unordnung korreliert, ein Maß für Zufälligkeit ist. Eine unendlich große Unordnung zieht also eine unendlich große Entropie nach sich. Wo eine unendlich große Entropie ist, also ein unendlich großer Anteil der Wärmeenergie, der sich nicht für mechanische Arbeit umsetzen läßt, dort verbleibt keine nutzbare Wärmeenergie mehr, aber ein Höchstmaß an Zufälligkeit herrscht.

Was lernen wir also aus diesen Darstellungen? Wir wissen, daß die Zufuhr von Energie in ein System dessen innere Aktivität erhöht. Mit der Erhöhung der inneren Aktivität vergrößere ich auch Unordnung. Dort, wo die Unordnung zunimmt, vermindert sich die Berechenbarkeit, die Überschaubarkeit, die Möglichkeit von Zufällen nimmt zu, aber damit auch die Instabilität. Absolute Ordnung ist Stabilität bis zur Sterilität. Ordnung heißt in diesem Sinne auch – Gleichförmigkeit, Gleichklang. Leben jedoch ist Wandel. Wandel ist verwandt der Zufälligkeit, und somit steht der Wandel der Unordnung näher als der Ordnung.

Die Mahnung aus all dem Gesagten heißt für uns, mit Energie weise und vorsichtig umzugehen. Je mehr Energie ich unkontrolliert bewege, desto mehr destabilisiere ich. Das ist der eine Endpunkt der Skala. Der andere Endpunkt ist, je weniger Energie ich bewege, desto mehr Ordnung schaffe ich und desto mehr Gleichförmigkeit. Wandel, Leben, neue Strategien und neue Lebensformen entstehen aus der Unordnung, während die Ordnung konserviert. Der weise Umgang mit der Energie liegt irgendwo auf dem Punkt zwischen absoluter Ordnung und absoluter Unordnung.

Wir sollten nicht vergessen, daß absolute Unordnung an Energie für mechanische Arbeit nichts übrig läßt. Wir vernichten mit zunehmender Unordnung auch zunehmend die Energie, die wir fürs Leben benötigen. Wir brauchen andererseits wieder die Zufälligkeiten als Innovationsschub, als Kreativitätsmoment für neue Perspektiven.

Wir sehen Beispiele für diese Erkenntnisse im täglichen Leben. Ein Mensch, der absolut keine Interessen mehr hat, vor lauter Trägheit nur noch herumsitzt und in den Himmel schaut, ist ein Mensch, der keine Energie mehr in sich hinein läßt, in sich keine heilsame Unordnung mehr schafft und jeglichen Reiz fürs Neue, für frische Ideen, für das Unkonventionelle verliert. Sein Leben verläuft vorhersehbar in absoluter Gleichförmigkeit und Eintönigkeit. Geistig und körperlich wird er immer statischer, immer härter. Das zeigt sich nicht nur in einem Starrsinn, sondern kann sich auch körperlich zeigen, zum Beispiel in Form von Arteriosklerose und Arthrose.

Das Gegenteil ist der absolut chaotische Mensch, der allen Aktivitäten nachjagt, unheimlich viel Energie in sein Leben hereinläßt, so viel Energie, daß für die mechanisch nutzbare Energie nichts mehr übrigbleibt. Er verliert sich in Überaktivität, schafft nichts Konstruktives mehr, kann es nicht, weil er nicht mehr zur Ruhe kommt. Der absoluten Struktur der Yin-Energie, der Bewegungsarmut und der Stabilität steht hier gegenüber die quirlende Yang-Energie, die nicht zur Ruhe kommt.

Das könnte man umsetzen in die physikalische Formel: Gasenergie = innere Energie/absolute Temperatur. Die Gasenergie wäre die nach außen hin gerichtete Aktivität des Menschen. Sie besteht aus der inneren Energie, die normale Energie, die ihm eigen ist, geteilt durch die Temperatur. Sie erinnern sich, daß die Temperatur als zugeführte Energie für die höhere Aktivität der Gasmoleküle sorgt, so daß diese in einen unkontrollierten Schwingungszustand und damit in die Unordnung gelangen. Temperatur ist hier also gleich Unordnung zu setzen. Somit habe ich meine nach außen hin gerichtete Energie. Sie wird um so geringer, je höher die von außen zugeführte Energie wird. Diese entspricht der Temperaturgröße unter dem Bruchstrich. Da diese gleichzusetzen ist mit der Unordnung, könnte ich auch sagen: Meine Energie wird um so geringer, je größer die Unordnung in mir ist. Ich darf nicht zu hitzig werden, ich muß besonnen bleiben, innerlich ruhig und ausgeglichen sein. In mir darf nicht unkontrollierte Unordnung sein. Kontrollierte Unordnung ist heilsam, genau, wie ein kontrollierter Streß zum Überleben wichtig ist.

Sie haben jetzt sehr viel aus Ihrer Physikstunde wiederholt, manches etwas philosophisch eingefärbt, mit Lebensregeln gewürzt. Sie haben den Zusammenhang gesehen zwischen Yin-Struktur und Yang-Energie, die Zusammenhänge erkennen können. Sie wissen um die Zusammenhänge zwischen Unordnung und Zufälligkeit. Vielleicht haben Sie auch schon etwas weiter gedacht und sich gesagt, wenn bei jeder Energietransformation eine Entropie herauskommt, dann muß diese Entropie, der Anteil der nicht nutzbaren Energie für mechanische Arbeit, ja immer größer werden und damit auch die Unordnung immer größer werden. Der ganze Kosmos lebt von der ständigen Energietransformation. Unsere ganze Welt, die große, in der wir leben und die kleine in uns, lebt von ständiger Energietransformation. Das heißt doch, daß auch in uns die Entropie immer größer wird und wir uns damit ständig in Richtung einer größer werdenden Unordnung bewegen. Ich komme auf diesen Punkt noch mal zurück, denn alles das, was ich Ihnen bisher sagte, ist im Grunde genommen nichts weiter als ein Hinführen auf das Thema, auf das es mir ankommt und das mit unserem Thema Qi-Gong-Kugel und Qi im besonderen direkt zu tun hat.

In Belgien lebte ein Chemiker, den das Thema Ordnung und Chaos, Energie, Energieumwandlung brennend interessierte. Das war, wie schon gesagt, der Herr Prigorine. Er hat sich mit dieser Thematik intensiv beschäftigt und fand heraus, daß die Aussagen des 2. thermodynamischen Gesetzes wohl auf geschlossene Systeme angewendet werden können, nicht aber auf sogenannte offene Systeme. Ein geschlossenes System könnte z. B. ein in sich abgekapseltes Heizungssystem sein, das so dicht und verschlossen ist, daß absolut nichts, weder Wärme, Licht noch andere Energie, eindringen oder einwirken kann. Dies ist ein Idealzustand, den es im Grunde genommen nicht gibt. In der Praxis haben wir es mit Systemen zu tun, in denen in etwa ein Gleichgewichtszustand herrscht, der weit entfernt ist vom Idealzustand des geschlossenen Systems. Solch ein Gleichgewichtszustand herrscht in einer Flasche, die ruhig steht und mit einer Flüssigkeit gefüllt ist, in einem Stück Kohle oder Stein oder in einer Dampfmaschine, die nicht arbeitet. Prigorine interessierte brennend die Frage, wie aus Chaos oder Unordnung Ordnung entsteht und wie sich ein offenes System verhält, das ständig mit seiner Umgebung Materie oder Energie austauscht. Diese Aussage könnte man auch anders machen, indem man einen Ausspruch von Hippokrates nutzt: »Panta rhei« (alles fließt) oder »Das Leben ist Wandel«.

Ständige Ordnung, das sagte ich bereits, wäre Tod, ständige Unordnung sicherlich nicht das, was man als Leben bezeichnen würde. Die Aktivitäten, die Schicksalsschläge unseres Lebens sind energetische Veränderungen, die in die Struktur unseres Lebens eingreifen. Qi Gong ist eine Methode, die Unordnung wieder zur lebendigen dynamischen Ordnung zu führen. Qi Gong wird nach ganz bestimmten Ordnungsgesetzen praktiziert, Ordnungsgesetzen, die dem Gesetz der Polarität, dem Gesetz des Yin und Yang entlehnt sind. Wenn Sie also Ihre Kugeln drehen, dann praktizieren Sie diese Gesetze und stärken das Ordnungsprinzip in sich, ohne statisch zu werden. Sie führen die Unordnung in Richtung Ordnung und die Ordnung in Richtung Unordnung. Sie führen sie zur Mitte. Und zur Mitte zu finden heißt, der Wahrheit gegenüberzutreten und sich selbst zu finden, in die Ausgewogenheit einzutreten.

Kehren wir zurück zu Prigorines dissipativen Strukturen. Sie brauchen den Wandel und praktizieren ihn durch Informations- und Energieaustausch. Sie nehmen Energie von außen auf. Dissipative Strukturen bzw. Ordnungssysteme brauchen diese Energie, um überleben zu können. Sie exportieren die Unordnung, den Verlust als Entropie nach außen. Dissipative Systeme können also nur überleben, indem sie Ordnung aufsaugen. Ihre Strukturen sind in ständiger Fluktuation. Diese Fluktuation wird bewirkt durch die von außen eintretende Energie. Dissipative Systeme organisieren, regenerieren sich selbst, sind in der Lage, zu adaptieren, neue Strategien zu entwickeln. Auch der menschliche Körper zählt zu den dissipativen Systemen. Sie als Mensch, als dissipatives System, brauchen also Energie, um sich als System erhalten zu können. Diese Energie ist das Qi. Das Qi Ihres Körpers kann nur funktionsfähig und gesund bleiben, indem es sich austauscht mit der Energie des Umfeldes. Das ist eine wunderbare Aussage. Sie als Mensch brauchen die geistige Anregung, die Aktivität. Techniken wie Tai Chi und Qi-Gong oder die Technik der Qi-Gong-Kugel helfen hier unter anderem, solche Energie zuzuführen, die die dissipative Struktur Ihres Körpers in physiologischer Weise fluktuieren läßt. Dafür haben Sie die Möglichkeit, die Entropie zu exportieren – im Gegensatz zu den geschlossenen Systemen. Im dissipativen System sorgt die von außen kommende Energie für eine gesunde Strukturierung und Fluktuation. Eine gesunde Strukturierung ist in jener Form, die fluktuieren kann. Je mehr Energie eintritt, um so mehr kommt es zur Fluktuation der Struktur. Die Struktur ist hier Yin. Yin ist ja gleichzusetzen mit Struktur. Yang ist gleichzusetzen mit Energie. Die Yang-Energie wird benötigt, um die Yin-Struktur lebendig, das heißt fluktuierend zu halten. Wir haben hier die Übereinstimmung der Aussage Prigorines aus wissenschaftlicher Sicht mit der Aussage der Traditionellen Chinesischen Medizin: Yin kann nicht sein ohne Yang und umgekehrt.

Im Chinesischen heißt es: »Zuviel Energie bringt eine zu starke Fluktuation, so daß die Struktur sich nicht mehr selbst regenerieren und sich nicht mehr selbst heilen kann. Sie zerfällt, sie wird zerstört, aber organisiert sich neu auf einer höheren Ebene. Je höher die Ebene ist, um so komplexer werden die Strukturen, um so mehr sind sie angewiesen auf Energiezufuhr, aber um so anfälliger werden sie auch.« Eine selbstzerstörerisch fluktuierende Struktur des dissipativen Systems ist eine chaotische Struktur. Sie bricht auseinander. Aber dieses Auseinanderbrechen ist der Neuanfang einer höherwertigen, geordneten Struktur innerhalb eines neuen dissipativen Systems. Tod ist Leben auf einer höheren Ordnungsebene.

Somit erkennen wir, daß eine chaotisch werdende Struktur des dissipiativen Systems der Beginn einer neuen Ordnung ist. Ordnung entsteht somit aus Unordnung, und die Unordnung kann bei Übersteigerung das Tor zu einer neuen Ordnung werden. Wird zuviel Yang-Energie zugeführt, sagte ich, zerstört sie die Strukturen des Yin durch zu heftige Fluktuation.

Es gibt auch die andere Richtung. Zu wenig Energiezufuhr durch Yang-Energie verhärtet die Struktur, da die Fluktuation aufhört. Übertragen Sie einmal beides auf das Leben. Dort, wo die geistige Anregung, die Bewegung aufhört, stirbt der Mensch durch Verhärtung. Er wird statisch. Er wird krank und unsozial. Dort, wo zuviel Energie zugeführt wird, wird er hyperaktiv. Der Blutdruck steigt. Yang-Aktivität läßt ihn nicht zur Ruhe kommen.

Schlaflosigkeit, innere Unruhe, Streitsüchtigkeit, neurotisches Beschäftigtsein sind die Folgen. Oft sind solche Zeiten hyperaktiven Verhaltens Phasen der Selbstzerstörung, aber in Wirklichkeit Suche nach Ruhe. Nicht selten führen sie mitten hinein in selbstverschuldete oder von außen gesteuerte Lebenskrisen, wo das absolute Chaos uns zum Absturz bringt. Für viele wird es, getreu der Aussage Prigorines über dissipative Systeme, zu einer Rückbesinnung und zu einem Neuanfang kommen. Die Menschen werden oft reifer, wenn sie solche chaotischen Lebenskrisen durchleben müssen. Sie organisieren sich neu auf einer höheren Ebene. Diese Entwicklung von einer geordneten Fluktuation durch Energiezufuhr zu einem Auseinanderbrechen erfolgt nicht linear, sondern saltatorisch, das heißt im Stufensprung. Es ist nicht heute ein bißchen schlimmer als gestern, sondern im Leben geht es meistens sprunghaft, schlagartig, eben saltatorisch. Dort, wo die Fluktuation einen Grad erreicht hat, daß sie sich gerade noch selbst regulieren kann und gegenregulatorisch ein labiles Gleichgewicht halten kann, genügt ein geringster Anstoß durch von außen kommende Energie, um das System so zu destabilisieren, daß es zusammenbricht mit der Chance, sich neu auf einer höheren Ebene zu organisieren. Die Chance, sein Bewußsein zu erweitern, zu höheren Erkenntnissen zu kommen, zu einem neuen Menschen zu werden, liegt also auf dem Weg über das Chaos der inneren Erschütterung. Leidenszeiten sind Erweckenszeiten. Wir müssen manchmal tief fallen, Schweres durchmachen, um endlich unseren Weg zu finden. Das Tröstliche aus dieser Erkenntnis ist, daß das Chaos nicht etwas Zerstörendes, Unheimliches ist, sondern im Chaos der Kern und die Chance zur neuen Ordnung liegt.

Wir sollten uns nur sehr genau überlegen, welche Energie wir in uns hineinlassen, die uns zur Fluktuation bringt. Unterhalb des Levels des Gerade-noch-Gleichgewichthaltens reicht jetzt ein minimaler Anstoß, um das Chaos und damit die Erneuerung zu bewirken. Das kann ein wunderbares Erlebnis sein oder das Gegenteil. Es kann Qi Gong, Tai Chi sein, das das letzte Tröpfchen zur Destabilisation bringt. Es kann die neue Bekanntschaft mit einem Menschen sein oder der Verlust eines geliebten Menschen. Diese Ereignisse können das Tor aufstoßen. Sie stellen Energie dar, die in die Struktur des dissipativen Systems eindringt und die Fluktuation erhöht. Aus dieser Sicht gesehen, erscheinen uns Krankheit, Revolution, wirtschaftlicher Abschwung, Lebenskrisen, Kreativitätskrisen, Ehescheidung in einem ganz neuen Licht.

Auch die Welt, in der wir leben, ist eine dissipative Struktur. Wir sollten uns einmal überlegen, ob die viele Energie, die wir freisetzen, die auf diese dissipative Struktur unserer Welt hinabprasselt, nicht mit Ursache sein kann für die große Unruhe, die wir jetzt in unserer Zeit erleben.

Die geistigen Energien der Menschen, die miteinander streiten, die geistigen Energien ihrer Gedanken, tragen dazu genauso bei wie die Energie aus Atommeilern, aus fossilen Brennstoffen, aus unzähligen Pkws und Fabriken. Das alles bleibt ja nicht am Ort, sondern wird hinausgetragen in die Atmosphäre, erreicht das Umfeld, in dem wir leben, und trifft die dissipative Struktur unserer Welt. In der kleinen Familie wird der ewig unruhige, neurotisch geschäftige, von Machtgelüsten und Besitztum getriebene Ehemann die dissipative Struktur der Familie immer mehr aufladen, so daß sie irgendwann destabilisiert wird und zusammenbricht. Mehr Muße, weniger Yang-Energie in die Strukturen hineinpumpen, die Fluktuation nicht in die Überhitzung treiben. Aber auch nicht in Tränen ausbrechen, wenn eine Struktur zusammenbricht. Sie tut es um der Chance willen, sich auf höherer Ebene neu zu organisieren.

Wenn man um diese Dinge weiß, kann man mit der Energie gezielter umgehen, und dieses Wissen läßt uns leichter mit dem Chaos leben.

Wir sollten uns vor Augen halten, daß auch das Gehirn eine dissipative Struktur ist. Das Gehirn braucht zur physiologischen Fluktuation dieser Struktur das Qi. Das Qi erhält es aus dem Kräftereservoir Niere. Das Qi erhält es aber auch von außen durch die geistigen Anregungen, durch die Informationen. Dieser Austausch der Kräfte ist nötig, um die dissipative Struktur dieses Ordnungssystems am Leben zu erhalten. Am Leben zu erhalten heißt, sich der Umwelt anzupassen, mit der Entwicklung Schritt zu halten, das Notwendige und die Chancen zu erkennen, den Körper durch geistige Impulse gesund zu erhalten, durch Bewegungsimpulse den Körper elastisch zu erhalten, kreative Ideen entwickeln zu können, den Umgang mit Menschen zu pflegen, interessante Menschen zu treffen und sie für sich zu begeistern, künstlerisch tätig sein zu können, im Leben mehr Erfolg zu haben, Krankheiten besiegen zu können, kreative Hobbys pflegen zu können, sich zu reorganisieren und viele andere Dinge mehr. Die Leistung unseres Gehirns entscheidet auch darüber, welches Fenster wir nach außen haben. Das sogenannte Fenster ist die

Eintrittspforte, die darüber entscheidet, welche Information aus der Flut der täglich anbrandenden und uns überrollenden Informationswelle für uns wichtig ist und uns erreichen soll. Wir würden verrückt werden, irre werden an dieser Flut, würde alles uns erreichen. Unser Bewußtsein entscheidet darüber, was für uns im Moment wichtig und lebensrichtig ist. Dieses Bewußtsein bestimmt die Intellektualität unseres Gehirns als dissipative Struktur. Bewußtsein ist hier Fluktuationsqualität. Fluktuation wird unterhalten wiederum von äußeren Anregungen, von Energiezufuhr und Energieableitung nach außen, vom Austausch der Kräfte, da ja die Entropie abgegeben wird. Eine Möglichkeit, Ihrem Gehirn die Energie zu gesundem, physiologischem Flukturieren zuzuführen, ist neben Meditation Qi-Gong und Tai Chi oder die Qi-Gong-Kugel. Wenn ich immer wieder behaupte, die Qi-Gong-Kugel sei nicht nur ein Medium, um den Körper zu trainieren, sie sei auch ein bewußtseinserweiterndes Medium, dann finden Sie hier den Schlüssel zum Verständnis dieser Aussage. Ich sagte, daß das Gehirn als dissipative Struktur ebenso den Weg des Zusammenbruchs dieser Struktur gehen muß, den Weg über das Chaos, um zu neuen Erkenntnissen, zu einer höheren Bewußtseinsebene zu kommen. Wenn die Fluktuation jenen Level erreicht hat, wo die Kräfte der Selbstorganisation gerade eben noch die flukturierende Struktur stützen, wo es nur noch eines geringen Anstoßes bedarf, um ein neues Fenster zu öffnen, dann reicht ein intensives Kugeltraining unter Umständen aus, um jenes Quantum Energie zuzuführen, das alte Strukturen zusammenbrechen läßt, auf deren Trümmern sich neue, bessere Strukturen entfalten können. Sie spüren manchmal durch eine zündende Idee eine ganz neue Sichtweise, die Sie plötzlich haben. Es muß nicht immer das alles mit sich reißende Chaos sein, das neue Strukturen schafft.

Sie hätten diese Aussage nicht verstanden, und sie hätten wahrscheinlich auch niemals verstehen können, daß bloße, blanke, metallene Kugeln in Ihrer Hand bewußtseinserweiternd wirken können, hätte ich mit Ihnen nicht diesen langen Spaziergang durch die Landschaft der Thermodynamik, der geschlossenen Strukturen, der dissipativen Strukturen gemacht, um Sie zu diesem Ort der Erkenntnis zu führen. Dabei erfolgt die Übermittlung der Energie während Ihres Qi-Gong-Kugel-Trainings auf dem elektromagnetischen und auf dem Transmitterwege, sowie auf dem Wege der Photonenemissionen über die Akupunkturmeridiane. Wir sagen zwar biochemischer oder elektrischer Impuls oder Photonen-Lumineszenz (= Photonenaktivität), aber in Wirklichkeit haben wir es hier mit Qi zu tun.

Auch aus der Chaos-Forschung wissen wir, welch geringen Anstoßes es manchmal bedarf, um biologische Strukturen zu erschüttern bzw. zusammenbrechen zu lassen. Da ist die Rede davon, daß das Flügelschlagen eines Schmetterlings am Amazonas Taifune an ganz anderer Stelle des Erdballs auslösen kann. Wenn man solche Aussagen liest, sich selbst einmal kritisch fragt, wie hältst du es mit deiner Energie, wenn man sich einmal umschaut und sieht, wie unkritisch die Menschen mit der Energie umgehen, ob es nun mechanische, elektrische, chemische Energie oder die Energie von Gedanken ist, sollte man angesichts dieser Aussage künftig vorsichtiger sein. Man sollte sich daran erinnern, wie schnell dissipative Strukturen unseres Gehirns verändert werden können. Nicht umsonst spricht man auch im Volksmund von dem *einen* Wort, das das Faß zum Überlaufen bringt. Da genügt ein falscher Blick, und der Ehekrieg ist da. Es gibt Eigenschaften am Partner, die einen ärgern und irgendwann einmal zur Weißglut bringen – alles kleinste Reize, die an der obersten Stelle eines instabil gewordenen dissipativen Systems das letzte Quentchen sein können, um die Fluktuation auf den Level des Zusammenbrechens der Struktur zu bringen.

Natürlich spielt es auch eine Rolle, welche Energie, von außen kommend, absorbiert wird. Eine disharmonische Energie aus destruktiven Gedanken anderer oder eines von Haß getragenen Verhaltens, die uns erreicht, wird eher ein System destabilisieren, zu disharmonischen Schwingungen bringen, die vom System dann nicht mehr geheilt werden können, als positive und liebevolle Gedanken.

Erinnern Sie sich einmal selbst an Ereignisse, die Sie echauffierten, ärgerten, wütend machten, so daß Sie kurz vorm Platzen waren. Das ist ein Zeichen eines sich anbahnenden Zusammenbrechens eines Systems. Plötzlich kommt jemand, der Ihnen gut zuredet. Oder Sie machen einen Spaziergang in der freien Natur und absorbieren harmonische kosmische Kräfte. Oder Sie setzen sich still in die Ecke und drehen Ihre Qi-Gong-Kugeln. Das innere Inferno beruhigt sich. Harmonische Energie von außen hat die disharmonischen Schwingungen Ihrer Strukturen des dissipativen Systems wieder reguliert, zusammen mit den Selbstheilungs- und Selbstorganisationskräften des Systems, und so einen Gleichgewichtszustand wiederhergestellt.

Nehmen Sie das Beispiel eines destabilisierenden Einflusses schlechter Umgebung. Schlechte Freunde reißen den Jugendlichen immer wieder zu schlechten Taten hin. Er ist ein allseits bekannter Rowdy, dem man aus dem Wege geht. Plötzlich lernt er ein Mädchen kennen, das einen guten Einfluß auf ihn hat. Und er ändert sich. Sein Verhalten, das er inmitten dieses schlechten Einflusses gar nicht zu beurteilen vermochte und nicht erkannte, wird plötzlich aus der zeitlichen Distanz zu etwas, dem er kopfschüttelnd gegenübersteht. Hier war es die ordnende Kraft eines liebenden Herzens, die die Strukturen in ihm bewußtseinserweiternd veränderte. Deswegen ist es wichtig, auf unseren Umgang zu achten und zu erkennen, daß höherwertige Ordnungsenergie die dissipativen Strukturen unseres Gehirns auch auf einen höherwertigen Bewußtseinslevel bringen kann. Dazu muß der Weg nicht nur über das Chaos führen. Erforderlich ist eine andere fluktuierende Struktur. Je höher das Bewußtsein, desto größer und harmonischer die Schwingungsebene und desto höherfrequent das Schwingungsmuster. Eine gute Umgebung, die Beschäftigung mit positiven Dingen wie klassischer Musik oder Malerei verhelfen uns zu innerer Muße, zum Einklang mit uns selbst. Dies sind Kräfte, die die dissipativen Strukturen unseres Bewußtseins auf eine höhere Schwingungsebene bringen. Neben dem chaotisch vernichtenden Weg sehe ich diesen Weg als den kontinuierlichen an, als eine andere mögliche Alternative zur Neuordnung. Das infernalische Fluktuieren unserer Strukturen unter Streß läßt sich regulieren durch Tai Chi, Qi-Gong und Qi-Gong-Kugel-Training.

Jeder fange bei sich selbst an. Damit hilft er auch den dissipativen Strukturen unserer sozialen Ordnung. Er hilft, auf die unkontrollierte Einwirkung von Energien mit der Folge unkontrollierter Strukturen, unkontrollierter Fluktuationen positiven Einfluß zu nehmen. Die sozialen Konflikte, sich entladende Aggressivität, die Gewaltkriminalität, die zunehmenden Erkrankungen, die Suchtwelle, das Auseinanderbrechen von Familien sind solche Erschütterungen der dissipativen Strukturen durch hemmungsloses Informations- und Energiebombardement. Vielleicht muß es so sein, damit aus dem Chaos dieser zusammenbrechenden Strukturen eine neue, schönere Welt des Wassermann-Zeitalters entstehen kann, von der immer wieder geredet wird. Bis dahin sollten wir versuchen, unsere eigene Welt zu ordnen durch ordnende Kräfte, die wir in uns hineinlassen. Qi-Gong-Kugel-Training, Tai Chi, Qi Gong, Meditation geben uns die Möglichkeit dazu.

Der menschliche Körper als dissipatives Ordnungssystem, der Energie aufnimmt und gleichzeitig auch wieder abgibt! Er entspricht damit einem Dipol. Di heißt zwei. Einen Pol kennen Sie vom Stecker her. Ein Stecker hat zwei Pole, die Sie in die Steckdose hineintun. Aber hier hat ein einziger Pol eine zweifache Funktion, nämlich Sender und Empfänger zu sein. Dasselbe gilt auch für die menschliche Zelle. Für sich ist die menschliche Zelle auch wieder ein Ordnungssystem wie der menschliche Körper, das sich austauscht, das heißt Informationen aufnimmt und wieder abgibt. Somit kann die Zelle die Information durch das Qi-Gong-Kugel-Training aufnehmen oder aber sie kann selbst eine Information einspeisen in die Informationskanäle, die den menschlichen Körper durchziehen. Das tut sie zum Beispiel bei der Akupunktur. Die Akupunkturnadel verletzt beim Einstechen naturgemäß Gewebe und damit viele Zellen. Die Folge dieser Zellzerstörung ist eine Aktivierung von Photonen. Photonen sind Elementarteilchen aus dem atomaren Bereich. Photonen haben eine Lichtenergie. Diese Lichtenergie wird freigesetzt; dadurch aktivieren die Photonen ein elektromagnetisches Resonanzphänomen, das sich über die Akupunkturbahnen fortsetzt. Ich sagte bereits, daß um den Atomkern herum Elektronen kreisen, und zwar auf verschiedenen Kreisbahnen. Führt man jetzt dem Atom Energie zu, so kann diese bewirken, daß das Elektron von einer Kreisbahn auf die nächst höhere springt. Beim Zurückspringen auf die ursprüngliche Kreisbahn wird die vorher zugeführte Energie wieder abgegeben. Dabei werden Photonen freigesetzt und somit Lichtenergie. Auch bei diesem Vorgang wird ein sogenanntes elektromagnetisches Resonanzphänomen in Gang gesetzt, das als Energiestoß fortgeleitet wird. Hierbei spielen die sogenannten Skalarwellen eine Rolle.[3] Sie sind solche Resonanzstrecken. Sie schwingen in einem bestimmten Rhythmus durch zwei Elektronen, die sich in einer Potentialmulde bewegen.

Diese Resonanzstrecke der Skalarwellen ist mit den Akupunkturbahnen gleichzusetzen. Das ist eine interessante Entdeckung, die die Existenz von Energieleitbahnen durch moderne Forschungen bestätigt. Akupunkturbahnen gelten als Energieleitbahnen, in denen das Qi fließt. Auch beim Training mit den Qi-Gong-Kugeln erfolgt ein Reiz, der eine Energiezufuhr bewirkt und über diese Resonanzstrecken der Skalarwellen die Information zu anderen Stellen des Körpers fortleitet. Zumindest kann man davon ausgehen. Dabei hat jeder Patient sein individuelles Wellen- und Reaktionsmuster. Er reagiert somit auf ganz besondere, seinem Muster entsprechende Signale. Andere Signale, die nicht diesem Muster entsprechen, empfindet er als unphysiologisch. Das sogenannte Eintrittsfenster bleibt für sie verschlossen. Nehmen Sie hier das Fenster nicht zu wörtlich. Man will mit dem Begriff Fenster nur sagen, daß jeder Mensch eine Eintrittspforte hat für Informationen, an der selektiert wird. Es wird alles ausgesondert, was nicht seinem individuellen Muster entspricht. Der Mann, der dies herausgefunden hat, ist ein Herr Adey. Nach ihm wird diese Informationspforte das Adey-Fenster genannt.[3]

Unphysiologische, das heißt als fremd empfundene Signale müssen 15 Sekunden an dieses Fenster hämmern, bevor es sich auftut.[3] Da Informationen jedoch meist nur eine kurze Zeitdauer haben, rauschen sie damit sozusagen am Fenster vorbei. Für physiologische Informationen, das heißt solche, die seinem Individualmuster entsprechen, ist das Fenster immer geöffnet. Sie schlüpfen sofort hinein. Jeder Mensch reagiert somit auf andere Signale und reagiert auf jedes Signal wieder anders, das heißt individuell. Er selbst entscheidet durch sein Adey-Fenster, was er in sich hineinläßt und was außen vorbleibt.

»Alles schwingt«, sagt Professor Popp, »und hat Licht- und Tonqualität«. Wenn also die Information Licht- oder Tonqualität hat, dann muß der Körper auf die Toninformation »Qi-Gong-Kugel-Klang« ebenfalls ansprechen.

Diese Aussagen sind insofern interessant, als sie das stützen, was ich eingangs bereits sagte: Qi ist eine Energie und fungiert in Form von Energie als Informationsträger. Das durch Ihre Qi-Gong-Kugel-Übung aktivierte Qi ist vergleichbar der Lichtenergie der Photonen, die über die Resonanzstrecke der Skalarwellen fortgeleitet wird. Die Wirkung der Qi-Gong-Kugel hat Qi-Qualität in der Weise, daß Qi aktiviert wird, bzw. daß das Qi der Kugeln vom Körper aufgenommen wird. Dieses Qi entspricht der Bewegungsenergie, der Wärme, der Vibrationsenergie, der Tonenergie.

Verständlich wird dies noch durch Meßergebnisse, die ich mit den Qi-Gong-Kugeln in einem Bremer Tonlaboratorium durchführen ließ und die ich später zu dem Thema »Klang und Kugel« noch erwähne.

Wahrlich, wir haben inzwischen einen weiten Bogen gespannt. Wir haben über Qi allgemein gesprochen. Wir haben uns unterhalten über die Darstellung des Qis in der wissenschaftlichen Medizin, haben eine Parallele gezogen zu den Aussagen der Chinesen, haben interessante Vergleiche gezogen zu den dissipativen Systemen. Im letzten Punkt wurde Qi gedeutet aus der Sicht der Elementarphysik. Viele Übereinstimmungen finden sich. Manches ist, zugegebenermaßen, Hypothese, anderes kann man als bewiesen erachten. All das hat uns sicherlich Qi nähergebracht und gezeigt, über die Existenz von Qi kann man heute nicht mehr ernsthaft kontrovers diskutieren. Ich möchte in diesem Zusammenhang Shakespeare zitieren: »Es gibt mehr Phänomene zwischen Himmel und Erde, als Eure Schulweisheit Euch träumen läßt«. Manches Phänomen können wir auch heute noch nicht deuten. Wir sind zwar fest davon überzeugt, daß es existiert und arbeiten auch mit diesem Phänomen. Nur mit letzter Sicherheit ist es noch nicht bewiesen.

Aber es muß schon etwas dran sein, denn schon in den alten Klassikern wird gesagt: »... Qi besteht seit der Geburt ... und ernährt den Körper« (Lingshu, »Alter Akupunkturklassiker«). Aus demselben Klassiker zitiere ich noch einen Satz: »Das Weiqi erwärmt das Fleisch, erfüllt die Haut und ist für das Öffnen und Schließen der Poren zuständig.«

Ich will jetzt eingehen auf die Voraussetzungen, die notwendig sind, um Qi für sich nutzbar zu machen. Diese Voraussetzungen sind uralt und werden zum Beispiel schon in dem Werk »Grundlagen zur Moral« von Laotse genannt wie auch in dem Buch »Tai Ping Jing« aus der östlichen Dynastie (25 – 220 n. Chr.) und vielen anderen Klassikern von Taigong bis hin zum Werk »Tai Xi Jing«. Je mehr diese Voraussetzungen beim Üben beachtet werden, desto intensiver ist der Nutzen, den Sie aus diesen Übungen ziehen. Ich sagte Ihnen schon in einem anderen Zusammenhang, daß Qi-Gong nicht eine Form der Gymnastik im Sinne bloßer Körperübung ist. Qi-Gong ist Umgang mit dem Bewußtsein. Will man erfolgreich Qi-Gong anwenden, so heißt das, nicht nur die Technik zu lernen, sondern auch sein Leben auf diese Grundsätze des Qi-Gongs auszurichten. Die alten Taoisten behaupten, daß der Geist der Herrscher des Körpers ist. Das gilt es zu berücksichtigen. Dann muß ich auch im Geistigen ansetzen, wenn ich in meinem Körper etwas ändern will. Ich muß meine geistige Einstellung überprüfen. Ist sie negativ, bekomme ich einen negativen Blickwinkel. Ist sie positiv, so wird auch mein Leben positiv auf mich zurückstrahlen. Ist es doch so, daß das, was wir ins Leben hineinprojizieren, als Konsequenz wieder zu uns zurückkommt. Jeder Gedanke erzeugt ein Echo. Dieses Echo trifft uns. Jede Handlung hat eine Ursache, und jede Handlung hat wieder eine Wirkung. Diese Wirkung werden wir zu spüren bekommen, denn sie kommt zu uns zurück. Die Konsequenz einer Tat bewirkt wiederum in uns selbst eine Reaktion, die als Aktion wieder nach außen hin geht und wieder zu uns zurückkommt. So der Geist krankhaft denkt und uns dementsprechend handeln läßt, muß auch der Körper als Haus des Geistes kränkeln. Lebensharmonie ist somit nur möglich, wenn wir selbst in Harmonie sind und Harmonie ausstrahlen. Die Achtung, die mir zuteil werden soll, muß ich mir verdienen, indem ich mich selbst achte und mich achtungsvoll anderen gegenüber benehme. Niemand kann Achtung vor uns haben, wenn wir uns nicht selbst achten. Diese Achtung ist nicht eine leere Floskel. Sie muß sich auch in unserem Verhalten ausdrücken. Es ist einfach, von Achtung zu reden, aber schwierig, sich selbst achtungsvoll zu verhalten. Wenn ich in meinen Gedanken Haß säe und Rache übe, dann ist das nicht nur eine Quelle des Hasses und der Rache, die mich trifft. Es ist auch eine Mißachtung meiner selbst. Als Konsequenz dieser negativen Einstellung werde ich eine Menge Probleme bekommen. Darüber hinaus wird durch diese negative innere Einstellung auch das Verhalten meiner Mitmenschen zu mir geprägt. Das schlechte Qi meiner Gedanken bestimmt auch das Adey-Fenster, das Gleichartiges in mich hineinläßt. So trage ich eine hohe Verantwortung, wenn ich um diese Dinge weiß, mir selbst gegenüber und meinen Mitmenschen gegenüber. Wer aber um diese Dinge weiß und seinen Mitmenschen dennoch diese Bürde schlechter Gedanken auflädt, macht sich schuldig. Selbstverantwortung zu tragen heißt, für all das, was in meinem Leben passiert, die Antwort in mir selbst zu suchen und nicht mit dem Finger auf meine Mitmenschen als die Schuldigen zu zeigen. Wer so handelt, hat die Chance, sich aus schicksalhafter Verstrickung von Ursache und Wirkung freizumachen. Er muß das Böse mit dem Guten überwinden, denn das Böse lernt sich leicht, das Gute schwer (chinesisches Sprichwort). Jede Ablehnung dieser Selbstverantwortung für das, was in meinem Leben passiert, ist wie ein Panzer, der mich nicht wachsen läßt. Er zwängt mich hinein in eine vorgegebene Form, die mir keine Ausweitung erlaubt. Er läßt es zu, daß ich nur in seinen Grenzen handle. Selbstverantwortung gibt mir die Chance, der Unkontrollierbarkeit zu entsagen. Das Leben ist nicht unkontrollierbar. Wir haben eine gewaltige Chance in der Hand. Nur viele wissen es nicht. Sie glauben, daß das, was in ihrem Leben passiert, losgelöst von ihnen selbst geschieht, weil sie nicht bereit sind, diese Selbstverantwortung zu übernehmen. Es ist so einfach, anderen die Schuld zu geben, statt selbst tätig zu werden. Selbstverantwortung zu übernehmen heißt auch, die Manipulation durch andere zu beenden. Selbstverantwortung heißt, die Chance zu haben, eigene Wege zu gehen, einen eigenen Lebensstil zu pflegen. Selbstverantwortung hat mit Selbstachtung zu tun. Sie prägt das Qi in uns im positiven Sinne, gibt uns die Chance, Harmonie in uns zu erreichen. Harmonie aber heißt freier Fluß des Qis. Wenn Qi fließen kann, wird wiederum Harmonie gestärkt. So sind Selbstachtung und Selbstverantwortung Schlüssel zu innerer Harmonie. Friede wird uns so beschert, indem die Harmonie stärker und stärker wird. Selbstachtung bringt auch die Achtung anderer. Selbstverantwortung läßt die Stärke in uns wachsen, bringt Erkenntnis und aus der Erkenntnis die Antwort auf Fragen, die das Leben uns stellt.

Das Qi der Liebe muß zum Mittelpunkt unseres Lebens werden, denn »Liebe ist Wunder, Lieb ist Gnad« (Emanuel Geibel, Minnelied). Liebe bringt die Fähigkeit, alles zu verzeihen, alles zu vergeben, alles zu verstehen. Wer aber verzeiht, dem wird verziehen. Wer verzeiht, der ist frei. Liebe, das ist die Burg, in der wir Schutz und Sicherheit finden. Liebe, das ist die Bereitschaft, loszulassen und zu akzeptieren und sich zu befreien von den Fesseln der Abhängigkeit, der Manipulation anderer. Loslassen sollte man die Vergangenheit, die uns nicht mehr gehört und die Zukunft, die uns noch nicht gehört. Akzeptieren sollte man alles, was im Moment nicht zu ändern ist. Liebe heißt, tolerant zu sein, den anderen zu verstehen. Liebe heißt, innerlich und äußerlich frei zu sein. Liebe ist die Kraft, die tausendfach zu uns zurückkehrt, wenn man sie verströmt. Wer sich selbstlos liebt, hat immer Zeit für andere. Es ist also nicht die Eigenliebe, die hier gemeint ist, sondern die Liebe, die sich vom Selbst löst und sich dem Du zuneigt. Frage dich, so heißt es, warum die Welt dich nicht liebt, es könnte sein, daß du sie nicht liebst. Liebe ist eine Kraft, die sich vermehrt, indem man sie verschenkt. Die Kraft der Liebe entsteht aus der Bejahung des Göttlichen in uns, aus der Bejahung der Schöpfungsidee. Die Tür zu uns selbst ist geschlossen, so lange wir sie nicht mit dem Schlüssel der Liebe der Welt geöffnet haben. Nichts kann uns erreichen, auch nicht die Wirkung des Qi-Gongs, wenn wir nicht Liebe, Selbstverantwortung und Selbstachtung praktizieren. Wir müssen uns ebenso der Freude öffnen. Aber freuen können wir uns doch nur, wenn wir innerlich frei sind und in Harmonie mit uns selbst leben. Das sind wir erst wieder, wenn wir unser Kreuz nach Golgatha tragen, das Kreuz der Selbstverantwortung, der Selbstachtung, der Liebe und der Überwindung des Egos.

Wer liebt, der achtet alles Lebendige und Nichtlebendige als Wesen der Schöpfung. Die Erde zu achten als unsere Mutter und sie nicht auszubeuten heißt, sie zu lieben. Ehrfurcht und Liebe in diesem Sinne müssen zum Lebensprinzip werden, denn die Erde ist unsere Quelle. Wer das Leben und die Natur liebt und ehrfürchtig achtet, wird auch sein eigenes Leben nicht gering einschätzen. Er wird sorgsam mit ihm umgehen. Erst die Beachtung dieser Prinzipien läßt uns Selbstdisziplin praktizieren, schützt uns vor Vorurteilen, Lethargie, Resignation, macht uns innerlich frei für Aktivitäten, Dynamik und Kreativität. Erst wenn ich diese Prinzipien wirklich lebe, wird es mir möglich sein, Haltung nach außen hin zu bewahren, eine Persönlichkeit zu werden und mit Wissen, Verständnis und Güte meine Handlungen und Ziele zu verfolgen und in Einklang mit mir selbst sowie im Einklang mit der Schöpfung zu leben. Was das bedeutet, kann man daran ermessen, daß nach amerikanischen Forschungen 50–80% aller chronischen Leiden einen psychischen Hintergrund haben. Chronische Erkrankungen sind nicht gelebte Emotionen, nicht geweinte Tränen, nicht ausgelebte Freiheit, mangelnde Anerkennung, mangelnde Zuwendung, nicht ausgelebte Konflikte, innere Spannungen, Disharmonie.

Deswegen habe ich in einem kleinen Exkurs ins Philosophische diese Dinge anklingen lassen, um in Ihnen das Verständnis zu wecken für die inneren Voraussetzungen eines freien Flusses des Qis. Störende Emotionen sind wie Barrieren, sind wie zugeschlagene Türen, vor denen sich das Qi staut. Dort, wo Qi sich staut, verhärtet es zu einem unlösbaren Knäuel. Es ist genau wie mit der Galle. Die Galle, die nicht fließen kann, verhärtet zu Gallensteinen. Ein freier Fluß des Qis ist also nur bei innerem seelisch-körperlichem Gleichgewicht möglich.

Umgekehrt kann man mit Übungen das Qi mobilisieren und den Knoten wieder auflösen. Wir kommen zu diesem Thema noch bei der Abhandlung der Fünf-Elementen-Lehre. Diesen fünf Elementen sind bestimmte Emotionen zugeordnet. Damit kann man arbeiten und die emotionale Blockade auflösen.

Es ist wichtig, daß Sie Verständnis haben für diese Zusammenhänge, damit Sie beim Üben mit Ihrer Qi-Gong-Kugel Ihre Gedanken hierauf richten und hier so ein Gleichgewicht schaffen können. Bewegung harmonisiert blockierte Gefühle.

Der Taoismus fordert als wichtige Voraussetzung für den Nutzen einer Qi-Gong-Übung innere Ruhe, die innere und äußere Gelassenheit und Unabhängigkeit. Eine Abhängigkeit kann durch Machtstreben, durch Besitzstreben, durch Kummer, den ich nicht verarbeite, durch Sorgen, durch überbetonte materielle Einstellung, durch Abhängigkeit von einem Menschen oder von einer Position bedingt sein. Es heißt beileibe nicht, daß wir uns von dieser Welt verabschieden sollten. Wir leben in dieser Welt und es ist nichts Schlimmes, nach Macht oder Besitz zu streben. Nur wir sollten nicht davon besessen sein. Wir sollten dies mit Souveränität und Unabhängigkeit tun und immer wieder daran denken, daß jede Abhängigkeit uns unfrei macht. Wie das Wort schon sagt, wir hängen an etwas, wie an einem Strick. Und dieser Strick begrenzt unsere Bewegungsfreiheit. Solch ein bildlicher Strick kann eine panische Angst des Verlassenwerdens sein. Stellen Sie sich vor, Sie würden einen Baum besteigen und kämen vor lauter Angst, herunterzufallen, nicht wieder herunter. Was bliebe Ihnen da noch an Möglichkeiten, um wieder auf festem Boden stehen zu können! Sie müßten einen Weg finden, die Erde wieder zu erreichen, wollen Sie nicht die ganze Nacht dort verbringen. Der Weg zu einem festen Standpunkt ist die Überwindung der Abhängigkeit und der Angst. Abhängigkeit ist der Tod jeder persönlichen Freiheit, welcher Art diese Abhängigkeit auch immer sein mag, ob sie von Menschen, Dingen oder falscher geistiger Einstellung herrührt. Jede Abhängigkeit nimmt uns die Möglichkeit der Selbstentfaltung und preßt uns in Formen und Grenzen, zwingt uns in eine Richtung.

Deswegen sagt Laotse auch: »Ich selbst bin dafür verantwortlich, daß mich Yin und Yang erreichen aus Himmel und Erde. Meine Lebensenergie darf umgekehrt nicht an Himmel und Erde zerfließen.« Nehmen wir die Begriffe »Himmel und Erde« hier einmal im übertragenen Sinne. Setzen wir den Himmel gleich mit der geistigen Einstellung. Die Erde nehmen wir als Sinnbild des Materiellen. So heißt der Ausspruch Laotses, daß wir unsere Lebensenergie nicht durch eine falsche innere Einstellung und auch nicht durch Abhängigkeit von materiellen Dingen schwächen dürfen. Er besagt, daß die wahre Energie aus Himmel und Erde nur zu uns kommen kann, wenn wir selbst die Voraussetzung dafür schaffen. Niemand kann uns diese Quelle öffnen, denn wir selbst. Es sind tausend Dinge, falsche Einstellungen, mangelndes Bewußtsein, Ängste, Depressionen, Abhängigkeit, Fehler, die wir immer wieder machen, die uns innerlich so blockieren, daß das Qi nicht fließen kann. Als Folge treten vegetative Dystonie, Migräne, psychovegetative Störungen, wie Bauchschmerzen, nervöser Magen, Muskelverspannungen auf. All das sind Zeichen blockierten Qis. Die Energiebahnen sind so eingeengt, daß das Qi vor dem Engpaß nicht zügig passieren kann. Es kommt zu Gewebsverhärtungen und schlimmstenfalls zu krebsartigen Veränderungen. Die Chinesen sagen, daß jeder Krebs mit Qi-Blockaden aufgrund von falschen Emotionen zu tun hat.

Wer nicht ausgeglichen ist im Seelischen und Geistigen, kann dies auch nicht im Körperlichen sein. Körper, Seele und Geist bilden ja eine Einheit. Es ist unmöglich, Störungen in dem einen Bereich auf diesen zu begrenzen. Sie haben ihre Auswirkungen auf die beiden anderen Bereiche gleichermaßen. Deswegen ist es wichtig, bei Qi-Gong-Übungen die folgenden Grundvoraussetzungen zu beachten.

Weichheit der Bewegung aus völliger Entspanntheit heraus ist wichtig. Das Prinzip des Fließens ist zu beachten.

Eckige, kantige Bewegungen haben nichts mit Fließen zu tun. Weichheit und Fließen müssen zusammenkommen. Weichheit und Fließen wird man auch nicht erzwingen können.

Zuviel Wollen, zuviel gedankliche Steuerung, ein krampfhaftes Streben nach Perfektion bringt Härte. Härte aber bricht. Sie bringt keine Weichheit und kein Fließen. Das Weiche ist immer dem Harten überlegen. Das Weiche ist biegsam und übersteht den Druck. Nur in dem entspannten, entkrampften Körper kann das Qi zum Fließen gebracht werden.

Üben Sie einmal mit den Kugeln in verkrampfter Haltung. Sie werden bald die Quittung dafür bekommen. Die Armmuskeln fangen an zu schmerzen, der Nacken schmerzt, die Schultern werden Sie bald spüren. Nervenschmerzen können auftreten. Also achten Sie auf die inneren Voraussetzungen, damit die äußeren Voraussetzungen stimmen. Machen Sie sich weich und biegsam, auch im seelisch-geistigen Bereich.

Schauen Sie doch einmal hinein ins Leben. Ein morscher Baum wird beim nächsten Sturm zerbrechen. Er ist nicht mehr biegsam. Aber der Bambus ist so biegsam, daß er bei einem Sturm sich fast parallel zum Boden neigen kann. Sobald der Sturm nachläßt, richtet er sich wieder auf. So ist es auch im Leben. Manchmal ist es besser, nachzugeben, und sobald der Gegner verschwunden ist, wieder seinen Platz einzunehmen, als ihn jetzt krampfhaft zu verteidigen und dabei Schaden zu nehmen. Von Anfang an mit Gewalt zu versuchen, schnell beste Leistungen beim Qi-Gong-Kugel-Training zu erreichen, führt nur zu genau dem Gegenteil dessen, was Sie erreichen wollen. Sie verlieren die Lust daran durch negative Empfindungen. Hätten Sie sich ein wenig mehr Zeit genommen und Gelassenheit gezeigt, einfach das Ergebnis kommen lassen, statt es mit dem Willen zu erzwingen, wären Sie ein Freund dieser Therapie geworden. Verbauen Sie sich also nicht die Möglichkeit, indem Sie alles gleich perfekt wollen.

Diese Weichheit und dieses Fließen in den Übungen ist das Schwerste. Die Technik zu erlernen ist einfach. Aber um dieses entkrampfte, dieses harmonische Fließen, das Ausbügeln des Eckigen und Kantigen in den Bewegungen zu erfassen, bedarf es langer, ich möchte mit aller Vorsicht sagen, willenloser Praxis. Der Wille hat eigentlich wenig Platz im Übungszyklus des Qi Gong. Der Wille muß sich völlig im Hintergrund halten. Im Vordergrund steht das Loslassen, das einfache Geschehenlassen. Die »Ruhe in Bewegung« und die »Bewegung in der Ruhe« sind wichtig. Das heißt, in der Bewegung muß man die Ruhe spüren und in der Ruhe muß Bewegung sein. Bewegung ist Leben. Die absolute Ruhe ist Tod. In einer Ruhe, in der nicht Bewegung spürbar ist, passiert nichts. Aber es muß eine Bewegung sein, die die Ruhe die Ruhe sein läßt. Die Ruhe in der Bewegung darf nicht so ruhig sein, daß die Bewegung erstarrt. Es ist ein wohl abgewogenes Verhältnis, eine Symbiose, in der das eine das andere in seinem Wesen nicht verändert und beherrscht.

Qi Gong hat sehr viel mit Meditation zu tun. Bevor Sie also an das Qi Gong herangehen, sollten Sie über diese Dinge meditieren, damit sie Ihnen wirklich klar und zum Bestandteil Ihres Wissens, zum geistigen Eigentum werden.

Es sind nun schon viele Aspekte des Qis abgehandelt worden. Es können gar nicht genug Einzelheiten des Qis besprochen werden. Aber das prägnanteste, das klarste Formulieren nützt nichts, wenn der Leser immer nur die Buchstaben, die Worte, die Sätze liest, ohne sich Gedanken über den Hintergrund, die Herkunft, Bedeutung und die Zusammenhänge zu machen. Dieses Lesen zwischen den Zeilen, Erfassen aller Aspekte, das ist so wichtig! Es erschließt Ihnen letzten Endes das Gebiet des Qi Gong, ob in den Qi-Gong-Zyklen oder beim Üben mit den Kugeln. Diese

Grundlagen sind so wichtig. Erst dann wird Qi Gong zu dem, was es eigentlich ist, zu einer Technik, die Krankheiten zu heilen vermag, das Leben verlängern kann und dem Leben selbst zwischen der Geburt und dem Tod mehr Qualität verleihen kann. Dies ist in der Tat eine gewaltige Behauptung, daß Qi Gong Leben verlängern kann. Ich gehe später noch näher darauf ein.

Nachdem ich mich bisher ausführlich mit dem Begriff Qi beschäftigt habe, stellt sich für den Leser natürlich die Frage, was heißt denn das »Gong« in dem Begriff »Qi Gong«?

Lassen Sie mich Ihnen dazu folgende Hinweise geben: Gong kommt von dem chinesischen Wort Gongzou. Gongzou heißt arbeiten. Qi Gong ist also eine Technik, um das Qi zu aktivieren. Gong steht hier für die Aktivierung des Zhen-Qis. Zhen-Qi ist das gute Qi, das Grundlage für die Gesundheit ist. Gong enthält drei wichtige Teilaspekte des Qi Gong. Der erste ist der Aspekt des Zhong-Qis. Es ist das Atem-Qi, das mit verschiedenen Techniken zugeführt wird. So gibt es die Atemtechnik des Zhong-Qis, das aus Ein- und Ausatmung besteht. Diese Ein- und Ausatmung kann durch Mund oder Nase oder wahlweise mit Einatmen durch die Nase und Ausatmen durch den Mund erfolgen. Es gibt die Blasatmung, wo hörbar durch Blasen durch den Mund ausgeatmet wird. Es gibt die Technik des tiefen Ausatmens und die Technik der Reversatmung. Hierbei wird entgegen natürlicher Atmung beim Einatmen der Bauch eingezogen und beim Ausatmen der Bauch nach außen gedrückt. Wir haben die Hauchatmung. Wie mit einem leisen Hauch wird die Atmung hörbar gemacht. Und wir haben das Halten des Atems im eingeatmeten oder ausgeatmeten Zustand.

Der zweite Aspekt, der in dem Begriff Gong enthalten ist, ist die innere Ruhe. Sie können ohne sie kein Qi Gong praktizieren. Sie können die Kugel nicht mit gesundheitlichem Gewinn rotieren lassen, wenn Sie nicht die innere Ruhe haben. Um diese innere Ruhe zu erreichen, ist erstens die Grundstellung da und zweitens die gelenkte Atmung oder das Kreisenlassen des Qis nach den fünf Elementen wichtig. Für das Erlangen der inneren Ruhe ist auch die Visualisierung geeignet. Hierzu stellen Sie sich eine schöne Landschaft vor, ein schönes Bild, das Ihnen Freude bereitet und Sie zur Ruhe kommen läßt. Zur Visualisierung gehört auch das Lenken der Kraft, indem Sie sich vorstellen, wie Sie die Atmung lenken entlang der Körpermitte von der Nase zum Punkt Dantien unterhalb des Nabels. Sie stellen sich vor, wie Sie beim Ausatmen eine

Feder von sich blasen und beim Einatmen die Feder wieder zu sich hersaugen. Dies alles sind Visualisierungstechniken, die Ihnen die innere Sammlung und die Entspannung erleichtern und damit das Fließen und die Weichheit der Bewegung ermöglichen. Sie visualisieren ein Aufsteigen oder ein Hinabsinken des Körpers. Das Aufsteigen erhöht den Blutdruck, das Hinabsinken senkt ihn. Wahlweise stellen Sie sich vor, wie das Wasser steigt und heben damit die Kräfte, oder wie das Wasser in einen tiefen Brunnen hineinfließt.

In dem Buch Neiching heißt es dazu: »Wenn der Geist zur Ruhe kommt, dann fließt das Zhen-Qi. Harmonie des Geistes bannt die Krankheit.« Und an anderer Stelle dieses Buches heißt es: »Wenn du die Welt in deinem Herzen fühlst, dann hast du ein gutes Yin und Yang. Das Zhen-Qi fließt und dein Geist wird ruhig sein. Deine Muskeln werden weich und dennoch fest sein, und du wirst leben, so lange, wie die Welt existiert.«

Nun, das soll man nicht so wörtlich nehmen, aber es sagt doch etwas aus über die Wichtigkeit der inneren Ruhe, der Weichheit und des Fließens in den Bewegungen. »Wenn du die Welt in deinem Herzen spürst« – wie könnte ich die Welt in meinem Herzen spüren, würde ich mich nicht der Liebe öffnen? Die Liebe ist Öffnung. Die Liebe ist Bereitschaft zum Annehmen. Nur so, mit dieser Öffnung und Bereitschaft erreiche ich die Welt. Also um die Welt zu spüren, in der Welt zu sein, teilzuhaben an dieser Welt, muß ich sie lieben. Das will dieser Satz sagen, »Wenn du die Welt in deinem Herzen spürst«.

Der dritte Aspekt im Gong ist die Stärkung des Zang-Fu-Systems. Zang-Fu steht für das Organsystem. Das Zang-Fu-System kann ich durch Energie-Lenkung stärken. Hierzu gehört das Gehen während der Übung, das Stehen an einem Platz, das Sitzen, das Liegen, das Knien und das Massieren. Letzteres ist besonders interessant für uns, weil es die Bedeutung der Qi-Gong-Kugeln unterstreicht. Ich kann mit den Qi-Gong-Kugeln Akupunkturpunkte, Akupunkturmeridiane massieren. Ich massiere die Handfläche beim Rotierenlassen der Kugeln. Sie wissen jetzt, damit stärke ich das Zang-Fu-System. Über Akupunkturpunkte und Meridiane wird noch zu sprechen sein.

Ich möchte hier an den wohltuenden Effekt eines Spaziergangs, eines ganz gemütlichen, entspannenden Spaziergangs erinnern. Sie fühlen sich hinterher entkrampft, verkrampfte Muskeln werden gelockert, eine bessere Durchblutung setzt ein. Die Stoffwechselschlacken werden abtransportiert, ja, auf die äußere Entkrampfung der Muskulatur folgt eine innere Entspannung, ebenso eine Euphorisierung und Harmonisierung. Man fühlt sich so richtig wohl nach einem schönen Spaziergang. Hier haben Sie die spürbare Wirkung des Qis. Mit dem Blut, das ja mit dem Qi eng verzahnt ist, fließt auch wieder das Qi. Die Organe werden besser versorgt mit Energie und funktionieren besser.

Die Folge ist wiederum eine Harmonisierung der Kreislauf-Funktion.

Das gleiche haben Sie bei einem entspannten Kugel-Qi-Gong-Training. Auch dort werden Sie sich hinterher entspannt fühlen. Und das hat eine Menge mit einem Spannungsausgleich in der Haltemuskulatur zu tun.

Über die Wirkung der Visualisierung ist viel geforscht worden. So berichtet Achterberg von Versuchen Samuels, der die programmierte Visualisierung für Heilvorstellungen zur Auslöschung von Bakterien und Viren, zum Glätten rauher Flächen, zur Kühlung heißer Körpergegenden, Heilung wunder Stellen, Entspannung verkrampfter Teile, zum Abklingen von Schwellungen, zur Druckfreisetzung in angespannten Körperteilen, zur Blutversorgung an Körperstellen, die Nährstoffe benötigen oder gereinigt werden müssen, zur Befeuchtung trockener Gebiete oder zur Versorgung ermüdeter Körpergegenden einsetzte. Im Falle von Virus-Infektionen rät Samuel, sich die Viren als kleine Flecken auf einer Tafel vorzustellen, die man dann wegwischt.[5] Visualisieren heißt nichts anderes, als das Qi durch gedankliche Vorstellungskraft zu lenken und eine Harmonisierung des Qi-Flusses dadurch zu erreichen.

In einem anderen Fall las ich von einem Versuch mit Patienten. Man legte sie auf einen Waage-Balken so, daß dieser in einem Gleichgewicht war, und forderte sie dann auf, sich vorzustellen, wie das Blut zum Kopf floß. Die Folge war ein Absinken des Teiles des Waage-Balkens, auf dem der Kopf lag, weil diesem mehr Blut zufloß und er dadurch schwerer war. Bei einem erneuten Versuch, sich vorzustellen, das Blut flösse in die Beine, senkte sich dieser Teil des Waage-Balkens ab. Ein deutlicher Beweis für die Wirksamkeit der Visualisierung.

Heute gilt es als gesicherte Erkenntnis, daß zwischen Hypothalamus, dem Regulationszentrum im Zwischenhirn, und dem Immunsystem Verbindungen bestehen. Unsere Visualisierungsübungen richten sich an den Hypothalamus. Die hier wirksamen Bilder, zum Beispiel nach dem Verfahren von Samuel, sich die

Viren vorzustellen, bewirken eine Abwehrreaktion des Immunsystems. Ich kann also über Visualisierungsübungen mein Weiqi, das ist das Abwehr-Qi, aktivieren. Blaire Justice berichtet über wissenschaftliche Versuche, die zeigten, daß jeder Gedanke das biochemische Muster im Gehirn verändert und damit letzten Endes auch den gesamten Körper.[6]

Atmung und Atem-Qi sind eng miteinander verzahnt. Aber die Atmung an sich bewirkt über die Zwerchfell-Regulierung, über die Bauchdeckenaktivierung und über die Pumpwirkung durch die Ausdehnung des Brustkorbes eine bessere Durchblutung. Sie stärkt Lunge, Milz, Magen, Leber und Darm. Indem ich den Atem visualisiere am Punkte Dantien unterhalb des Bauchnabels, lade ich das Energiezentrum auf. Von hier aus können sich dann alle Energiegefäße füllen.

Visualisieren Sie deshalb bei Ihren Übungen mit den Qi-Gong-Kugeln, wie sich im Körper die Durchblutung verbessert, wie sich die Arteriolen der Hand öffnen, mit frischem Blut versorgt werden, wie sich von den Kugeln ein Energiestrom über die Haut in den Körper ergießt. So stärken Sie Ihr Qi.

Ich will Ihnen zur Verdeutlichung der Qi-Wirkungen und zum besseren Verständnis die einzelnen Qi-Qualitäten näherbringen. Zum einen gibt es das *pränatale Qi*. Es ist das Qi Ihrer Mutter und Ihres Vaters. Es bestimmt Ihre Konstitution. Es bewirkt, daß überhaupt aus dem Fötus ein Embryo wird. In ihm ist das Urwissen gespeichert, das das richtige Organ am richtigen Platz des Embryos wachsen läßt, das Ihre Individualität prägt, Ihre Konstitution schafft. Es ist das Bankkonto, das Ihnen der liebe Gott mitgibt, von dem Sie abheben können, aber auf das Sie nie wieder etwas einzahlen können. Wenn das Bankkonto leer ist, endet auch Ihre irdische Reise. Gespeichert wird dieses pränatale Qi in der Niere. Sie können das pränatale Qi durch Qi-Gong schützen. Durch die Übungen mit der Qi-Gong-Kugel können Sie erreichen, daß Sie gegen Belastungen besser gewappnet sind und durch einen geringeren Belastungspegel weniger von Ihrem Konto »pränatales Qi« abheben. Aus dem pränatalen Qi und dem Nahrungs- und Atem-Qi wird ein immaterieller Stoff gebildet, den man Jing nennt und der in der Niere gespeichert wird. Dieses Jing bewirkt, daß der Körper wächst, daß sich die Zellen erneuern, daß sich der Körper entwickelt. Aus Jing werden Knochen, Haare, Zähne, Gehirnsubstanz gebildet sowie die Sexualkraft. Jing ist die energetische Basis für das Hormonsystem, das Nervensystem, für die Gehirnfunktion. Es ist sozusagen die Quelle des Wohlbefindens und der Gesundheit.

Ist nicht genügend Jing-Qi vorhanden, kann es zu folgenden Beschwerden kommen: Entwicklungsstörungen der Kinder, mangelnde Knochenentwicklung, mangelnde Entwicklung der Genitalorgane, schlechte Zahnqualität, Haarausfall, Lustlosigkeit, Konzentrations- und Gedächtnisschwäche, Schwindel, Ohrensausen, chronische Rückenschmerzen. Die Qualität des Jing ist unverrückbar und unabänderbar durch die Qualität des pränatalen Qis geprägt. Ich kann aber Jing geringfügig verbessern, indem ich auf das erworbene Qi achte, das sich aus Nahrungs-Qi und Atem-Qi zusammensetzt.

Betrachten Sie einmal das Jing als Essenz, aus der Energie abgegeben wird. Aus dieser Essenz Jing wird das Shen-Qi gebildet. Es ist der geistige Aspekt des Qis und bestimmt die bewußtseinsgeprägten Impulse, die für Gesundheit, Vitalität, Wesensart, geistige Aktivität, Kreativität, seelisches Befinden verantwortlich sind. Die Kraft Shen-Qi zeigt sich im Glanz der Augen. Ein dumpfer trauriger Augenausdruck verrät ein schlechtes Shen-Qi. Der mehr körperliche Aspekt in Relation zum geistigen Shen-Qi gesehen ist das Ursprungs-Qi, das Yuan-Qi. Es wird aus dem Jing gebildet. Yuan-Qi hat über die verwertbare Form des ursprünglichen Qis die Funktion Wachstum, Zellerneuerung und Entwicklung zu steuern. Es wird über Akupunkturpunkte aktiviert. Auch das Ursprungs-Qi wird in der Niere gespeichert.

Wir haben also erstens das ererbte Qi und zweitens die Mischung aus ererbtem und erworbenem Qi, die das Jing ergibt. Aus dem Jing entsteht die energetische Komponente des Ursprungs-Qis, das der Körper für Wachstum, Zellerneuerung und Entwicklung verwertet, und das Shen-Qi, das zuständig für die geistige Aktivität ist.

Jetzt kommen wir zu den erworbenen Qis.

Da ist das Nahrungs-Qi aus der Nahrung, das sogenannte Gu-Qi. Es wird durch die Milz aufbereitet und Richtung Lunge transportiert. Dort trifft es zusammen mit dem Atem-Qi. Das Atem-Qi für sich kann auch nicht verwendet werden. Es muß sich erst im Brustkorb mit dem Nahrungs-Qi verbinden und wird dann zum Grund-Qi, dem genetischen Qi, wie Porkert sagte.

Es stärkt Lunge und Herz, spiegelt sich in der Sprechweise und der Stimme wider und sorgt für Blutzirkulation. Es sammelt sich im Dantien, unterhalb des Nabels.

Das Ursprungs-Qi (Yuan-Qi) formt zusammen mit dem Atem-Qi (Zong-Qi) zwei neue Formen: das Ying-Qi und das Wei-Qi.

Mit dem Zhen-Qi haben wir es bei dem Qi-Gong zu tun. Wir stärken dieses Qi und damit das Ying-Qi und das Wei-Qi. Das Ying-Qi ist das Qi für alle Organe des Körpers. Es ist Bestandteil des Blutes, und es zirkuliert in den Meridianen. Wir brauchen also das pränatale Qi, das mit dem erworbenen Qi die Essenz Jing bildet, die in der Niere gespeichert wird. Jing alleine ist nicht funktionsfähig. Aus ihm entsteht das geistig wirksame Shen-Qi und der körperlich energetische Aspekt des Yuan-Qi. Beide zusammen sorgen für die Erhaltung des Körpers.

Aus dem Nahrungs-Qi und dem Atem-Qi bildet sich das Zong-Qi. Aus ihm wird wieder das Zhen-Qi, das sich weiter wandelt zu Ying-Qi und Wei-Qi.

Das Ying-Qi sorgt für die Ernährung des Gewebes und der Organe und die Aktivität des Blutes.

Das Wei-Qi sorgt für die Durchwärmung des Körpers, für die Abwehr nach außen hin und die Hautfunktion.

Bleibt noch das Blut zu erklären. Es bildet sich aus dem Nahrungs-Qi unter katalytischem Einfluß des Ursprungs-Qis (Yuan-Qi).

Die Körperflüssigkeiten, wie Tränenflüssigkeit und Gelenkschmiere, werden durch das jeweilige Organ-Qi gebildet. Dabei sorgt die Leber für die Produktion von Tränen, die Milz für die Produktion von Speichel, die Lunge für die Produktion von Nasensekret und die Niere für die Produktion von Gelenkschmiere.

Ich fasse dies nochmals in Form einer Aufstellung auf Seite 140 zusammen.

Lassen Sie mich den Abschnitt »Qi« schließen mit einem Hinweis eines alten chinesischen Arztes aus dem Altertum, Dr. Chang Zhei: »Jede Geburt ist eine Verfestigung, jeder Tod ein Verströmen der Energie. Geburt ist nicht Gewinn, Tod nicht Verlust. Wenn Energie kondensiert, entsteht Materie. Wenn sie verströmt, wird sie Mutation.«

Unsere Arbeit mit dem Qi ist das Bewirken von Veränderung, Mutation, wie Dr. Chang Zhei hier sagt. Die Zusammenführung der Energie der Mutter und der Energie des Vaters in Form von Ei und Samen ist das Entstehen eines neuen Wesens, dessen Geburt die Verfestigung von Energie ist. Diese Verfestigung beginnt in

Qi-Art	Quelle	gespeichert	Funktion
Pränatales Qi	von den Eltern	Niere	wichtig für die Entwicklung des Embryos und Fötus; nach der Geburt wichtig für Wachstum und Entwicklung; prägt die Konstitution; kann nicht ergänzt werden
Erworbenes Qi	Nahrung, Atmung		nur ein Sammelbegriff
Jing, Jing-Essenz	von den Eltern erworbenes Qi	Niere	Körperwachstum, Zellerneuerung, Körperentwicklung, Grundlage des Nieren-Qis, Shen-Qi
Shen-Qi	Jing	Herz	geistige Aktivität
Ursprungs-Qi (Yuan-Qi)	entsteht aus Jing	Niere	Wachstum und Entwicklung; Blutentwicklung; Grundlage für Zhen-Qi, indem es Umwandlung von Zong-Qi in Zhen-Qi steuert
Zong-Qi	essentielles Qi aus Atem-Qi und Nahrungs-Qi	Brustkorb	ernährt Herz und Lunge und bewirkt deren Funktion, kontrolliert Sprache und Stimme, Blutzirkulation
Nahrungs-Qi (Gu-Qi)	von der Nahrung	Milz, Brustkorb	verbindet sich mit Atem-Qi und bildet Zong-Qi; Blutbildung unter dem Einfluß von Ursprungs-Qi (Yuan-Qi)

Qi-Art	Quelle	gespeichert	Funktion
Zhen-Qi (Grund-Qi)	wahres Qi aus Zong-Qi unter dem Einfluß von Ursprungs-Qi	Dantien, verteilt sich im Körper, in Meridianen, Zang-Fu-Organen; bewegt durch Qi-Gong	wird zu Ying- (in den Meridianen) und Wei-Qi (in Haut- und Unterhautgewebe)
Ying-Qi	Zong-Qi-Transformation	Meridian-System	Organ-Ernährung; Blutbestandteil
Abwehr-Qi (Wei-Qi)	Zong-Qi-Transformation	zirkuliert in der Körperoberfläche	wärmt und ernährt Organ und Gewebe; kontrolliert die Hautporen; reguliert die Temperatur; Abwehr von krank machenden Einflüssen
Blut	Nahrungs-Qi unter Einfluß des Ursprungs-Qis	Blutgefäße	Ernährung des gesamten Körpers und der Funktionen
Yinje	Körperflüssigkeiten, Nahrungs-Qi	Körperoberfläche und Körperhöhlen, Gelenke, Rückenmarkflüssigkeit, Ohren, Nase	Wärmen und Ernährung von Muskeln und Haut; Schmierung der Gelenke; Ernährung von Gehirn, Rückenmark, Knochen, Sinnesorganen

dem Augenblick der Zeugung und findet ihren Abschluß mit der Vollendung zu einem Menschen, letztlich aber erst dann, wenn der Mensch ausgewachsen ist. Jeder Tod ist ein Verströmen der Energie. Hier verläßt uns das Qi. Das Leben endet.

Geburt ist nicht Gewinn. Sie ist vielmehr ein Zusammentreten von Energie und deren Verfestigung. Tod ist nicht Verlust. Energie geht nicht verloren, sie wird neu geformt. Wenn Energie kondensiert, entsteht Materie. Wenn sie verströmt, ist sie Katalysator für das Entstehen neuer Wesen, neuer Dinge, neuer Vorgänge.

Yin und Yang

Wenden wir uns nun den nächsten Begriffen zu: »Yin« und »Yang«.

Yin und Yang stehen für die beiden Aspekte einer Ganzheit. Sie sind das Symbol der Einheit der Gegensätze. Das ganze Leben, der ganze Kosmos kann eingeteilt werden nach Yin und Yang. Wir haben die Höhe und die Tiefe, den Tag und die Nacht, Gesundheit und Krankheit, innen und außen, Geburt und Tod, feucht und trocken, heiß und kalt, weiß und schwarz. Wie könnten wir Gesundheit ermessen, wenn wir nicht die Krankheit kennenlernten! Tag und Nacht sind Aspekte der Zeit, wie Krankheit und Gesundheit beide Teile unseres Lebens sind. Weiß und schwarz gehören zusammen. Ohne Weiß gäbe es kein Schwarz. Unglück ist Glück auf einer höheren Ebene. Die Tiefe zeigt uns erst die Höhe an. Die Gegensätze stehen sich nicht feindlich gegenüber, sie bedingen einander. Nichts im Leben ist nur weiß, und nichts im Leben ist nur schwarz. Im Weiß ist das Schwarz enthalten und im Schwarz ist das Weiß enthalten. Am Höhepunkt der Nacht, um Mitternacht, ist der Umschlag zu einem neuen Tag. Im tiefsten, schwärzesten Tag unseres Unglücks wächst ein neues Glück heran. Mit der Geburt fängt direkt das Sterben an. Das neue Leben, das gerade erwacht, enthält bereits den Tod als Bestandteil. Nur die Verhältnisse der beiden Gegensätze ändern sich. Leben ist Wandel. Ein Aspekt dieses Wandels ist der ständig wechselnde Anteil der beiden Gegensätze in der Ganzheit. Die beiden Gegensätze brauchen einander, um sein zu können. Wächst das eine, sinkt das andere. Alle Phänomene können als Yang oder Yin klassifiziert werden. Yin und Yang sind relative Aspekte, bedingen einander. Ihr Verhältnis wechselt ständig, und unter bestimmten Verhältnissen wandelt sich Yin zu Yang und Yang zu Yin. Ein Übermaß an Yin zerstört Yang und umgekehrt. Wasser ist Yin, Feuer ist Yang. Qi ist Yang und Nahrung ist Yin. Yin ist stofflich, Yang ist Energie. Die Erde ist Yin, die Sonne ist Yang, der Mond ist Yin.

Yin und Yang symbolisieren die Beziehung von Materie und Energie zueinander. Wenn sich Yin zum Yang und Yang zum Yin wandelt, heißt das auch, daß Materie sich zu Energie wandeln kann und Energie wiederum zu Materie, das, was wir im subatomaren Bereich ständig erleben. Yin und Yang sind ausgewogen in allen Dingen und Zuständen. Beobachten Sie einmal die Natur daraufhin. Sie werden Yang-Zustände finden, aber niemals einen reinen Yang-Zustand. Würde etwas rein Yang sein, so würde es sich selbst zerstören. Yin sorgt immer für den Ausgleich in Richtung Erhaltung. Ein Zustand von reinem Yang im Körper würde den Körper zerstören. Aus diesem Grunde haben wir in unserem Körper T-Lymphozyten einmal als T-Helferzellen, die einen Prozeß anheizen, und T-Suppressorzellen, die dafür sorgen, daß dieser Prozeß nicht ausufert, sondern wieder gedämpft wird.

Dieses Beispiel aus der Immunologie ist ein guter Hinweis für die Bedingtheit der Gegensätze. Wir können nur existieren mit diesem Gesamtkonzept des Immunsystems. Würden bei uns die T-Helferzellen zerstört oder die T-Suppressorzellen und wir jeweils nur die andere Form behalten, würde der Körper erkranken und zugrunde gehen. Es gibt ja durchaus Erkrankungen, die hierauf beruhen, auf dem Ungleichgewicht zwischen T-Helferzellen und T-Suppressorzellen. Ich denke an die Allergie, wo T-Suppressorzellen ihre Aufgabe nicht erfüllen. Das Bild der Allergie mit der Rötung, mit der Hyperaktivität des Kranken, der Unruhe, die er durch das Jucken bekommt, ist das Bild des Yang-Aspekts.

Aber in diesem Yang-Aspekt ist auch wiederum das Yin enthalten. Yin ist die Ruhe. Irgendwann kommt die Erschöpfungsphase: der Patient kann einfach nicht mehr und wird lethargisch.

Lassen Sie mich deswegen zum besseren Verständnis jetzt zunächst einmal die Aspekte Yin und Yang in einer tabellarischen Form gegenüberstellen (Seite 144).

Nach dieser Tabelle ist Ihre linke Seite Yin und die rechte Seite Yang. Beides erst formt die Ganzheit. Qi ist also Yang, und das Stoffliche ist Yin.

Die Frau ist Yin, der Mann ist Yang. Erst wenn Mann und Frau zusammenkommen, wenn Yin sich zum Yang fügt, kann ein neues Leben daraus entstehen. Dabei werden Sie niemals einen reinen Yin–Menschen finden. Yin und Yang sind niemals absolut und unveränderlich, sondern immer variabel und stehen in einem ständig wechselnden Verhältnis zueinander. Das Leben ist Wandel – Panta rhei. Der Fluß des Qis gehört zum Yang. Die Anhäufung von Yang-Qi ist Yin-Zustand. Was anderes ist es, wenn man sagt, Materie ist verdichtete Energie?

Wasser ist Yin. Aber Wasser im starken Fließen eines Gebirgsbaches hat Yang-Elemente durch die starke Bewegungsenergie. Eis ist kalt und fest, ist mehr Yin als das reine Wasser, das weniger kalt, das heißt weniger Yin ist. Heißes Wasser enthält eine starke Yang-

Yin-Aspekt	Yang-Aspekt
links	rechts
innen	außen
unten	oben
feucht	trocken
Blut	Qi
Vorderseite	Rückseite
Zang-Organe (Speicherung)	Fu-Organe (Umsetzung)
Materie	Energie
weiblich	männlich
kalt	warm
leise	laut
passiv – Tradition	aktiv – Progression
dunkel	hell
Mangel	Überfluß
zusammenziehend	ausdehnend
zentripetal	zentrifugal
responsiv	aggresiv
positiv	negativ
statisch	aktiv
Aggregatzustand	Funktion
Ernährung	Abwehr
Mangel	Überfluß
Krankheit	Gesundheit
introvertiert	extravertiert
schwach	stark
sinken	steigen
trüb	klar

Komponente, die Hitze ist Yang im Yin. An diesem Beispiel sehen Sie, wie Yin und Yang sich einander bedingen, wie sie ständig wechseln, wie sie sich gegenseitig beeinflussen. Im Akupunktur-Klassiker Neiching lesen wir: »Überschießendes Yin wird sich in Yang wandeln und überschießendes Yang in Yin. Extreme Kälte führt zur Hitze und extreme Hitze führt zur Kälte«. Zunächst scheint das wie ein Widerspruch. Aber was macht man denn im Kühlschrank? Fühlen Sie einmal die Kühlschlange, Sie werden sie warm empfinden. Mit Wärme erzeugt man hier Kälte. Die gewaltige Explosion einer Atombombe mit unvorstellbar hohen Temperaturen zieht Kälte nach sich. Das extreme Yang erzeugt hier Yin.

Das folgende Zitat aus dem alten Akupunktur-Lehrbuch Neiching ist fast eine Mahnung, sich um gesunde Lebensweise zu

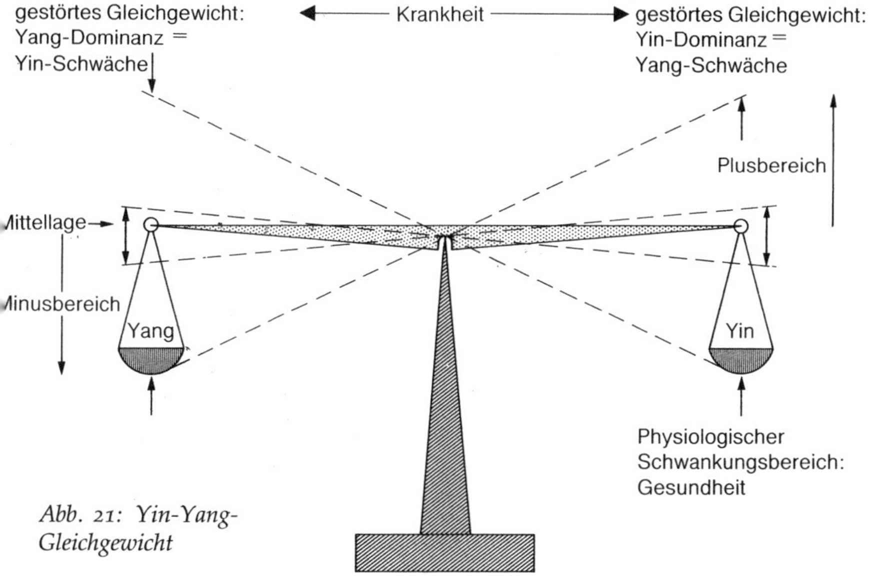

Abb. 21: Yin-Yang-Gleichgewicht

bemühen. Es heißt dort: »Nach Aktivität muß Ruhe folgen, und so wandelt sich das extreme Yang zum Yin«. Wenn mancher dieses beherzigen würde, hätte er vielleicht sein Kreislaufproblem oder seinen Herzinfarkt nicht bekommen. Extremes Yang, Aktivität, führt zu Yin. Yin ist stofflich. Eine Zunahme des Stofflichen, eine Ablagerung in den Gefäßen ist eine Arteriosklerose! Wir wissen, daß zuviel Aktivität über den Streß zu einer Verhärtung des Gefäßsystems führt. Extremes Yang führt zu Yin.

Wir wissen, daß in der tiefsten Stunde der Not es nicht mehr tiefer gehen kann. Von dort aus kann der Weg nur wieder nach oben gehen. Ein Gedanke aus dem Bereich »Positive Lebensgestaltung«. Man sollte einmal darüber nachdenken, ob es nicht weiser ist, seine Gedanken auf den Aufstieg zu richten als in diesem Augenblick nur die Finsternis der Talsohle zu bejammern. Ersteres aktiviert das Qi der Kreativität, macht die Meridiane weit zum Fließen des Qis. Letzteres lähmt die Initiative und damit die Aktivität des Qis.

Yin, hatte ich gesagt, ist stofflich. Also ist Blut Yin. Es hat zwar keine Gestalt oder Struktur. Yin enthält Qi, nämlich das Yin-Qi. Beides gehört zusammen, nämlich Blut und Qi. Erst zusammen schaffen sie die Voraussetzungen für die Funktion des Blutes. Qi könnte nicht fließen ohne das Transportmittel Blut, und Blut wiederum nicht ohne Qi. Sie hängen beide voneinander ab. Schwindet das Qi, kann es zur Verklumpung kommen – es entsteht eine Embolie. Schwindet das Blut, kann Qi sich nicht mehr entfalten – es entsteht eine Anämie. Die mangelnde Versorgung mit Nährstoffen, die mit dem Mangel an Qi einhergeht, führt zur Schwächung der Organe. Wir haben das Bild der Blutarmut, des müden, schwächlichen, ewig kränkelnden Menschen.

Wir haben an anderer Stelle gelesen, daß oben Yang, unten Yin ist, daß vorne Yin und hinten Yang ist. Die Brust ist zwar vorne und somit Yin. Aber sie ist in Relation zum Bauch, der Yin ist, Yang, weil sie oben ist. Sie sehen, es ergeben sich manchmal viele Aspekte aus der Diskussion von Yin und Yang. Was ich klarmachen wollte, ist, daß Yin und Yang nicht absolut sind, sondern immer in Relation zueinander gesehen werden müssen.

Yang sorgt für die Abwehr gegen Krankheiten nach außen hin, Yin tut das gleiche nach innen hin. Beide zusammen müssen tätig werden, damit der Körper vollkommen geschützt wird. Die inneren Organe sind wieder nach Yin und Yang geordnet. Wir haben die Zang-Organe Herz, Milz, Lunge, Niere, Leber und die Fu–Organe Dünndarm, Magen, Dickdarm, Blase, Gallenblase. Die Zang-Organe mit ihrem Yin-Aspekt sorgen für die Umsetzung der Nahrung. Die Fu-Organe sorgen für die Ausscheidung und den Transport. Die Aktivierung der Organe ist Yang, Hemmung der Organe ist Yin. Hyperfunktion ist Yang, Hypofunktion ist Yin. Hierzu heißt es wiederum im Akupunkturklassiker Neiching: »Luft (Yang) weicht im oberen Körperbereich, während die Ausscheidungen den unteren Körperbereich verlassen. Yang fließt in den Geweben und deren Zwischenräumen, während Yin durch die fünf Zang-Organe fließt. Yang stärkt die vier Extremitäten, während Yin in den sechs Fu-Organen wirkt.« Die sechs Fu-Organe sind also Yang, aber Yin wirkt in ihnen.

Yin und Yang unterstützen und dämpfen einander ständig im Sinne der kybernetischen Regulation. Yin und Yang im relativen Gleichgewicht zueinander bedeuten Gesundheit. Yin und Yang im statischen Ungleichgewicht zueinander bedeuten Krankheit. Deswegen sagt die Traditionelle Chinesische Medizin: »Yang ist behindert durch die Vorherrschaft von Yin, Yin wird aufgezehrt durch eine Vorherrschaft von Yang. Eine Vorherrschaft von Yang ist bedingt durch eine Schwäche von Yin. Eine Vorherrschaft von Yin schwindet durch eine wachsende Vorherrschaft von Yang – das ist Krankheit.«

Die gesunde Regulation von Yin und Yang ermöglicht die Anpassung an unsere Umgebung. Sie ermöglicht es uns, uns der Kälte des Winters ebenso anzupassen wie der Hitze des Sommers, der Feuchte des Herbsts und des Frühlings ebenso wie der Trockenheit des warmen Sommers. Hierzu heißt es im Neiching: »Ein Mangel an Yang bedingt äußere Kälte, während ein Mangel an Yin innere Hitze bedingt. Eine Vorherrschaft von Yang bringt äußere Hitze. Eine Vorherrschaft von Yin eine innere Kälte.« Wenn wir zuviel Yang haben, dann bringt der Körper Schweiß hervor. Der Schweiß muß verdunsten und zieht Wärme an. Schweiß ist Yin. Um Yin und Yang im Gleichgewicht zu halten, regulieren Sie Ihre Emotionen und aktivieren Sie Ihr Qi durch das Qi-Gong-Kugel-Training und durch die in diesem Buch geschilderte Technik der fünf Elemente.

Was aber bringt nun das gesunde Verhältnis von Yin und Yang durcheinander? Es sind einerseits die äußeren Widrigkeiten, wie sie die Chinesen nennen, Hitze, Kälte, Feuchtigkeit, Wind. Überlegen Sie einmal, wodurch entsteht eine Grippe? Durch Zug, durch Wind, durch Auskühlung, durch Nässe. Sie dringen in den Körper ein und blockieren die Zirkulation des Qis, stören das Verhältnis von Yin und Yang. Andererseits können die Emotionen Trauer, Wut, Ärger, Grübelei, Angst von innen heraus das Verhältnis von Yin und Yang stören und die Zirkulation des Qis unterbrechen. Die Emotionen sind die inneren Widrigkeiten. Ich erwähnte bereits, daß nach amerikanischen Untersuchungen 50–80% aller chronischen Krankheiten auf Störung innerhalb dieses Bereichs zurückzuführen sind. Bei vielen chronisch Kranken hat das Leiden einmal mit Seelenschmerz, nagendem Herzenskummer oder dem heruntergeschluckten Groll angefangen.

Sehen wir also Yin und Yang nicht als Gegensätze, sondern als Einheit. Kein Yin kann gebildet werden ohne Yang und kein Yang kann gebildet werden ohne Yin. Sie beide brauchen einander, und das ist eine Weisheit, die wir auch in unser tägliches Leben übertragen sollten. Wir brauchen das Unglück, um für das Leben zu lernen, um zu einem reiferen Menschen zu werden. Niemand kann Lebenserfahrung sammeln, der nicht vom Unglück betroffen wird. Erst dann merkt man, daß Glück und Erfolg nicht selbstverständlich sind und wird auch bescheiden. Wir brauchen das Glück, um Ruhe zu finden, um Freude zu entwickeln, um Selbstvertrauen zu gewinnen, um Harmonie zu tanken. Aber keiner sollte sich ein leichtes Leben wünschen, das Leben eines Königs Midas oder das

Leben eines Multimillionärs. Niemand sollte meinen, daß damit das Leben wunderbar würde, daß ihm alle Schwierigkeiten aus dem Wege geräumt würden. Glück und Erfolg machen satt, wohlgefällig, stolz, wecken die Gier nach mehr. Die höchste Selbstmordrate und die höchste Rate an Erkrankungen im psychosomatischen Bereich ist bei den reichen Menschen zu finden, die Gier nach Macht und Besitz raubt Schlaf und Ruhe.

Für Sie, die Sie jetzt auf dem Wege zur Meisterschaft mit den Qi-Gong-Kugeln sind, ist es wichtig, diese Aspekte des Yin und Yang mit einzubeziehen. Ich gebe Ihnen deswegen jetzt Hinweise, nach denen Sie entscheiden können, ob Sie ein Yin-Typ oder ein Yang-Typ sind. Nach der Liste der Charakteristiken von Yin und Yang können Sie zusätzlich beurteilen, ob eine Situation Yin oder Yang ist. Danach stärken Sie bei Ihrem Kugeltraining jeweils das Gegenteilige. Haben Sie eine Yang-Situation und Sie sind ein Yang-Typ, sollten Sie mehr Yin-Übungen machen. In dem entsprechenden Kapitel finden Sie hierzu Hinweise, dort finden Sie auch noch mal eine Checkliste, die auf den hier genannten Charakteristiken beruht und eine Schnellbeurteilung ermöglicht.

Aber bedenken Sie, es gibt keine reinen Yin- oder Yangtypen. Es finden sich stets Mischformen. Es geht darum, herauszufinden, was vorherrscht: Yin- oder Yang-Merkmale. Das Vorherrschende entscheidet darüber, ob wir es mit einem relativen Yang- oder mit einem relativen Yin-Typ zu tun haben.

Sie sind ein *Yin-Typ*, wenn Sie folgende Merkmale bei sich finden:
- *Psyche:* introvertiert, zu Depressionen neigend, neurasthenisch, leicht erschöpft, wortkarg, träge, denkfaul, Kontaktschwierigkeiten, skeptisch.
- *Hautfarbe:* weiß, grau, gelb, dunkelfarben, blaß, rot, blau, grün.
- *Hautbeschaffenheit:* rauhe Haut. Dies kann ein Mangel an Yin sein. Mangel an Yin ist vergesellschaftet mit Mangel an Flüssigkeiten. Mangel an Flüssigkeiten führt zu einer zu geringen Hauternährung. Die Haut wird rauh und trocken. Starke Schweißbildung.
- *Haar:* weiß oder grau. Hinweise sind außerdem gespaltenes Haar, schütteres Haar, Schuppen, Haarausfall.
- *Gesicht:* länglich, zarte Gesichtsformen, spärliche Augenbrauen, senkrecht verlaufende Falten, lange Wimpern.
- *Augenpartie:* große Augen, umherwandernde Augen, schwammige Augensäcke unter den Augen.
- *Nase:* lang, dünn.

- *Gang:* bedächtig, langsam.
- *Mund:* dünne Lippen, trockene Lippen, Zahnfleisch blaß rot.
- *Ohren:* kleine Ohren, kleine Ohrläppchen.
- *Hände:* lang, zart.
- *Körpergewicht:* eher zum Untergewicht neigend
- *Nieren-Blasen-System/Genitalbereich:* wenig Sexualverlangen, häufiges Wasserlassen, kalte Extremitäten
- *Stuhl:* oft dünnflüssig, breiig, zu Blähungen neigend.

Sie sind ein *Yang-Typ*, wenn Sie folgende Merkmale bei sich finden:
- *Hautfarbe:* rosig.
- *Hautbeschaffenheit:* samtartig weich, die Haut ist warm.
- *Haare:* dunkles Haar, rotes Haar, glänzend, kräftig.
- *Gesicht:* mehr großflächiges, fülliges Gesicht, dicke Augenbrauen, kurze starke, gerade Augenwimpern.
- *Augentyp:* lange schmale Augen, mit der Iris im Zentrum.
- *Nase:* kurz, kräftig.
- *Mund:* kleiner Mund, rosa Lippen, Zahnfleisch rosa.
- *Ohren:* groß mit großen Ohrläppchen.
- *Hände:* kräftig rund, rosafarben.
- *Gang:* kräftig, bestimmt.
- *Psyche:* Bewegungstyp, lautes Reden, bestimmtes Auftreten, Herrschernatur.
- *Nieren-Blasen-System/Genitalbereich:* geringer Harndrang, kräftiges Sexualverlangen.
- *Stuhl:* hart, knollig, neigt zur Verstopfung.

Als letzte Stütze des Therapie-Gebäudes der Traditionellen Chinesischen Medizin und damit des Qi-Gong bleiben noch die Akupunkturpunkte und die Meridiane abzuhandeln.

Akupunkturpunkte und Meridiane

Mit beiden sollen Sie später arbeiten, um den größtmöglichen therapeutischen Nutzen aus dem Umgang mit den Qi-Gong-Kugeln zu ziehen. Sicherlich kann man die Kugel einfach in der Hand drehen. Will man jedoch alle Möglichkeiten mit den Kugeln ausschöpfen, sollte man auch die Akupressur und die Meridianberollung mit heranziehen. Es ist wichtig, daß Sie sich mit dem Verlauf der Meridiane und der Lage der Punkte vertraut machen, wollen Sie diese Technik der Akupressur mit der Qi-Gong-Kugel und der Meridian-Berollung anwenden. Sicherlich kann man einwenden, daß man dazu die Kugel nicht braucht. Ich darf Ihnen aber aus eigener Erfahrung sagen, daß die Kugel einige Vorteile gegenüber der Hand hat:

- Sie bietet die Möglichkeit einer größeren Druckeinwirkung.
- Durch die Kugel entsteht die Vibrationswirkung, die eine wichtige energetische Komponente ist und eine auflockernde Wirkung hat, zusätzlich zu der verstärkten Zuführung von Energie und der damit verbundenen Aktivierung des Qis.
- Durch die Kugel entsteht bei längerem Arbeiten eine Wärmewirkung.
- Die Kugel rollt besser über die Haut als ein Daumen rutschen würde.
- Sie können durch Auflegen einer Kugel oder Klopfen mit der zweiten Kugel eine verstärkte Form der Akupressur durchführen.
- Sie haben die Möglichkeit, wenn Sie unbedingt mit der Hand arbeiten wollen, sich durch ein Hand-Kugel-Training vorher energetisch aufzuladen. Sie haben dann hinterher bei der Therapie bessere Wirkungen.

Zurück zu den Meridianen. Ich habe schon im Kapitel »Qi« auf die Meridiane und Skalarwellen hingewiesen, die nach Vernejoul mit den Akupunkturbahnen identisch sind. Es sind elektromagnetische Reizphänomene, die in einem bestimmten Rhythmus schwingen. Durch Reizung eines Punktes am Fuß kann man über diese Resonanzstrecken eine Wirkung am Kopf nachweisen. Vernejoul hat den Verlauf dieser Resonanzstrecken mit seinen Kollegen

Albarède und Darras nachweisen können, indem er radioaktive Stoffe in bestimmte Akupunkturpunkte injizierte. Hierzu wurde das Radionuklid Technetium 99 als Trägersubstanz benutzt und anschließend die Verbreitung mit einer Szintillations-Kamera nachgewiesen. Die Trägersubstanz folgte den entsprechenden Meridianen.[8] Auch Schuldt konnte durch Potentialmessungen der Haut über den Meridianverläufen eine deutliche Erhöhung des elektrischen Potentials gegenüber normalen Hautzonen in der Umgebung feststellen. Ich finde diese Untersuchungen hoch interessant. Sie belegen die Existenz von Akupunkturmeridianen.

Auch die Existenz von Akupunkturpunkten ist nachgewiesen worden. So fand Maresch 1966 deutlich verminderte elektrische Widerstände, erhöhte Leitfähigkeit und eindeutig differierende Kapazitätswerte der Akupunkturpunkte zur umgebenden Haut. Professor Kellner konnte an histologischen Präparaten im Akupunkturpunkt eine Rezeptorendichte von 0,31 mm^2 gegenüber 0,16 mm^2 im umgebenden Gewebsbereich der Punkte nachweisen. Die beiden Nadelungen am Punkt Galle 34 führten zu einer deutlichen, röntgenologisch nachgewiesenen Aktivität der Gallenblase, während eine Nadelung im Hautgebiet unmittelbar im Bereich dieses Punktes keinerlei Aktivität der Gallenblase nachwies. Injektionen eines Keuchhustenserums in Punkt Magen 36 bedurften nur $1/7$ der Menge gegenüber einer normalen intramuskulären Injektion.[9]

Schließen wir und akzeptieren wir die Erkenntnis, daß Akupunktur nicht nur Glaube ist, sondern sich die jahrtausendealten Behauptungen der Chinesen heute wissenschaftlich untermauern lassen.

Ich denke auch an das Hormon Erythropoetin aus der Niere, das wichtig ist für die Blutbildung. Man hat lange Zeit darüber gelacht, weil die Chinesen sagten, die Niere sei an der Blutbildung beteiligt. Heute lacht niemand mehr. Ich bin davon überzeugt, auch künftig werden wir noch manche Überraschung erleben. In der ganzen Welt hat eine intensive Forschung zum Nachweis der Wirksamkeit der Traditionellen Chinesischen Medizin eingesetzt.

Es gibt insgesamt 14 reguläre Meridiane, die auf der Körperoberfläche verlaufen, und zwar vom Kopf zu den Händen bzw. vom Brustkorb zu den Füßen bzw. von den Füßen zum Brustkorb und zum Kopf. Auf diesen 14 Meridianen sind ca. 700 Akupunkturpunkte verteilt. Man kann diese Punkte vergleichen mit Ventilen auf Ölleitungen. Ich kann hier bildlich gesprochen den Fluß des

Öles stoppen, ich kann Öl zuführen und den Fluß vergrößern oder ich kann Öl entnehmen und damit den Überdruck ableiten.

Nachstehend die Meridiane und deren Verlauf:

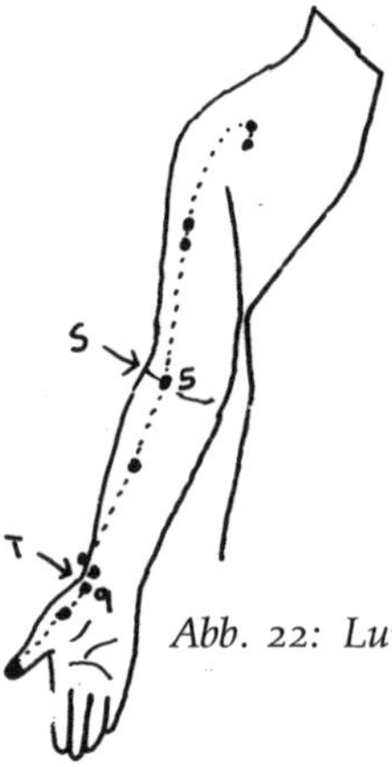

Abb. 22: Lungenmeridian

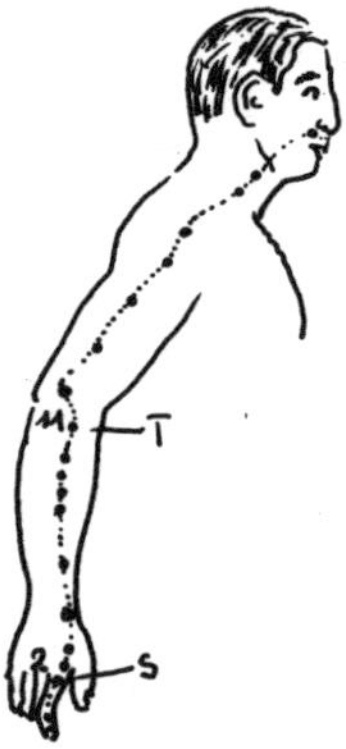

Abb. 23: Dickdarmmeridian

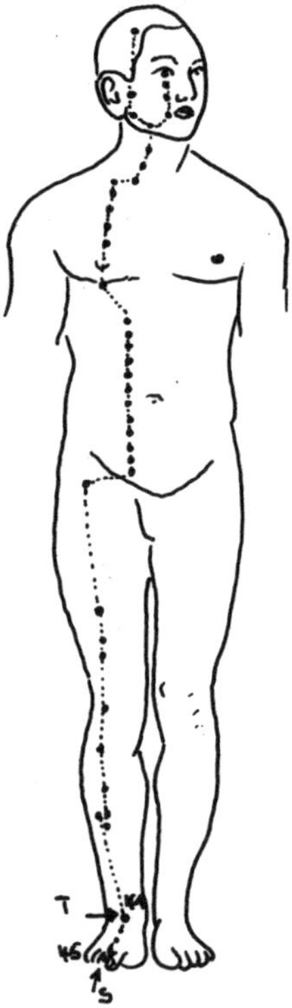

Abb. 24: Magenmeridian

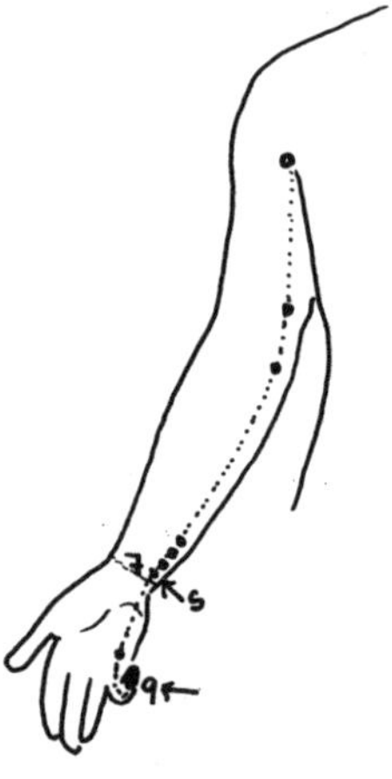

Abb. 25: Herzmeridian

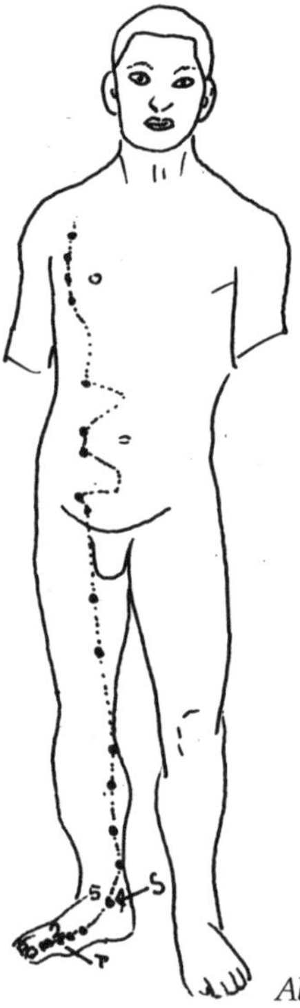

Abb. 26: Milzmeridian

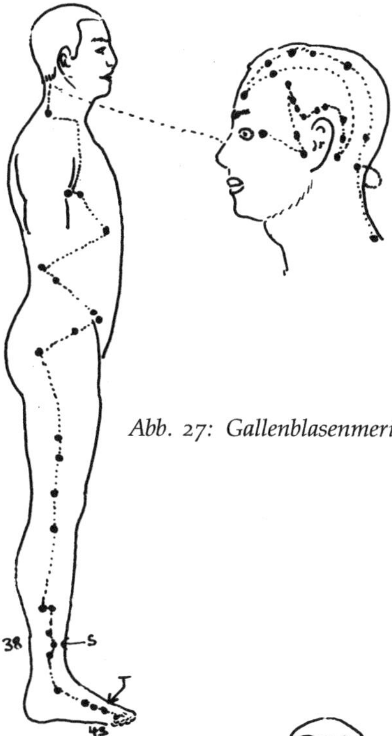

Abb. 27: Gallenblasenmeridian

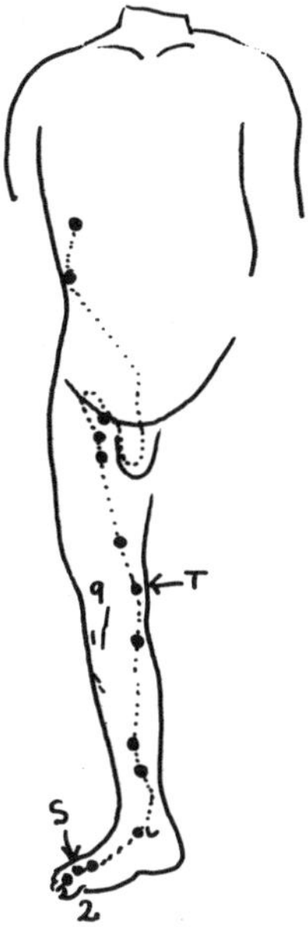

Abb. 28: Lebermeridian

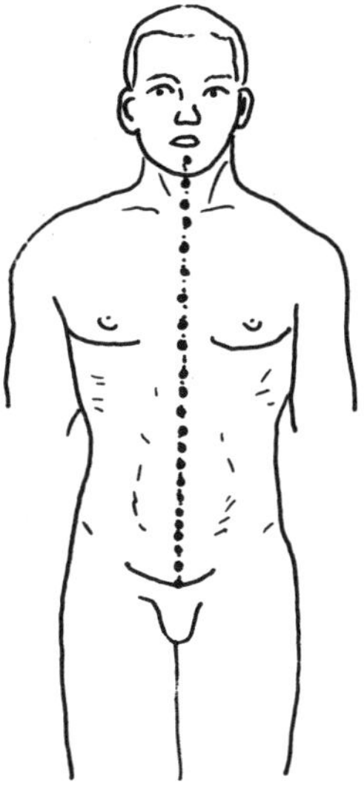

Abb. 29: Konzeptionsmeridian

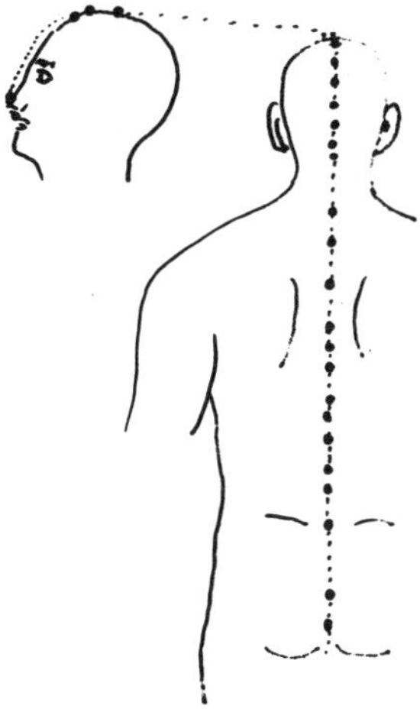

Abb. 30: Lenkermeridian

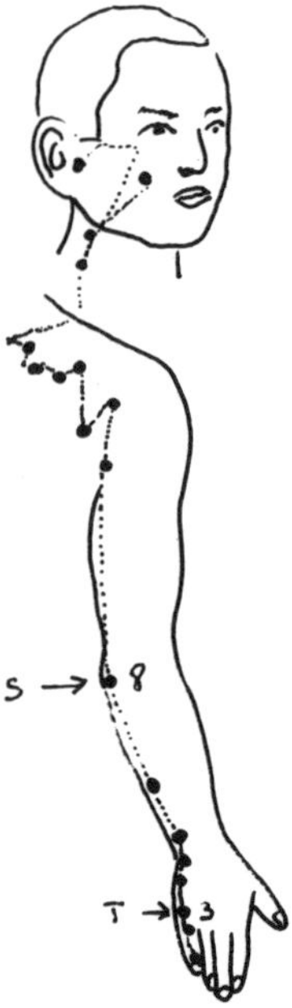

Abb. 31: Dünndarmmeridian

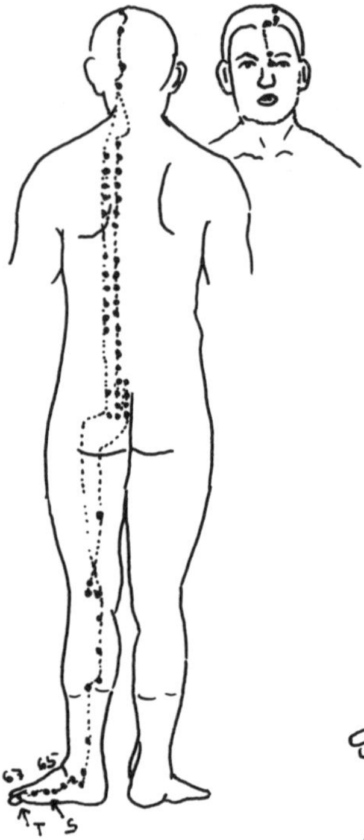

Abb. 32: Blasenmeridian

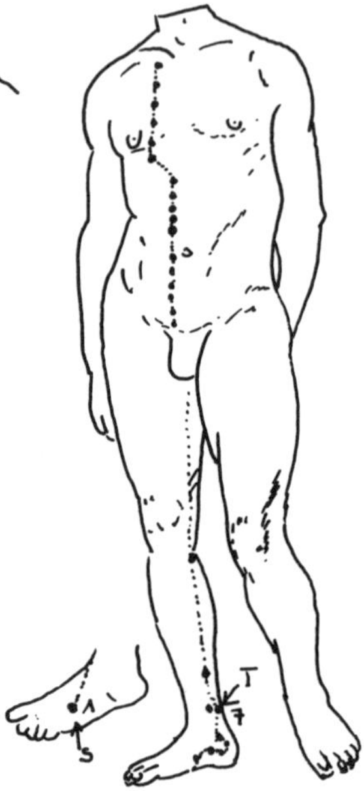

Abb. 33: Nierenmeridian

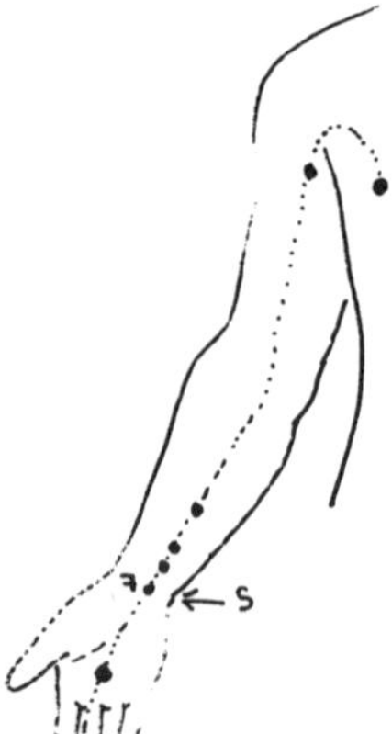

Abb. 34: Kreislaufmeridian

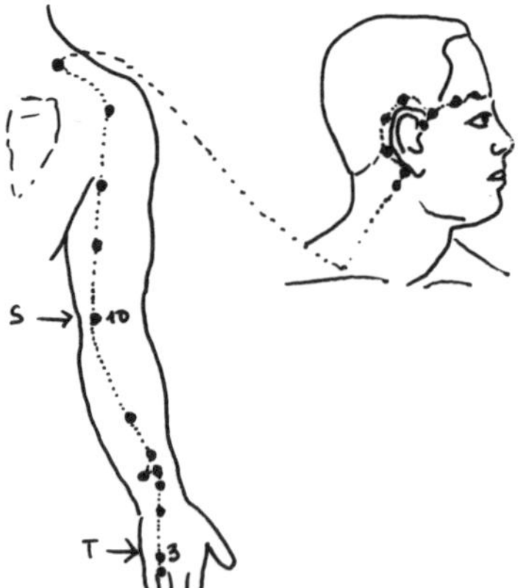

Abb. 35: Dreifacherwärmer-Meridian

Wir finden auf den einzelnen Meridianen sogenannte Tonifikationspunkte. Mit der Behandlung dieser Punkte über Nadelung, Akupressur oder Qi-Gong-Kugel-Massage kann ich Energie zuführen, kann ich mit anderen Worten stärken. Wir haben gleichermaßen Sedationspunkte, wo ich die Energie herunterregulieren oder ableiten kann. Von den übrigen Punkten soll hier nicht die Rede sein, da dies kein Akupunkturlehrbuch ist. Nur der Vollständigkeit halber sei gesagt, daß wir sogenannte Quellpunkte haben, Vereinigungspunkte, Schlüsselpunkte. Einige Punkte werden Sie in einem späteren Kapitel kennenlernen, um dann damit arbeiten zu können.

Eine Tabelle der Sedations- und Tonifikationspunkte je Meridian finden Sie auf den Seiten 156/157.

Es ist wichtig, daß in diesen Meridianen genügend Energie fließt. Eine schwache Meridian-Energie führt zu einer schwachen Zirkulation des Wei-Qis. Dieses fließt in den Geweben am Körperumfang. Damit haben wir eine schwache Körperabwehr nach außen. Krankmachende Einflüsse sind zum Beispiel Wind und Kälte. Wind und Kälte können in die Meridiane eindringen, die an der Oberfläche des Körpers fließen. Es kommt zunächst zu einem akuten Geschehen. Ein typisches Beispiel für ein akutes Geschehen ist der grippale Infekt mit Gliederschmerzen, Zerschlagenheitsgefühl, Fieber, Schüttelfrost, Husten, Niesen, Durchfall und Schwitzen. Ist der Körper zu schwach, den Feind abzuwehren, dringt er in tiefere Meridiane ein. Wir bekommen schwerwiegendere Symptome wie Herz-Kreislauf-Beschwerden, große Schwäche, Appetitmangel, Stirnhöhlenvereiterung, um nur einige zu nennen. Wenn der Feind auch dort nicht gestoppt werden kann, dringt er weiter in den Körper ein und erreicht die Organe. Diese werden geschwächt oder erkranken gar. Es kommt zu chronischen Störungen. Diese sind dann langwierig und schwierig zu behandeln. Ein Beispiel wäre hier die chronische Bronchitis mit Atemnot nach einer nicht ausgeheilten Grippe, oder die Herzschwäche sowie die Darmentzündung nach einer nicht ausgeheilten Sommergrippe.

Qi Gong sorgt dafür, daß genügend Zhen-Qi bewegt wird und damit genügend Wei-Qi und Yin-Qi. Damit ist der Körper gestärkt, hat eine gute Körperabwehr. Alle Organe werden genügend ernährt und funktionieren so, wie es die Physiologie vorschreibt.

Meridian	**Tonisations-punkte**	**Sedations-punkte**	**Lokalisation**
Lunge		Lu 5	in der Ellenbogenfalte an der Außenseite der Sehne
	Lu 9		in der Handgelenksfalte in einer Grube zwischen den beiden Sehnen unterhalb des Daumens
Dickdarm		Di 2	bei Faustschluß bildet sich eine Falte in Höhe Fingergrundgelenk; fingerseitig dieser Falte in einer tastbaren Grube
	Di 11		bei 90 ° gebeugtem Ellenbogen etwas seitlich der sich bildenden Falte
Magen		Mg 45	kleinzehenseitiger Nagelwinkel der zweiten Zehe
	Mg 41		Vorderseite Fußgelenk, in der Gelenkfalte zwischen den beiden Sehnen
Milz		MP 5	vor und unterhalb des inneren Fußknöchels in einer tastbaren Grube
	MP 2		hackenseitig vom Zehengrundgelenk aus gesehen kurz hinter dem Gelenk
Herz		H 7	in der Handgelenksquerfalte zwischen den beiden Sehnen unterhalb des Handballens, handkantenseitig
	H 9		äußerer Nagelwinkel des Kleinfingers
Dünndarm		Dü 8	bei gebeugtem Armgelenk zwischen Ellenbogenspitze und arminnenseitig tastbarem Knochenkopf
	Dü 3		bei Faustschluß am Ende der Falte, die sich unterhalb des Kleinfingers an der Handkante bildet

Meridian	Tonisationspunkte	Sedationspunkte	Lokalisation
Blase		B 65	unterhalb und vor dem äußeren Knöchel in einer Grube
	B 67		äußerer Nagelwinkel der Kleinzehe
Niere		Ni 1	bei gebeugter Großzehe bildet sich unterhalb der Großzehe an der Fußsohle eine Vertiefung
	Ni 7		eine Handbreit oberhalb des inneren Fußknöchels, senkrecht oberhalb dessen Hinterkante
Kreislauf		KS 7	Mittelpunkt der Handgelenksquerfalte
	KS 9		auf der Spitze des Mittelfingers
Dreifach-Erwärmer		E 10	oberhalb der Ellenbogenspitze bei leicht gebeugtem Arm in einer Grube
	E 3		auf dem Handrücken bei leichter Faustballung unterhalb des Knöchels des Ringfingers
Gallenblase		G 38	vier Daumenbreit oberhalb des äußeren Fußknöchels am Hinterrand des Knochens
	G 43		zwischen der vierten und fünften Zehe, dort wo die »Schwimmhaut« beginnt
Leber		Le 2	zwischen der Großzehe und der zweiten Zehe, dort wo die »Schwimmhaut« beginnt
	Le 9		vier Daumenbreit oberhalb der Innenseite des Kniegelenks

Tabelle der Sedations- und Tonisationspunkte

Konzeptions- und Lenkermeridian haben keine Sedations- und Tonisationspunkte. Auf dem jeweiligen Meridianschema sind die Punkte mit S (Sedation) und T (Tonisationspunkte) gekennzeichnet.

Am Kopf fließen alle Meridiane zusammen. Ich kann also vom Kopf her das Zhen-Qi aktivieren. Deswegen werde ich Ihnen im Kapitel »Energieschaltzentrale Kopf« eine Therapie zeigen, die hervorragend geeignet ist, die ganze Energie im Körper mittels Massage in Verbindung mit Qi-Gong-Kugeln zu aktivieren. Sie spüren sofort, wie der Kopf frei wird. Die Konzentration erhöht sich. Das ganze Wohlbefinden wird gehoben. Aus diesem Grunde mußte ich Ihnen den vollständigen theoretischen Hintergrund erklären. Nur so können Sie verstehen, warum Sie durch diese Massage am Kopf eine Stärkung der Körperfunktion und eine Stärkung des Wohlbefindens erreichen können.

Sie haben jetzt eine Menge Theorie gelernt. Dieses Wissen ist nicht nur wichtig für die Praxis des Qi Gongs. Wenn Sie aufmerksam gelesen haben, werden Sie daraus viel erfahren über das Leben schlechthin und eine Menge daraus ableiten können für die Anforderungen des Alltags und Berufs, für Ihre Lebenseinstellung. Die richtige Lebenseinstellung ist wiederum entscheidend für Lebensqualität und Gesundheit, weil sie im hohen Maße über Qualität und Quantität ihres Qis bestimmt. Es sind wertvolle Hinweise aus der viele tausend Jahre alten taoistischen Tradition, Wissen, das sich über Jahrtausende nicht mehr verändert hat, weil es so ausgefeilt ist, daß sich daran nichts Wesentliches mehr verändern läßt. Das sind Aussagen eines der profiliertesten Sinologen in Deutschland, Professor Dr. med. M. Porkert. Das System ist in sich so schlüssig, daß man immer wieder überrascht darüber ist. Je länger man sich mit dem Wissen der Traditionellen Chinesischen Medizin beschäftigt, desto mehr kommt man aus dem Staunen nicht heraus, weil gewaltiges Wissen dort angehäuft ist. Auch wenn der Taoismus aus China stammt, hat er auch uns Westlern vieles zu sagen. Wir können vielleicht nicht alles übernehmen, aber das meiste schon. Es wird unser Wissen und unsere geistige Einstellung bereichern. Was nutzt uns eine große geistige Kapazität und eine Menge Wissen, wenn wir vor Schwierigkeiten stehen, vor den unabänderlichen Tatsachen eines Schicksalschlages? Hier ist die geistige Einstellung gefragt. Täglich sollten wir daran arbeiten, die geistige Einstellung zu vertiefen, zu erweitern, unser Bewußtsein zu schulen. Die Hinweise dieses Buches aus der Traditionellen Chinesischen Medizin können Ihnen dabei wertvoll sein und Ihnen Hilfestellung geben, die Ihnen manchen Fehler ersparen kann. Ich wünsche Ihnen, daß Sie die gleichen Erfahrungen machen, wie ich sie machen durfte.

Die Fünf-Elementen-Lehre, die sechs Heiligen Laute und Qi Gong

oder die ungleichen Schwestern

Hautnah und auf recht spürbare Art und Weise wird dem Menschen jetzt klargemacht, daß sein Verhalten gegen die Grundregeln einer gesunden Natur und Umwelt verstößt. Der Mensch glaubte jahrzehntelang, er könne die Ressourcen der Natur und Umwelt nach Lust und Laune für sich nutzen. Dabei hatte er eines nicht begriffen, daß Natur, Umwelt und Mensch eine Ganzheit bilden, daß die Sünden des Menschen der Natur gegenüber die Umwelt treffen und über die Umwelt wieder den Menschen. Der Mensch glaubte, die Natur nach seinem Willen verändern zu können. Er begradigte Flüsse, beseitigte Feuchtwiesen. Er kippte den Dreck des Wohlstandsmülls in die Natur und glaubte, sie würde es schon richten. Damit destabilisierte er ein sehr sensibles, subtil arbeitendes Ökosystem. Der Mensch griff in die Giftküche der Chemie und zauberte Herbizide, die ihm das mühsame Jäten des Unkrauts abnahmen – um welchen Preis, das wird uns jetzt erst klar.

Man spricht von einem Unmenschen und meint damit, dieser Mensch habe nichts Menschliches an sich und störe die Gemeinschaft. So spricht man vom Unkraut als dem Kraut, was eigentlich überflüssig ist. So dachte man jedenfalls. Indem man aber das Unkraut vernichtete, störte man die Artenvielfalt. Von dem Unkraut waren wieder andere Lebewesen abhängig und vielfach auch andere Pflanzen. Zerstörte man das Unkraut, wurde ein ökologischer Kreislauf unterbrochen. Nützliche Pflanzen verschwanden. Die Liste der gefährdeten Pflanzen wird länger und länger. Die regulierten Feuchtwiesen, die es plötzlich nicht mehr gab, stellten sich als wichtige Bindeglieder innerhalb eines ökologischen Kreislaufes dar. Ihre Beseitigung war ein gewaltiger Eingriff in den

Kreislauf mit fatalen Folgen für Mensch und Natur. Nicht nur, daß die Feuchtwiesen verschwanden. Mit ihnen wurden Frösche, Lurche, Amphibien vernichtet. Sie waren wieder Nahrung für viele Wasservögel. Also verschwanden auch die typischen Wasservögel der Feuchtwiesen. Ihnen war nicht der Boden, wohl aber das Wasser entzogen worden. Wasservögel sind aber nicht nur Tiere zum Anschauen. Sie stellen wiederum wichtige Bindeglieder innerhalb eines Systems dar. Sie sind auch Insektenvertilger. Sie helfen mit, das ökologische Gleichgewicht zu erhalten. Plötzlich gab es zu viele Insekten, zu viele Schädlinge. Die Schädlinge fraßen Nutzpflanzen. Also griff man wieder in die Trickkiste der Chemie und zauberte Pestizide hervor. Damit verschwanden zwar die Heerscharen lästiger Insekten, aber der Boden war vergiftet. Mit dem Gift im Boden starben viele Lebewesen, die für die Bodenqualität wichtig waren, als da sind Regenwürmer, Larven und sonstiges Kleingetier. Die Vögel fraßen vergiftete Insekten und hochgradig kontaminierte Bodenlebewesen. Ihre Zeugungsfähigkeit litt darunter. Es fehlte an Nachwuchs. Die Eierschalen waren so dünn, daß die Eier nicht mehr bebrütet werden konnten. So deziminierte sich der Vogelbestand.

Der Mensch spürte es an seiner Gesundheit, daß er belastetes Trinkwasser zu sich nahm und kontaminiertes Gemüse aß. Der fatale Kreislauf war geschlossen. Wo wir auch hinblickten, wir sahen die Folgen des unvernünftigen Umgangs mit der Natur. Ein Eingriff an einer Stelle dieses Kreislaufes hatte Folgen für alle Glieder dieser Kreisbahn.

Erst jetzt erkennt man, daß die einzelnen Glieder dieses Kreislaufes sich gegenseitig stützen, voneinander abhängig sind, einander bedingen, sich gegenseitig regulieren, stabilisieren. Die Nahrungskette ist ein weiteres Beispiel für ein abhängiges Kreislaufsystem. Am Anfang stehen die Pflanzen und Bakterien, die ihre zum Wachstum benötigten Energien aus dem Sonnenlicht mittels Fotosynthese holen. Zu nennen wäre hier das Plankton. Plankton wird von Kleinlebewesen aufgenommen, diese werden von den Fischen vertilgt. Diese Fische dienen wieder größeren Raubfischen als Nahrung. Die fleischfressenden Fische werden vom größten Raubtier der Erde, vom Menschen, als Nahrung genutzt. Stört man die Bildung von Plankton durch einen Eingriff in die Qualität des Wassers, trifft sich letzten Endes der Mensch damit selbst.

Der Mensch genießt den Wald für seine Muße. Bisher war er lediglich eine Anhäufung von Bäumen, unter deren Laubdach und in deren Kronen Tiere lebten, die eine Symbiose mit ihnen pflegten. Zerstört man den Wald, greift man in diese Symbiose ein. Der Wald wirkt klimaregulierend. Zerstört man den Wald, beeinträchtigt man das Klima.

Nun, dies ist ein Buch über die Qi-Gong-Kugeln. Was haben diese ökologischen Kreisläufe nun mit Qi-Gong-Kugeln zu tun? Zunächst besteht die indirekte Verbindung über die Fünf-Elementen-Lehre, um die es hier gehen soll. Die Fünf-Elementen-Lehre ist ein Denkmodell für die Beziehungen der regulativen Kräfte im Makro- und Mikrokosmos. Sie soll die Abhängigkeit der Einzelelemente dieses Systems aufzeigen, deren Bedingtheit gegenseitige Regulation, Kontrolle ist. Dazu heißt es im Akupunkturklassiker Lei-Ying-Tu-Yi aus der Ming-Zeit: »Der Vorgang des Wachsens läuft nicht ohne Erzeugung und deren Kontrolle. Die Geburt ermöglicht Wachstum. Aber ohne Kontrolle entstünde Schaden.« Hier wird im Lei-Ying-Tu-Yi also klar gesagt, daß es nicht nur damit getan ist, zu erzeugen, sondern diese Erzeugung muß einer Kontrolle unterliegen, sonst wächst sie ins Unermeßliche und zerstört. Diese Kontrolle muß man sich vorstellen wie ein kybernetisches System, das anhand von Regeln und Sollgrößen den Ist-Zustand konstant hält.

Die Fünf-Elementen-Lehre geht auf die altchinesische Vorstellung zurück, daß fünf Elemente die grundlegenden Bausteine des Kosmos sind. Dies sind Holz, Wasser, Feuer, Erde, Metall. Sie bedingen sich nach der taoistischen Lehre gegenseitig und sorgen für einen zyklischen Naturkreislauf. Diese Bedingtheit, die Selbstregulation, die gegenseitige Abhängigkeit steuert das Innen-Außen-Verhältnis zwischen Körper und Umwelt, steht für die Abhängigkeit, die an dem Beispiel der Nahrungskette und des ökologischen Systems verdeutlicht wurde. Die Fünf-Elementen-Lehre macht also klar, daß alle Objekte und Phänomene eines Systems miteinander in Verbindung stehen. Somit bedingt die Störung eines Objektes einen störenden Einfluß auf alle anderen. Die Selbstregulation heißt, daß eine Unterfunktion des Sohnes eine Überfunktion der im Kreislauf zum Sohn hin vorgeschalteten Mutter bedingt, um diese Unterfunktion auszugleichen. Zur Selbstregulation gehört also auch die Hemmung, die Anregung, das ständige Miteinanderreagieren, um so den Wandel, der Leben ist, in diesem lebendigen System zu unterhalten.

In einem alten Akupunkturklassiker der Traditionellen Chinesischen Medizin heißt es: »Nichts auf der Erde oder innerhalb des

Universums ist ohne Bezug zu den fünf Elementen. Der Mensch ist hier keine Ausnahme.« Und im Klassiker Shang-Shu-Da-Zhuan heißt es speziell zu den fünf Elementen: »Wasser und Feuer schaffen Leben sowie Essen und Trinken für das Volk. Metall und Holz bringen Wachstum und Vergnügen. Die Erde ist der Ursprung aller Dinge und gibt den Menschen Lebensraum.«

Es war die Rede von den fünf Elementen Holz, Feuer, Erde, Metall und Wasser. Verstehen Sie darunter nun nichts, was Ihren Vorstellungen von Holz, Feuer, Erde, Metall und Wasser entsprechen würde. Feuer ist nicht Feuer. Das Feuer der fünf Elemente ist nicht das Feuer, auf dem Sie kochen. Die Erde, die Sie in die Hand nehmen, hat nichts mit der Erde der fünf Elemente zu tun. Die fünf Elemente symbolisieren Strukturen, Eigenschaften, Charakteristiken, sind Funktionsmodelle. Das verdeutlicht ein Akupunkturklassiker, nämlich das Buch der Geschichte, aus dem ich hier zitiere: »Wasser feuchtet und fließt abwärts. Feuer flackert empor. Das Holz ist flexibel. Das Metall kann durch Schmieden verformt werden. Die Erde dient dem Säenden und gibt Ernten.«

Hier folgen die Charakteristiken der fünf Elemente

Erde steht für Wachsen, Ernähren, Wandel
Holz steht für Wachsen, Nachgiebigkeit, Biegsamkeit
Feuer steht für Hitze, nach oben gerichtete Funktion
Wasser hat die Eigenschaft von Kälte, Durchdringen, Funktionsrichtung abwärts, Speicherung von Lebensessenz
Metall steht für Klarheit, Sauberkeit, Sprödigkeit

Den fünf Elementen sind nun verschiedene Attribute zugeordnet, als da sind: Geschmacksrichtungen, Farben, Witterungszustände, Jahreszeiten, Speicherorgane, Hohlorgane, Körperöffnungen, Körperteile, Gefühle.

Die Tabelle auf Seite 163 zeigt es.

Elemente	zugeordnete Speicherorgane	zugeordnete Hohlorgane	Körperöffnungen	Körperstrukturen	Gefühle	Positiv-Gefühle	Geschmacksrichtung	Farben	Tiere
Holz	Leber	Gallenblase	Augen	Sehnen	Wut	Gelassenheit, Sanftheit	Sauer	Grün	Drachen
Feuer	Herz	Dünndarm	Zunge	Blutgefäße	Freude	Liebe, Freude	Bitter	Rot	Fasan
Erde	Milz	Magen	Mund	Muskeln	Denken	Lebensbejahung, Offenheit, Toleranz	Süß	Gelb	Phönix
Metall	Lunge	Dickdarm	Nase	Haut, Hautanhangsgebilde	Trauer	Aufrichtigkeit, Zielstrebigkeit	Scharf	Weiß	Tiger
Wasser	Niere	Blase	Ohren	Knochen	Angst	Mut	Salzig	Blau	Schildkröte

Die zweite Tabelle zeigt Ihnen nun die Funktionen auf, die die einzelnen, dem Element zugeordneten Organe haben. Es geht hier um die Speicherorgane.

Holz/ Leber	**Feuer/ Herz**	**Erde/ Milz**	**Metall/ Lunge**	**Wasser/ Niere**
speichert Blut	wärmt Lunge	bildet Nahrungs- essenz	unterstützt Niere	speichert Yin
stärkt das Herz	wärmt Milz	regeneriert Energieessenz Yin der Lunge	reguliert Yang der Leber	ernährt das Holz durch Wasser
entlastet Milz über Ausscheidung	durchwärmt den Körper	reguliert Wasser, unterstützt die Niere	säubert den Körper	dämpft Feuer in der Leber

Beschäftigen wir uns jetzt mit der Abhängigkeit der Energien innerhalb des Systems der fünf Elemente und machen uns dies anhand einer Zeichnung klar. Vorher seien in der nächsten Tabelle aber noch weitere Zuordnungen zu den Elementen verdeutlicht (Abb. 36 und 37).

Tabelle der Kopplungen und Bezüge der Elemente					
gekoppelte Organe/ Elemente	Leber/ Holz	Herz/ Feuer	Milz/ Erde	Lunge/ Metall	Niere/ Wasser
gekoppeltes Organ	Galle	Dünndarm	Magen	Dickdarm	Blase
Spiegelt sich wider in	Auge	Zunge	Lippe	Nase	Ohr
Bezug zu	Sehnen	Geist	Muskeln	Haut	Knochen
Sammel- punkt negativer Emotionen	rechter Unterbauch	Mitte Brustbein	Nabel	linker Unterbauch	Damm

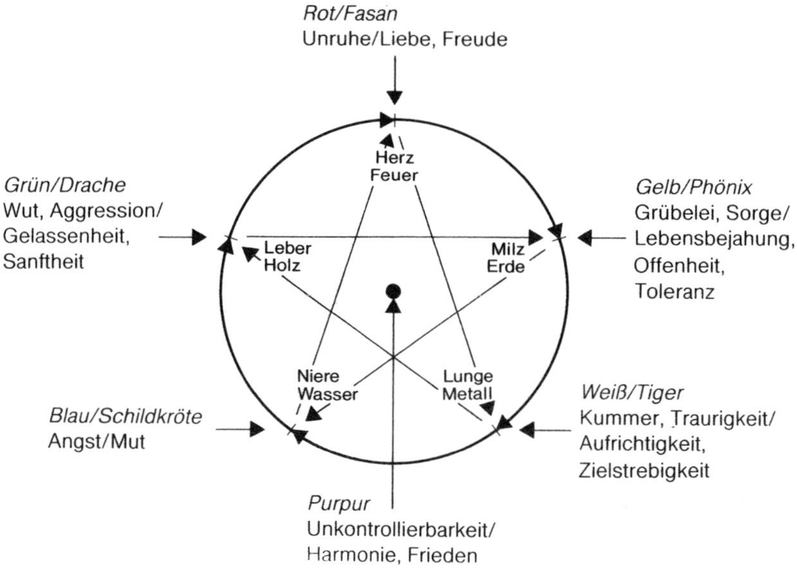

Abb. 36: Elemente und Emotions-, Farb- und Tierzuordnungen

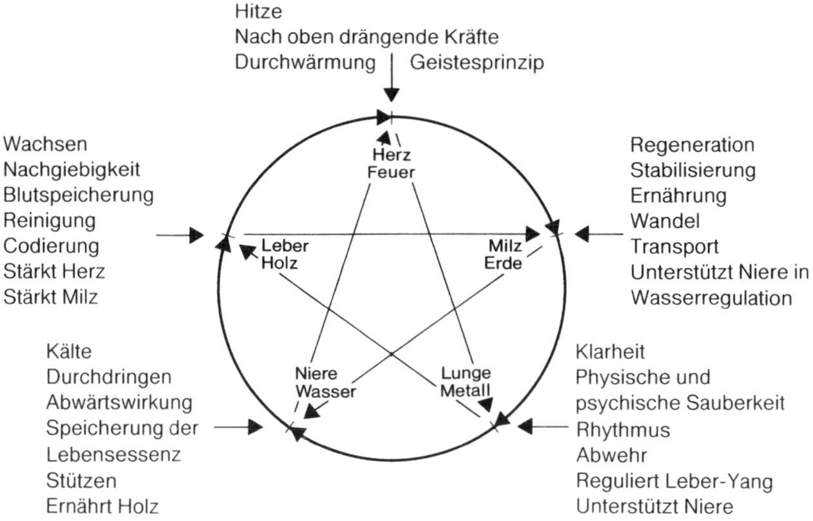

Abb. 37: Elemente und zugeordnete Eigenschaften und Funktionen

Die Energie fließt also im Kreis. Sie startet vom Holz/Leber aus und fließt zum Feuer/Herz.
Vom Feuer/Herz fließt sie zur Milz/Erde.
Von Milz/Erde fließt sie zur Lunge/Metall.
Von Lunge/Metall fließt sie zur Niere/Wasser.
Von Niere/Wasser fließt sie zurück zum Holz/Leber.
Hier schließt sich der Kreis.

Daß dies nicht nur graue Theorie ist, läßt sich auch mit Erkenntnissen der orthodoxen Medizin belegen. Wenn die Leber krank ist, leidet das Herz. Wir sehen aus der Fließrichtung, daß die Energie von der Leber zum Herzen fließt. Es gibt das nierenbedingte Asthma, weil die Niere nicht genügend ausscheidet. Sie sehen, nach dem Schaubild, daß die Energie von der Lunge zur Niere fließt. Gibt es hier Störungen, kommt es zu Asthma.

Jetzt zum nächsten Schaubild:

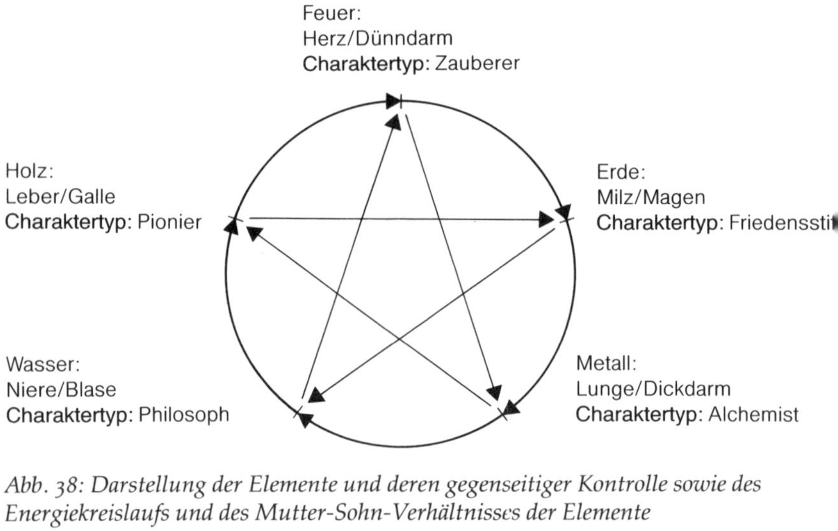

Abb. 38: Darstellung der Elemente und deren gegenseitiger Kontrolle sowie des Energiekreislaufs und des Mutter-Sohn-Verhältnisses der Elemente

Auf diesem Schaubild sehen Sie jetzt Pfeile. Ein Pfeil verläuft zum Beispiel vom Herzen zur Lunge. Diese Pfeile verdeutlichen, welches Organ auf welches andere kontrollierend einwirkt. Der Pfeil vom Herzen zur Lunge sagt uns also, daß das Herz die Lunge kontrolliert. Das stimmt. Ein schwaches Herz führt zu Herzasthma, weil es nicht mehr in der Lage ist, das Blut aus der Lunge abzupumpen. Dadurch ist in der Lunge nicht genügend Raum für die Atemluft. Das Herz hat in dem Fall nicht mehr die Kraft zur Kontrolle. Die Lunge erkrankt. Luftnot ist die Folge dieses Blutstaus in der Lunge.

Oft ist ein nervöser Magen eine Folge von Überfunktion von seiten der Leber. Sie erkennen den Pfeil zwischen Leber und Milz. Milz und Magen muß man hier als ein Organ betrachten. In dem Fall kommt es zu einer Unterdrückung der gesunden Magenfunktion. Wer läßt sich schon gerne unterdrücken? Er wird aggressiv und nervös dabei. Dies Beispiel verdeutlicht, daß eine zu repressiv ausgeübte Kontrolle genauso schädlich ist wie eine nicht ausgeübte Kontrolle.

So halten wir das bisher Gesagte fest in Form eines Lehrsatzes:

1. Lehrsatz: Der Energiefluß ist kreisförmig.

2. Lehrsatz: Die Pfeile verdeutlichen, welches Organ auf welches Organ kontrollierend einwirkt.

Da wir es mit einem in sich geschlossenen System der fünf Elemente zu tun haben, muß eine Störung an einer Stelle dieses Systems alle anderen Objekte innerhalb dieses Systems stören.

Praktisch heißt das, daß das gestörte Feuer die Energie nicht zur Erde fließen läßt und es zu Störungen innerhalb der Milzfunktion kommt.

Kontrolliert das Herz die Lunge nicht, kommt es zu Störungen innerhalb der Lunge. Die Harmonie ist gestört. Die Erkrankung der Lunge wirkt sich entsprechend dem Pfeilverlauf negativ auf Niere und Leber aus. Wie beim Domino-System geht es jetzt weiter. Ein fallender Stein stößt die ganze Reihe um.

Die Aussagen der Fünf-Elementen-Lehre könnte man zum Beispiel auch auf die Nationalökonomie übertragen. Der Kreislauf des Geldes funktioniert nur, wenn dem Geldwert eine erbrachte Leistung gegenübersteht. Man kann nur das ausgeben, was man vorher verdient hat. Gibt die Mutter »Herz« immer nur, ohne daß sie entsprechenden Nachschub vom Holz der Leber erhält, muß sie zwangsläufig krank werden. Wird das Kind »Milz« ständig gefüttert, ohne daß es weiter abgibt zur Lunge/Metall, dann muß es an innerer Fülle irgendwann ersticken. Ein Land, das nur exportiert, ohne zu importieren oder umgekehrt, wird bald enorme Schwierigkeiten bekommen.

Für das Prinzip der Kontrolle gibt es auch ein schönes Beispiel. Sie wissen, Pferde sind eigenwillige Tiere. Solange das Pferd die Stärke des Reiters spürt, spurt es. Aber ein schwacher Reiter bekommt bald das Diktat des Pferdes zu spüren. Denn das Pferd macht mit ihm, was es will. Wenn der Kontrollpfeil vom Reiter (hier mit dem Feuer gleichgesetzt) zum Pferd (hier gleichzusetzen mit dem Metall) gehen soll, dann muß auch die Kontrolle in diese Richtung fließen. Erfolgt sie nicht, wird das Pferd übermütig. Das Chaos ist da, wenn die Kräfte sich umkehren. Nicht das Pferd soll mit dem Reiter spazierenreiten, sondern umgekehrt entspricht es der Ordnung. Wenn der Falsche den Ungeeigneten kontrolliert, entsteht Unordnung daraus. Der Reiter findet sich bald abgeworfen im Gras und sieht sein Pferd davonlaufen.

Lassen Sie mich noch einmal kurz zusammenfassen. Sie haben jetzt folgende Dinge kennengelernt: Bedeutung und Wesen der fünf Elemente, die Fließrichtung der Energie, die gegenseitige Kontrolle der Organe und die gegenseitigen Abhängigkeiten der Elemente.

Jetzt geht es darum, diese theoretischen Erkenntnisse in die Praxis umzusetzen und damit zu arbeiten. Dazu beschäftigen Sie sich bitte noch mit folgenden Zuordnungen.

	Holz/ Leber	**Feuer/ Herz**	**Erde/ Milz**	**Metall/ Lunge**	**Wasser/ Niere**
Farbe:	Grün	Rot	Gelb	Weiß	Blau
Tageszeit:	Morgen	Mittag	Nachmittag	Abend	Nacht
Charakter-typ:	**Pionier:** der zielstrebig und entschlossen Handelnde.	**Zauberer:** dem Geheimnisvollen und Erregenden verbunden.	**Friedensstifter:** ständig um Harmonie und Frieden bemüht.	**Alchemist:** sein Lebensziel: Struktur und Funktion zu verstehen und zu beherrschen.	**Philosoph:** Streben nach Bewußtseinserweiterung und Weisheit.

Wie arbeiten Sie jetzt mit den Angaben dieser Übersicht bzw. Tabelle? Erste Möglichkeit: *Sie verwenden die Zeit.*

Sie sehen zum Beispiel in der Tabelle, daß der Morgen der Leber zugeordnet ist. Das heißt, die Leber ist am Morgen am besten ansprechbar für aktivierende Impulse, zum Beispiel mit der Qi-Gong-Kugel. Sie leiten die Kraft zur Leber, indem Sie sich die Leber gedanklich vorstellen. Versuchen Sie sich ein Bild zu machen von der Form, von der Farbe der Leber, von der Lokalisation der Leber. Die Leber sieht braun aus, sie liegt unterhalb des rechten Rippenbogens. Vielleicht besorgen Sie sich einmal ein einfaches Anatomiebuch und schauen sich die Leber darin an. Die Visualisierung klappt dann um so besser. Durch diese Visualisierung sensibilisieren Sie die Leber für die Impulse der Qi-Gong-Kugeln. Am intensivsten ist die Arbeit, wenn Sie sich durch Visualisierung vorstellen können, daß durch Qi-Gong-Kugel-Training die Gefäße in der Leber erweitert werden bzw. die Durchblutung verbessert wird. Zum Abschluß des Handtrainings mit den Qi-Gong-Kugeln und der Visualisierung der Leber legen Sie die Kugeln auf die Leberregion.

Zweite Möglichkeit: *Sie arbeiten mit den Farben.*

Aus der Tabelle ersehen Sie die jeweilig dem Organ zugeordnete Farbe. Für die Leber wäre das Grün. Visualisieren Sie die Farbe Grün und denken dabei an die Leber und machen Ihr Qi-Gong-Kugel-Training. Diese Technik macht die Leber ebenfalls aufnahmebereit für die Kraft, die Sie ihr über die Innenhand mit den Kugeln zuführen.

Dritte Möglichkeit: *Sie arbeiten mit den sechs Heiligen Lauten.* Die nachstehende Tabelle zeigt die sechs Heiligen Laute.[31]

Holz/ Leber	**Feuer/ Herz**	**Erde/ Milz**	**Metall/ Lunge**	**Wasser/ Niere**	**3-E**
Shü	Ho	Hu	Szö	Tschui	Szi

Bei den sechs Heiligen Lauten wird der Dreifacherwärmer-Funktionskreis mit einbezogen.

Die Laute sollen so gesprochen werden, daß die Stimme dabei nicht überanstrengt wird. Jede Überanstrengung führt zur Verkrampfung. Jede Verkrampfung blockiert den Fluß des Qis und verändert auch die Tonschwingungen zum Negativen hin. Auch die Stimmlage sollte so sein, daß keine unangenehmen Empfindungen entstehen und man das Gefühl der Entspannung hat. Man sollte hier mit einer tiefen Stimme anfangen und langsam während der Übung erhöhen oder aber von Mal zu Mal die Stimme etwas anheben bis zu einer angenehmen, mittleren Tonlage.

Bevor Sie die Laute praktizieren, sollten Sie die Grundstellung einnehmen, die energetisierende Atmung praktizieren und die Öffnungs- und Schließungsbewegung machen. Danach machen Sie Ihr Handtraining mit den Kugeln und sprechen den jeweiligen Organlaut. So führen Sie die Kraft durch die Schwingungen des gesprochenen Organlautes automatisch zu dem jeweiligen Organ. Es empfiehlt sich, die Wirkung noch dadurch zu verstärken, daß Sie das Organ visualisieren.

Für die Dauer der Übung gibt es keine Richtlinien. Sie sollten da Ihrem eigenen Gefühl folgen. Am Schluß der Übung machen Sie wieder die Öffnungs- und Schließungsbewegung und legen dann anschließend die Hände mit den Kugeln auf den Punkt Dantien.

Geht es Ihnen nicht manchmal auch so, daß Sie sich so richtig einmal alles von der Seele schreien möchten? Instinktiv zeigt Ihnen der Körper, was er braucht: gestaute Emotionen herausbringen durch das richtige Ventil. Schreien löst Stauungen der Leber, Lachen löst sie im Herzen, so, wie es die folgende Tabelle angibt.

Holz/ Leber	**Feuer/ Herz**	**Erde/ Milz**	**Metall/ Lunge**	**Wasser/ Niere**
Schreien	Lachen	Summen	Seufzen	Klagen

Wenn Sie Ihr Qi-Gong-Handkugel-Training machen, dann nutzen Sie diese Ventile, so laut und so deutlich, wie Sie können. Visualisieren Sie dabei das jeweilige Organ. Wenn Sie schreien, praktizieren Sie gleichzeitig ein aggressives, lebendiges, von Bewegungsreichtum gezeichnetes Kugeltraining. Die Wirkung ist so intensiver.

Praktizieren Sie zu den Maximalzeiten der Organe. Nachstehende Zeichnung zeigt Ihnen die Organuhr mit den Maximalzeiten. Sollten die Maximalzeiten für die Organe ungünstig liegen, weil Sie zum Beispiel zu der Zeit in der Regel zu schlafen pflegen, diese mitten in der Nacht oder kurz nach der Zubettgehzeit liegen, so können Sie mit einem Trick arbeiten. Nehmen Sie entweder das vorlaufende Organ und schieben dadurch Energie von der Mutter zum Sohn oder nehmen Sie das nachlaufende Organ und verwenden dessen Zeit. Sie schaffen durch die Aktivierung des nachlaufenden Organs Sogwirkung auf das jeweilig zu stärkende Organ.

Ein Beispiel:

Die Leber hätte ihre Maximalzeit zwischen 1 und 3 Uhr nachts. Niemand wird mitten in der Nacht aufstehen, um Kugeltraining zu dieser Zeit zu machen. Die Niere ist nach der Fünf-Elementen-Lehre die Mutter der Leber, weil sie im Energiekreislauf der Leber vorgeschaltet ist. Ihre Zeit liegt zwischen 17 und 19 Uhr. Verwenden Sie diese Zeit. Sie aktivieren so die Niere. Die Niere wird dann Energie zur Leber geben. Visualisieren Sie dabei das jeweilig anzusprechende Organ. Dies gilt auch für das gekoppelte Organ. Die Galle wäre das mit der Leber gekoppelte Organ. Soll sie aktiviert werden, können Sie ebenfalls die Niere in deren Maximalzeit zwischen 17 und 19 Uhr anregen oder das mit der Niere gekoppelte Organ Blase zu dessen Maximalzeit 15 bis 17 Uhr. Die Tabelle mit den Maximalzeiten finden Sie nachstehend.

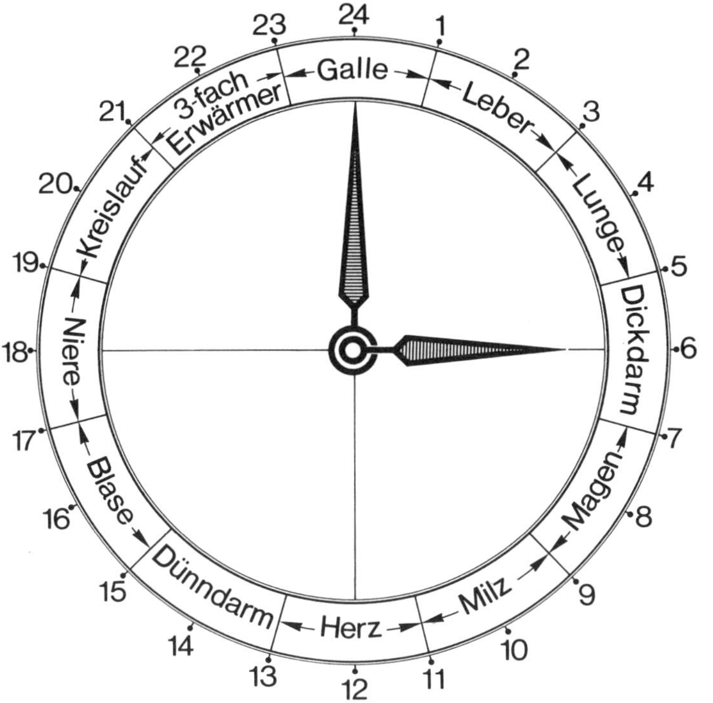

Abb. 39: Organmaximalzeiten mit maximaler Organaktivität und der energetisch günstigen Organsituation. Scheinbare Widersprüche zu den Angaben der zugeordneten Tageszeiten erklären sich aus der Fünf-Elemente-Lehre

Transformation der Emotionen mit Hilfe der Prinzipien der fünf Elemente

Haben Sie auch schon mal einen Kloß im Hals gehabt? Nach der Traditionellen Chinesischen Medizin sind diese Klöße im Hals unverarbeitete Emotionen.

Mußten Sie schon mal kräftig durchatmen, weil Ihnen eine Zentnerlast auf der Brust lag? Das ist der gordische Knoten der Emotionen, der Sie einschnürte.

Krebs, sagt die Traditionelle Chinesische Medizin, fängt an mit ungelösten psychischen Konflikten. Die Leitungsbahnen werden durch unverarbeitete Emotionen für den Qi-Fluß blockiert. Das Qi staut sich dort. Es kondensiert. Die Folge sind Verhärtungen im Gewebe. Was in der einen Richtung zu Stauungen und Verhärtungen führt, muß in der anderen Richtung auflösbar sein. Die Technik hierzu liefern die Qi-Gong-Kugel-Therapie, das Qi Gong an sich und das Arbeiten mit den fünf Elementen. In diesem Kapitel soll es um das Arbeiten mit den fünf Elementen gehen. Am Abschluß dieses Kapitels bringe ich Ihnen die Grundprinzipien des Qi Gongs bei.

Das Arbeiten mit den fünf Elementen setzt drei Dinge voraus:

1. den Umgang mit den Kugeln zu beherrschen
2. die Fähigkeit, zu visualisieren
3. das Verständnis der Psychographie der fünf Elemente

Dazu einige Erklärungen anhand der Abbildungen 36, 37 und 38 auf den Seiten 165 bzw. 166.

Der Energiefluß ist wieder entsprechend den Pfeilen der Kreisbahn. Die Pfeile im Kreis laufen vom Kontrollorgan zum kontrollierten Organ. Das Herz kontrolliert zum Beispiel die Lunge (s. Abb. 37). Außerhalb des Kreises haben Sie die dem Organ zugeordnete Farbe, das Bezugstier und die positiven und negativen Emotionen.

Dem Herzen sind also zugeordnet die Farbe Rot, das Tier »Fasan«, die negative Emotion »Unruhe«, die positiven Emotionen »Liebe« und »Freude«. Für die anderen Organe finden Sie die entsprechenden Angaben neben der Organposition auf der Kreisbahn außerhalb des Kreises.

Ist das Organ im Gleichgewicht, wirken die positiven Emotionen. Ist es im Ungleichgewicht, überwiegen die negativen Emotionen. Die negativen Emotionen schädigen das Organ. Die positiven Emotionen stärken es.

Nach der Fünf-Elementen-Lehre führt der Zustand der Wut und Aggression in der Leber zu deren Schädigung und bedingt mit der Zeit eine Zunahme der negativen Emotion im Herzen, nämlich der Unruhe. Die Unruhe setzt sich in Form von Grübelei und Sorge in der Milz fort. Grübelei führt zu Kummer und Traurigkeit im Bereich der Lunge. Kummer und Traurigkeit erzeugen Angst in der Niere. Die Hilflosigkeit der Angst schlägt um in Aggression und Wut im Bereich der Leber.

Wie kann man das ändern? Nehmen wir ein konkretes Beispiel. Sie sind traurig und voller Kummer. Sie wollen das ändern. Dazu müssen Sie nach der Fünf-Elemente-Lehre Liebe und Freude in Ihrem Leben stärken. Wenn ich meine Liebe anderen schenke, habe ich keine Zeit für Kummer und Traurigkeit mehr. Indem wir uns um andere kümmern, ihnen helfen, sie liebevoll umsorgen, lenken wir von unseren eigenen Problemen ab. Auch in Zeiten tiefster Traurigkeit ist soviel Grund noch zur Freude. Sei es, daß man sich nur über den Gesang der Vögel freut, über den freundlichen Gruß des Nachbarn. Ich kontrolliere und reguliere also die negativen Kräfte des betroffenen Organs mit den positiven Kräften des kontrollierenden und/oder vorlaufenden Organs, indem ich die positiven Emotionen dieser Organe stärke. Hierzu eignet sich das Visualisieren ebenso wie die praktische Umsetzung, indem ich sie lebe. Der zweite Weg führt, wie gesagt, über die Zuführung von positiver Energie aus dem vorlaufenden Organ. Für die Lunge wäre das die Milz. Wer offen gegenüber seinen Mitmenschen ist, wer die Souveränität zur Toleranz hat, für den bleibt keine Zeit, traurig und kummervoll zu sein. Das Leben hat auch in schwärzesten Zeiten positive Aspekte. Wir müssen uns nur darum bemühen, sie zu sehen. Eine gute Methode, diese Theorie der Emotionen nach den fünf Elementen praktisch umzusetzen, ist, sich die positiven Emotionen vor dem Spiegel in Mimik und Haltung zu verdeutlichen sowie über die Ursache, Abhängigkeit und Bedeutung der positiven und negativen Emotionen zu meditieren. Machen Sie sich vorher durch ein Kugeltraining leer. Stellen Sie sich eine Situation vor, in der Sie die negativen Emotionen durchleben. Meditieren Sie über Ursache, Folgen, Bedeutung und machen Sie das gleiche mit den positiven Emotionen.

Ich hoffe, Sie haben jetzt das Prinzip verstanden. Man löscht die negativen Emotionen eines Organs mit den positiven Emotionen des vorlaufenden Organs und des kontrollierenden Organs, und zwar folgendermaßen:

Sie fangen mit einem intensiven Kugeltraining an. Dadurch, daß Sie mit den Kugeln arbeiten, richten Sie Ihre Gedanken weg von Ihrem Problem auf das Trainingsmedium. Sie müssen sich konzentrieren, um die Kugeln zu bewegen und im Gleichgewicht zu halten. Das lenkt ab, entspannt Sie, verbessert die Gehirndurchblutung.

Dann setzen Sie sich an einen ruhigen Platz. Sie fangen an mit der Grundstellung.

Als nächstes folgt die energetisierende Atmung.

Dann visualisieren Sie. Sie fangen immer an mit der Leber. Sie stellen sich eine Situation vor, die Sie wütend und aggressiv macht. Sie spüren so richtig Wut und Aggression. Dann leiten Sie diese Wut und Aggression zum Sammelpunkt (s. Tabelle). Jetzt rezitieren Sie den Leberlaut (Heiliger Laut) und richten Ihre Gedanken auf die Leber. Sie stellen sich ein grünes Licht vor, das in der Leber breiter und breiter wird, bis es die ganze Leber erfüllt. Jetzt empfinden Sie Gelassenheit und Sanftheit. Sie meditieren über diese beiden Begriffe – Gelassenheit und Sanftheit. Wodurch werden sie gestört, was schafft Gelassenheit und Sanftheit? Welche Vorteile haben Gelassenheit und Sanftheit?

Sie stärken Gelassenheit und Sanftheit, indem Sie sich die Kräfte des Mutes aus der Niere holen und die der Aufrichtigkeit und Zielstrebigkeit aus der Lunge (Abb. 37, Seite 165). So gehen Sie jede Station durch.

Als nächstes folgt nach der Leber die Station Herz. Hier transportieren Sie die Unruhe zum Sammelpunkt. Sie machen sich Gedanken darüber, woher die Unruhe kommt. In welcher Relation steht die Unruhe zum wirklichen Problem? Dann stärken Sie wieder die positiven Kräfte gemäß dem unter Leber Gesagten.

Anschließend folgt genauso die Lunge, die Niere.

Beim Dreifacherwärmer ist der Sammelpunkt der Oberbauch, dort, wo die Rippen zusammenlaufen. Der Begriff der Unkontrollierbarkeit heißt, das Gefühl, ohnmächtig gegenüber den Problemen zu sein, den Problemen ausgeliefert zu sein. Dieses Gefühl der Unkontrollierbarkeit entsteht aus der Summe aller anderen negativen Emotionen der Organe. Die positiven Kräfte Harmonie und Frieden entstehen aus der Summe aller positiven Kräfte der

Organe. Aus diesem Grunde steht der Dreifacherwärmer in der Mitte.

Sie lassen Harmonie und Frieden in sich wachsen, indem Sie die Purpurfarbe im Bereich des Oberbauches größer und größer werden lassen. Der nächste Schritt ist die Lösung der negativen Emotionen. Dazu transformieren Sie gedanklich alle negativen Emotionen aus den Sammelpunkten zum Punkt Dantien unterhalb des Nabels. Stellen Sie sich vor, der Himmel würde sich öffnen. Ein violettes Licht schiene vom Himmel in Form eines Strahles herab, genau auf Ihren Punkt Dantien. Lassen Sie dieses violette Licht dort wirken und bilden Sie in Gedanken dann aus diesem Licht eine Kugel, aus der sich violettes Licht in Ihrem ganzen Körper verbreitet, sich ausbreitet im ganzen Zimmer, Haus, im ganzen Land, im ganzen Kosmos. Lassen Sie das violette Licht langsam verblassen, bis die Kugel verschwindet. Machen Sie die Öffnungs- und Schließungsbewegung und legen die Qi-Gong-Kugeln mit beiden Händen auf den Punkt Dantien.

Beenden Sie die Übung.

Wenn Sie Sicherheit mit dieser Übung haben, können Sie die Effektivität erhöhen, indem Sie die positiven Emotionen im Körper wachsen lassen und sie zu dem gekoppelten Organ und zusätzlich noch zu den Bezugsorganen transportieren, das heißt auf die Leber bezogen, wenn Sie Gelassenheit und Sanftheit in sich spüren durch die Visualisierung, bringen Sie dieses Gefühl zur Galle, zum Auge, in die Sehnen hinein. Nicht umsonst sagt man, Sehnen haben mit Sehnsucht zu tun. Befreien Sie sich mit Gelassenheit von unverarbeiteten Sehnsüchten.

Eine weitere Vertiefung der Übung besteht darin, daß Sie die Eigenschaften des Organs aus Abbildung 37 mit in die Übung hineinnehmen. Stellen Sie sich vor, wie in der Leber durch Gelassenheit und Sanftheit das Wachsen, die Nachgiebigkeit, die Blutspeicherung, innere Reinigung, die Kodierung, die Herz- und Milzstärkung zunimmt.

Damit Sie den Umgang mit diesen Begriffen besser lernen, folgt hier eine kurze Erklärung zu den einzelnen Worten.

Leber

Wachsen: Das Wort steht für Wachstum, Erneuerung, Formveränderung.
Nachgiebigkeit: Nachgiebigkeit verweist auf Verzeihen, Loslassen, Akzeptieren.
Blutspeicherung: Die Leber speichert 30% des Körperblutes und gibt es bei Bedarf ab. Die Anpassungsfähigkeit des Körpers ist auf eine gute Blutspeicherung angewiesen.
Reinigung: Die Leber entgiftet und sorgt dafür, daß die Schlackenstoffe ausgeschieden werden.
Codierung: Die Leber stellt zur Zellerneuerung Eiweißkörper her, die genau unserem individuellen Muster entsprechen, das wir durch die Vererbung mitbekommen haben. Sie kennen die Blutgruppe. Hier sorgt der Code dafür, daß entsprechend dieser Eiweißgruppe neue Eiweißkörperchen hergestellt werden.
Stärkt Herz und Milz: Stärkt Herz über die Blutspeicherung, stärkt Milz über die Entgiftung.

Herz

Hitze: Wir brauchen Wärme für alle Lebensprozesse, nach oben drängende Kräfte. Gutes Herz = aufrechter Gang, stärkt jene Kräfte, die uns aufrichten.
Durchwärmung: siehe Hitze
Geistesprinzip: Das Herz stärkt unsere mentalen Kräfte.

Milz

Regeneration: Die Milz sorgt über ihre Stoffwechselfunktion für die Zellerneuerung.
Stabilisierung: Die Milz stärkt das Bindegewebe und hält die Organe in Position.
Ernährung: Die Milz ist ein wichtiges Ernährungsorgan.
Wandel: Sie sorgt für Anpassungsfähigkeit durch Wandel.
Unterstützt Niere in Wasserregulation: Sie hat wichtige Funktionen im Rahmen des Körper-Wasserhaushaltes.

Lunge

Klarheit: Sie sorgt für Klarheit im Denken und Tun.
Sauberkeit, physisch und psychisch: Die Lunge reinigt seelisch und körperlich.
Rhythmus: Über ihren Atemrhythmus läßt sie bis in die Körperzelle hinein schwingen, die Körperzelle muß fluktuieren, um zu funktionieren.
Abwehr: Sie ist über die Atemluft Eintrittspforte für viele Bakterien und verfügt deswegen über eine gute Abwehr.
Reguliert Leber-Yang: Führt der Leber Kräfte zu.
Unterstützt die Niere: Wichtige Funktion für den Wasserhaushalt.

Niere

Kälte: Die Niere sorgt dafür, daß die Hitze im Körper nicht ausufert, Nierenwasser löscht Körperfeuer.
Durchdringen: Das Wasser der Niere durchdringt; das Gewebe muß durchlässig für Ableitung von Stoffwechselprodukten und Zufuhr von Nährstoffen sein.
Abwärtsbewegung: Die Ausscheidungsprodukte werden Richtung Blase abgegeben.
Speicherung der Lebensessenz: Hier wird unser Lebenskonto in Form eines Guthabens geführt.
Stützen: Die Niere ernährt die Knochen, die uns stützen.
Ernährt Holz: Die Leber hat sehr viel Feuer, daher hitziges Temperament, wenn das Leberfeuer zu stark wird. Nierenwasser dämpft das Feuer und fördert die unter Leber angegebenen Eigenschaften.

Sie kennen sicherlich die Aussprüche »himmelhoch jauchzend – zu Tode betrübt« und »halb ging er hin – halb sank er hin«. Das sind Aussprüche, die auf die Schwankungen des Seelengleichgewichts hinweisen. Wir alle haben damit zu tun, der eine mehr, der andere weniger. Der eine hat sein Tief jeden Tag, der andere sitzt nur einmal im Monat stimmungsmäßig im Keller. Der eine ist eine Frohnatur, der andere nimmt alles schwer.

Mit diesen fünf Elementen haben Sie die Möglichkeit, Ihr seelisches Gleichgewicht zu stabilisieren und, wenn Sie im Keller sind, ganz schnell wieder die Kellertreppe heraufzukommen. Das Arbeiten mit den fünf Elementen gibt Ihnen innere Gelassenheit, Souveränität, Selbstkontrolle und damit Selbstvertrauen. Wichtig ist immer die Arbeit mit den Qi-Gong-Kugeln vorher und hinterher – vorher zum Vorbereiten, hinterher zum langsamen Ausklingen.

Keine Angst, wenn Sie erst mal genügend Übung mit dieser Technik haben, brauchen Sie nicht mehr als 10–15 Minuten. Das ist gutinvestierte Zeit, die Sie hinterher schnell wieder hereinholen, weil Ihnen in Ruhe und Gelassenheit alles besser und schneller von der Hand geht.

Die Zang-Fu-Organe

oder
die Physiologie einer Ehe zwischen Zang und Fu

Die Erklärung der Theorie der Traditionellen Chinesischen Medizin als Grundlage für die Qi-Gong-Kugel-Therapie wäre unvollständig, würde man nicht die Zang-Fu-Organe erwähnen.

Damit klar ist, welche Funktionen bei der Therapie der Leber über die Heiligen Laute und über die Qi-Gong-Kugel-Therapie angesprochen werden, sollten hier die Funktionen der Zang- und Fu-Organe erklärt werden. Sie weichen nämlich in einigen Punkten ganz wesentlich von der Physiologie nach westlicher, orthodoxer, wissenschaftlicher Medizin ab.

Zunächst seien noch mal die Kopplungen von Zang- und Fu-Organen tabellarisch dargestellt:

Die Zang-Organe und die mit ihnen gekoppelten Fu-Organe

Zang-, Yin- oder Speicher-Organe Speicherung von Qi, Blut, Essenz, Körperflüssigkeiten	Aufgabe	**Fu-, Yang- oder Hohlorgane** Aufnahme, Umsetzung, Verdauung, Ausscheidung
Herz	gekoppelt mit	Dünndarm
Dreifacherwärmer	gekoppelt mit	Kreislauf
Milz	gekoppelt mit	Magen
Lunge	gekoppelt mit	Dickdarm
Niere	gekoppelt mit	Blase
Leber	gekoppelt mit	Gallenblase

Sie wissen jetzt schon, daß die hier als Organ aufgeführten Kreislaufmeridiane und Dreifacherwärmer-Meridian kein eigenes Organsystem sind, sondern Funktionseinheiten. Das Yin-Organ liegt immer innen. Der Meridian verläuft immer an der Innenseite des Beins, des Arms oder der Hand. Das Yang-Organ liegt außen. Der Meridian verläuft an der Außenseite. Praktisch erklärt heißt das: An der Innenseite des Ober- und Unterschenkels verläuft immer der Yin-Organ-Meridian, an der Außenseite verläuft immer der Meridian der Yang-Organe. Das gleiche trifft zu für Arm und Hand.

Das Herz und seine Funktion

Das Herz liegt links im Brustkorb. In dem Akupunkturklassiker Suwen heißt es: »Das Herz regiert das Blut und die Gefäße des Körpers.« Das heißt, das Herz sorgt dafür, daß das Blut durch die Adern pulsiert. Hier sind sich westliche und traditionelle Medizin einig. Pulsiert genügend Blut, kommt auch genügend Qi ins Gewebe. Das Gewebe wird gut ernährt, es sieht gesund, rosig und kräftig aus. Deswegen heißt es auch im Suwen: »Die Funktion des Herzens sieht man im Gesicht und spürt sie am Puls.« Eine gesunde Gesichtsfarbe verheißt also ein gesundes Herz. Das Herz ist auch zuständig für die geistigen und gedanklichen Aktivitäten, für Intelligenz. Ein gesundes Herz ermöglicht gute Konzentration, schafft kreative Gedanken. In dem Akupunkturklassiker Lingshu heißt es dazu: »Ein gesundes Herz prägt unseren Umgang mit den Dingen.« Die Interpretation dieses Satzes heißt, daß ein gesundes Herz uns bewußt mit unserem Umfeld umgehen läßt, es prägt die kritische Auseinandersetzung mit unserer Außenwelt, steuert unser Bewußtsein. Ist das Herz schwach, kommt es zu Schlaflosigkeit, heftigen Träumen, Vergeßlichkeit, innerer Unruhe, die bis zur geistigen Verwirrung gehen kann.

Das Herz ist auch zuständig für das Schwitzen. Dazu heißt es im Lingshu: »Mangel an Schweiß heißt, daß das Blut schwach ist. Mangel an Blut bedeutet, daß der Schweiß sich nicht entfalten kann.« Mangel an Schwitzen kann somit zurückzuführen sein auf eine Schwäche im Herzen. Denn Blut und Schweiß haben dieselbe Quelle, sagt die chinesische Medizin.

Therapeutisch erreichen Sie das Herz über Massage der Punkte KS 8 und H 8 (s. Kapitel über die Zwillingskugel) und über den Alarmpunkt KG 14, dessen Lage einen Daumenbreit unterhalb der Brustspitze ist.

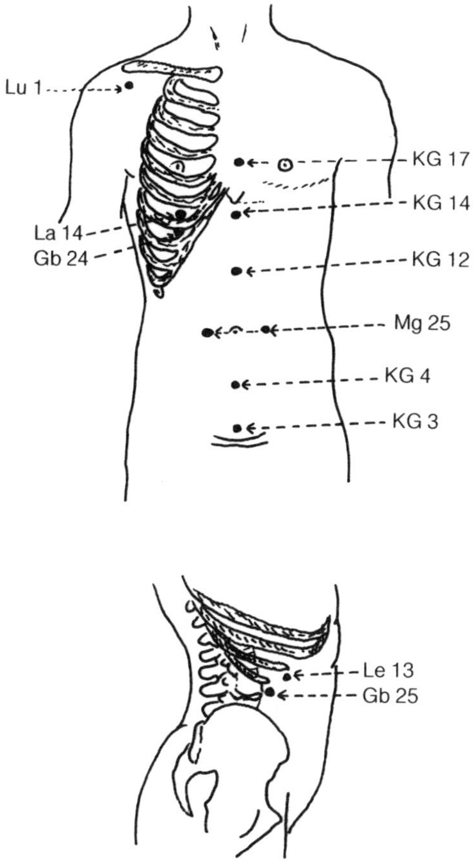

Abb. 40: Anatomische Lage der beschriebenen Alarmpunkte

Der Herzmeridian führt zur Zunge. Deswegen sieht der erfahrene Akupunkteur hier auch die Qualität des Herzens. Speziell die Zungenspitze ist ein Indikator. Eine Blässe oder kräftige Rötung hier verheißt Schwäche oder Überfluß.

Das Kreislaufsystem KS

Die chinesiche Medizin spricht vom Herzen als dem Kaiser und vom Herzbeutel, der das eigentliche Herz umgibt, als dem Minister, der den Monarchen schützt. Neben dieser Schutzfunktion hat das KS-System eine enge Beziehung zum zentralen Nervensystem, zum Intellekt und über die Psyche zur Psychosomatik. In dem Kapitel über die Zwillingskugel habe ich über diese Zusammenhänge ausführlich gesprochen. Ich möchte deswegen hier nicht mehr näher darauf eingehen, sondern nur noch mal den Akupunkturklassiker Lingshu zitieren: »Jede Belastung und Störung des Herzens widerspiegelt sich auch im Herzbeutel.« Das kann man selbstverständlich jetzt auch umdrehen, und dann stimmt es genauso.

Den Funktionskreis KS erreichen Sie über den Punkt KS 8 und über den Alarmpunkt KG 17, Lage Brustbein-Mitte, auf der Verbindungslinie zwischen beiden Brustwarzen.

Kreislauf- und Herzsystem lassen sich besonders gut mit der Zwillingskugel therapieren. Näheres finden Sie dort.

Die Lunge

Die Lungen liegen mit je einem Flügel links und rechts im Brustkorb. Lunge und Herz arbeiten eng miteinander zusammen. Das stimmt überein mit der Funktionslehre der westlichen Medizin. Die Lunge hilft dem Herzen bei der Aktivierung der Blutzirkulation. Zuständig ist die Lunge für die Atmung und somit für die Zuführung des Atem-Qis. Aus Atem-Qi und Nahrungs-Qi mischt sich ja in der Brust das Zhong-Qi. Das Zhong-Qi brauchen Sie übrigens beim Singen. »Wo man singt, da laß dich ruhig nieder, böse Menschen kennen keine Lieder« – das könnte man auch ändern, indem man sagt: »Wo man singt, da laß Dich ruhig nieder, dort stärkt man sein Zhong-Qi, kranke Menschen kennen keine Lieder.« Sie sollten sich das merken und ab heute mehr singen. Damit harmonisieren Sie nicht nur Ihre linke und rechte Gehirnhälfte. Sie stärken auch die Lebenskraft über das Zhong-Qi. Wenn Sie sich erinnern, daß aus dem Zhong-Qi ja das Zhen-Qi wurde, das Sie über die Qi-Gong-Kugeln, über die sechs Heiligen Laute, über das Qi Gong stärken, dann wissen Sie, Sie können nichts Besseres tun, als mit Singen die Quelle sprudeln zu lassen, damit Sie hinterher genügend Zhen-Qi bei Ihren Übungen bewegen können.

Im Neiching steht: »Für das ganze Qi ist die Lunge verantwortlich.« Eine gesunde Lunge verheißt somit ein gesundes Leben. Es ist eine Konsequenz des Alterns, daß mit zunehmendem Alter die Lungenkapazität abnimmt. Damit schwächen Sie auch Ihr Zhong-Qi und Zhen-Qi. Praktizieren Sie deswegen Tai Chi und Qi Gong, insbesondere spezielles Qi Gong für die Lunge. Arbeiten Sie mit den Qi-Gong-Kugeln und mit den sechs Heiligen Lauten. Damit haben Sie eine Möglichkeit, Ihrem Altern vorzubeugen. Wenn nach dem Neiching die Lunge für das ganze Qi zuständig ist, dann sorgt sie dafür, daß der »Nebel«, das heißt Qi, durch den ganzen Körper geführt wird. Durch den Nebel, das Qi, wie es im Lingshu heißt, wird der Körper gefüllt, die Haare werden angereichert, die Haut genährt. Das Lungen-Qi fließt in den Körper hinein, ganz so, wie es die Atmung will. Wir atmen die Luft ein. Die Luft vermischt sich mit dem Blut in der Lunge und durchströmt den ganzen Körper. Die Chinesen sagen, wenn die Lunge nicht mehr harmonisch arbeitet, dann kommt es zur verstopften Nase, zum Asthma, zum Husten, zur Fülle im Brustkorb. Wenn Sie immer nur in sich hineinstopfen, dann kommt es irgendwann zur Fülle. Wenn die Lunge nicht mehr nach unten abgeben kann zur Niere hin, dann staut sie nach oben. Der Brustkorb ist voll. Es paßt nichts mehr hinein. Es kommt zur Atemnot. Diese Fülle steigt auch auf bis zur Nase, so daß auch die verstopft ist, oder sie ist verstopft, weil das Abwehr-Qi der Lunge zu schwach ist, eindringendes krank machendes Qi abzuwehren.

Ein Patient, der zu mir wegen einer Asthma-Behandlung kam, hat mir dies bestätigt. Er kam von weit her und stand mir deswegen für eine laufende Behandlung nicht zur Verfügung. Ich empfahl ihm deswegen also, mit den sechs Heiligen Lauten zu arbeiten, die Kugeln einzusetzen und gab ihm noch eine Hausaufgabe insofern mit, als er einige Punkte neben dem Brustbein jeden Tag massieren und den Thymuspunkt in der Mitte des Brustbeins klopfen sollte. Außerdem empfahl ich ihm, die Zwischenrippenmuskulatur von dem Punkt neben dem Brustbein nach links und rechts ausstreichend zu lockern. Er schrieb mir nach 8 Wochen: »Ich war damals ein wenig enttäuscht, als ich Ihre Praxis verließ, weil ich nur ein kleines Rezept von Ihnen mitbekam und Sie mich mit Methoden vertraut gemacht hatten, von denen ich, ehrlich gesagt, nicht viel hielt. Ich sah es, um es heute ganz offen zu sagen, als Hokuspokus an. Da ich aber soviel versucht hatte und soviel Gutes von Ihnen gehört hatte, sagte ich mir, ich sollte Ihrer Empfehlung wenigstens eine Chance geben und sie über vier Wochen einmal konsequent anwenden. Wie Sie mir so schön sagten, der Glaube allein hilft nicht. Man muß auch diesen Glauben praktisch umsetzen. Jetzt nach vier Wochen kann ich Ihnen bestätigen, daß ich eine nicht für möglich gehaltene Besserung habe. Ich werde Ihre Empfehlung also weiter praktizieren und meinen Termin in 14 Tagen wahrnehmen. Ich wollte Ihnen dies nur vorab schon mal sagen, da ich über die Wirkung selbst erstaunt bin und Sie sich vielleicht darüber freuen, wenn ein Patient Ihnen auch mal schreibt, wenn etwas geholfen hat und sich nicht nur dann meldet, wenn es Schwierigkeiten gibt.«

Die Lunge ist verantwortlich für das Öffnen und Schließen der Hautporen, für die Haut an sich und die Körperbehaarung. Sie ist intensiv an der Steuerung des Flüssigkeitshaushalts in der Weise beteiligt, als sie der Niere hilft, die unbrauchbare Flüssigkeit zur Blase zu transportieren. Die chinesische Medizin sagt: »Die Stärke der Lunge zeigt sich im Glanz der Körperbehaarung«, oder mit anderen Worten ausgedrückt: gesundes Haar, gesunde Lunge.

Heute verwendet man die Haarmineralanalyse als wichtige diagnostische Methode, um sich über die Verteilung der Mineralstoffe in den Haaren ein Bild zu machen und von da aus auf den Zustand des ganzen Körpers zu schließen. Wenn also die Lunge für die Haare zuständig ist, dann muß sie auch an der Verteilung der Mineralstoffe und an der Ernährung des Haares beteiligt sein. Da zwischen der Qualität des Haares und der Qualität des Gewebes sowie des Stoffwechsels im ganzen Körper ein Zusammenhang besteht, haben wir hier in der Mineralstoffanalyse auch einen Indikator für die Lungenfunktion. Schlechte Mineralstoff-Zusammensetzung des Haares bzw. schlechte Haarqualität bedeutet aus der Sicht der Traditionellen Chinesischen Medizin, schlechte Lungenfunktion. Wenn man sich jetzt in Erinnerung ruft, daß Lunge und Niere wieder eng zusammenarbeiten und es nach der westlichen Medizin unstrittig ist, daß die Nieren u. a. den Mineralstoffhaushalt steuern, dann kann man sagen, letztlich spiegelt dieses auch die Qualität der Zusammenarbeit zwischen Lunge und Niere wider. Die Haarmineral-Analyse ist im Grunde genommen ein alter Hut. Sie erinnern sich vielleicht, daß es in der Lüneburger Heide einen in der ganzen Bundesrepublik bekannten Naturheilpraktiker gab, der sein Wissen der Natur abgelauscht hatte. Zu ihm brauchte man nur ein paar Haare zu schicken. Dann bekam man seine ganze Krankheitsgeschichte einschließlich einer genauen Rezeptur. Dieser Mann konnte mit bloßem Auge aus dem Zustand des Haares den Krankheits- oder Gesundheitszustand des Patienten erkennen. Naturheiler haben immer behauptet, das Haar sei nicht nur ein Spiegelbild des menschlichen Körpers, sondern die Haare seien auch Antennen. Mit Hilfe dieser Antennen erfolge ein intensiver, energetischer Austausch mit unserer Umwelt. Schlechtes Haar hieße somit, schlechter Energieaustausch. Jedes lebende System muß Energie abgeben und wieder Energie aufnehmen. Kann es das nicht, wird es krank.

Die Haare reagieren auf den kleinsten Lufthauch. Jede Haarbewegung wird am Haarwurzelbalg auf Rezeptoren übertragen, die biochemische bzw. elektrische Signale daraus formen und sie dem zentralen Nervensystem mitteilen. Es gibt Tiere, die aufgrund der Veränderung der Luftströmung über die Haare den Feind wittern. In dem Zusammenhang stellt sich sicherlich auch die Frage, inwieweit eine Abstrahlung oder eine Kommunikation im infraroten Bereich eine Rolle spielt im Sinne des Signalaustausches über Haut und Haare. Ich wollte hierauf zumindest einmal hingewiesen haben und verdeutlicht haben, daß für all das auch eine gesunde Lungenfunktion erforderlich ist.

Die Lunge regiert in Verbindung mit dem Herz die Haut im Sinne der Porenöffnung und Porenschließung. Eine gesunde Haut spiegelt eine gesunde Lunge wider. Man spricht ja auch von der Haut als der äußeren Lunge. Eine gesunde Lunge schafft eine gesunde Haut. Runzeln, Schrunden, Trockenheit, Ekzeme – all das weist auf eine Störung der Lungenfunktion hin. Der erfahrene Akupunkteur behandelt Hauterkrankungen u. a. über Lungenpunkte.

Vergessen Sie also bei Ihren Übungen nicht den Lungenlaut und die Behandlung des Lungenmeridians mit der Kugel. Ihre Gesundheit wird es Ihnen danken. Die Therapie erfolgt über die Punkte des Lungenmeridians aus der Innenhand und über den Alarmpunkt Lu 1, dessen Lage zwei Handbreit von der Brustbeinmitte und eine Daumenbreite unter dem Schlüsselbein ist.

Die Milz

Sie liegt unterhalb des linken Rippenbogens an der äußeren Körperseite. Nach der Traditionellen Chinesischen Medizin ist die Milz zuständig für Transport und Umwandlung von Nährstoffen der Nahrung und für die Regulation der Körperflüssigkeiten. Sie steuert die Muskeln und das Bindegewebe und hält die Organe in ihrer Lage. Ihre Funktionsrichtung geht nach oben. Dagegen kommt es bei einer Erkrankung der Milz zu einem Durchfall. Hier kehrt sich die Funktionsrichtung um. Die Milz hält das Blut in den Adern.

Transport und Umwandlung der Nährstoffe bedeutet, daß Bestandteile unserer Nahrung aus dem Verbund herausgelöst und zu den Speicherorganen transportiert werden.

Kontrolle der Flüssigkeiten heißt deren Sammlung, Ausscheidung und Weiterbeförderung, Durchfeuchtung des Gewebes, ohne daß es zu einer übermäßigen Wasseransammlung kommt. Im Neiching heißt es dazu: »Alle Arten von Flüssigkeitsansammlungen rühren von der Milz her.« Deswegen behandeln Akupunkteure Ödeme auch u. a. durch Nadelung von Milzpunkten.

Die Milz ist über die Aufgabe der Nahrungsmittel-Umwandlung auch entscheidend an der Blutbildung beteiligt. Deswegen ist ein Blutmangel vornehmlich über die Milz zu therapieren. Über den Flüssigkeitshaushalt sorgt sie auch dafür, daß es nicht zu übermäßiger Schleimabsonderung kommt. Schleimfülle im Bereich des Brustkorbes und übermäßige Absonderung von Schleim aus der Nase muß über die Milz therapiert werden. Das betroffene Organ Lunge ist bei Schleimansammlung sozusagen die Spitze des Eisberges, die man sieht. Aber der Quell liegt in der Milz.

Die Milz sorgt dafür, daß das Blut im Gefäßsystem verbleibt. Blutungen deuten deswegen auf Milzschwäche. Auch übermäßige Menstruation der Frauen hat oft mit der Milz zu tun. In solchen Fällen sollten Sie versuchen, zunächst einmal mit dem Milzlaut zu arbeiten und über die Qi-Gong-Kugeln die Milz zu stärken.

Was hat aber die Milz mit den Muskeln zu tun? Im Neiching heißt es dazu: »Die Milz ist für die Muskeln des Körpers verantwortlich.« Das erklärt sich ganz einfach daraus, daß die Milz die Nährstoffe zur Verfügung stellt. Schlechte Ernährung des Muskels heißt gleichzeitig auch Schwächung des Muskels.

Dazu heißt es wieder im Neiching: »Wenn die Milz erkrankt, sind die vier Gliedmaßen geschwächt.« Das Fenster, durch das man sozusagen auf die Milz schaut, um deren Funktionen zu beurteilen, sind die Lippen. Warum ist das so? Die Erklärung liefert uns wieder der Akupunktur-Klassiker Neiching. »Das Qi der Milz geht bis zum Mund. Wenn die Milz harmonisiert ist, stimmen die fünf Geschmacksrichtungen« – und die Farbe der Lippen füge ich hinzu.

Dazu will ich Ihnen einen Fall aus der Praxis schildern. Eine Patientin hatte nach einer Grippe ihren Geschmack verloren. Sie konnte essen, was sie wollte, es schmeckte alles gleich. Die Freude am Essen kann einem dadurch ganz schön verdorben werden. Und in der Tat, sie hatte auch keinen Appetit. Wenn man weiß, daß eine Schwächung der Milz mit Appetitlosigkeit und daß der Geschmack mit der Milz zu tun hat, ist sofort klar, daß hier eine Schwächung der Milz vorliegt. Sechs Nadelungen über Milzpunkte und der Einsatz von Bitterstoffen, die die Sekretion im Magenbereich stärkten, machten dem Spuk ein Ende.

Sie erreichen die Milz durch Kugelmassage über den Alarmpunkt Le 13, dessen Lage unter dem Ende der elften Rippe ist.

Die Leber

Die Leber liegt unterhalb des rechten Rippenbogens. Sie hat folgende Aufgaben: Speicherung und Regulation des Blutes, indem das Leber-Qi dem Herzen hilft, das Blut durch die Gefäße fließen zu lassen; Transport und Ausscheidung von Stoffen sowie die Zuständigkeit für die Sehnen.

Der Spiegel der Leber sind die Augen. In ihnen sieht man ihre Funktion. Klare Augen – gute Leberfunktion. Die Behauptung, die Leber speichere, wird durchaus von der modernen Medizin gestützt. Es ist darüber hinaus überhaupt keine Frage, daß die Leber zum Beispiel auch Glukose als Glykogen speichert. Etwa 30% des Blutes sind in der Leber speicherbar. Schläft der Mensch, braucht er weniger Blut. Die Leber saugt Blut auf. Arbeitet der Mensch, wird Blut gebraucht. Die Leber gibt Blut ab. Dasselbe tut sie bei Blutverlust durch Verletzungen. Der Akupunktur-Klassiker Neiching bestätigt dies, wenn er sagt: »Die Leber speichert das Blut, und das Herz transportiert es.«

Wenn der Mensch arbeitet, fließt das Blut in die Adern. Wenn der Mensch ruht, holt die Leber das Blut zurück. Sie ist ein Ausgleichsgefäß. Die Leber ist eines der wichtigsten Entgiftungsorgane. Sie sorgt über die Galle für eine gesunde Darmfunktion. Der Gallensaft mobilisiert den Darm und sorgt für die Aufschließung und Verstoffwechslung des Speisebreis. Die Leber ist außerordentlich empfindlich, was Emotionen betrifft. Leberbedingte Depressionen sind bekannt. Alle unverarbeiteten oder heruntergeschluckten Emotionen landen auf dem Müllhaufen der Leber, sagt man. Sie ist also ein wichtiger Faktor innerhalb des psychischen Befindens des Patienten. Irgendein Weiser hat einmal gesagt: »Sehnsucht und Sehnen hängen eng zusammen.« Wir kennen die Behandlung der psychischen Harmonisierung über eine Massage der Sehnen. Umgekehrt spricht man vom Reichschen Charakterpanzer dann, wenn unverarbeitete Emotionen nicht herauskommen und die Muskeln hart werden. Dann haben wir es auch mit sehr starken Sehnenanspannungen zu tun. Die seelische Verfassung des Menschen wird also nicht nur vom Herzen, dem Meister des Bewußtseins, her gelenkt, sondern auch in einem starken Maße von der Leber. So kennt man, neben der oben bereits erwähnten leberbedingten Depression, den Choleriker, der in die Luft geht, wenn ihm eine »Laus über die Leber läuft« oder »die Galle übergelaufen ist«. Wenn die Leber in dieser Weise überreagiert, kommt es zu Schlaflosigkeit, zu wilden Träumen, Aggressivität, Ungeduld, Spannungen im Brustbereich, Oberbauchbeschwerden. Die Aggression war ja eine der negativen Emotionen, die wir bereits bei der Psychographie der Fünf-Elementen-Lehre besprachen. Diese Überfunktion der Leber führt u. a. zu Kopfschmerzen, Schwindel, Kraftlosigkeit, Ohrensausen, Augenbeschwerden, Spannungen in der Brust, Menstruationsbeschwerden. Ist es da ein Wunder, wenn Blaire Justice in ihrem Buch »Wer wird krank« feststellt, daß Menschen, die regelmäßig zur Kirche gehen, weniger Leberzirrhosen haben. Sie sind einfach innerlich ausgeglichener. Bei Gläubigen hat sich die Leber mit weniger psychischen Belastungen auseinanderzusetzen.

Die chinesische Medizin sagt, die Leber liebt die Ordnung, sie liebt nicht die Betrübtheit; Zorn und Wut schaden der Leber. Hierdurch werden die Leberfunktionen gestört. Sorgen Sie also durch die sechs Heiligen Laute dafür, daß die Leber gekühlt wird durch das »Wasser« der Niere, daß die Leber sich entspannt, daß die Leber harmonisiert wird. Wut im Bauch, sprich in der Leber, zeigt sich in einer Verkrampfung der Muskulatur. Wir haben hier Gliederzittern, Behinderungen der Gelenksfunktionen durch Anspannung der Arbeitsmuskulatur. Es kommt zu Taubheitsgefühlen und Ameisenlaufen. Die Leberfunktion zeigt sich in den Augen, sagte ich. Trübe Augen sind nicht nur ein Mangel an Zhen-Qi, sondern auch eine mangelhafte Funktion der Leber. Übermäßige Tränenflüssigkeit, Bindehautentzündung, Glaukom (grüner Star), Katarakt (grauer Star) sind weitere Hinweise auf die Leber. Ein Glaukom sind nicht geweinte Tränen mit der Folge eines Überdrucks.

Regulieren Sie Ihre Leber. Auch der Akupunkteur tut es. Drehen Sie die Kugel, leiten Sie Streß ab. Massieren Sie den Leberpunkt in der Hand beim Berollen mit den Kugeln oder nehmen Sie den Alarmpunkt. Die Leber ist eines der wichtigsten Organe im Körper. Sie sorgt für Eiweißbausteine zur Erneuerung der Körperzellen.

Die Leber hat ohnehin sehr zu kämpfen im Zuge der Umweltverschmutzung. Alle Beimengungen der Nahrung und die Chemie allopathischer Medikamente landen ja in der Leber und müssen von dieser entgiftet werden. Setzen Sie weniger Medikamente ein. Greifen Sie auf die natürlichen Methoden der sechs Heiligen Laute, des Qi Gongs, der Kneippschen Anwendungen und der Ernährungsumstellung zurück. Schonen Sie Ihre Leber.

Sie erreichen die Leber zusätzlich über Massage des Alarmpunktes Le 14, dessen Lage im Zwischenrippenraum zwei Rippen unterhalb der Brustwarzen ist.

Die Nieren

Die Nieren liegen unterhalb des linken und rechten Rippenbogens am Rücken. Wir haben die Nieren schon kennengelernt als Speicherorgan für die Jing-Essenz, für das Ursprungs-Qi, das Yuan-Qi. Die Nieren bilden die Essenz zur Regeneration und Erneuerung von Knochenmark, Rückenmark sowie Nervenzellen des Gehirns. Sie sind Quelle der Zeugungskraft und des Körperwachstums, insbesondere der Knochen. Sie sind verantwortlich für den Wasserhaushalt, für die Funktion der Geschlechtsorgane, die Stärkung des Rückens. Die Nierenfunktion spiegelt sich in den Ohren wider. Die Hörfähigkeit und deren Störung hängt also von der Niere ab. Die Nieren reagieren äußerst empfindlich auf Feuchtigkeit, auf Kälte und auf Emotionen. Es »geht ihm an die Nieren«. Deswegen hat man es ganz schnell »mit den Nieren«, wenn man auf kaltem Untergrund sitzt, wenn man durchnäßt ist, wenn man ausgekühlt war. Sie merken an diesem Satz schon, daß die Nieren sehr stark Eingang gefunden haben in die Symbolsprache. Sie haben sicher selbst schon erfahren, was es heißt, daß Ihnen etwas »an die Nieren geht«. Sie werden etwas »auf Herz und Nieren prüfen«, bevor Sie bei wichtigen Entscheidungen zu einem Entschluß kommen. Denken Sie deswegen daran, mit den Heiligen Lauten und den Qi-Gong-Kugeln etwas für Ihre Nieren zu tun. Die Nieren sind stark gefordert, von der Umweltsituation, den vielen Giften, die in die Nahrungskette, in die Atemluft gelangen. Sie müssen letzten Endes über die Nieren ausgeschieden werden.

Die Niere liefert die Energie für Geschlechtsakt und Zeugung. Frigidität, Impotenz, vorzeitiger und nächtlicher Samenerguß, vorzeitiges Schlaffwerden des Gliedes, all das hat seine Ursache in der Niere.

Die Niere ist also Speicherorgan des Jing-Qis. Dieses Jing-Qi ist Grundlage für die Sexualkraft, für Wachstum und für die Entwicklung des Menschen. Fehlt es an Jing-Qi, kommt es zu Impotenz, Zeugungsunfähigkeit, mangelndem Wachstum, Knochenerweichungen, Knochenverkrümmungen und zu Entwicklungsstörungen an den Genitalien. Der Neiching sagt zu diesem Thema: »Wenn der Mann 18 Jahre alt ist, hat er ein starkes Nieren-Qi. Er kann fortpflanzen, Jing-Qi wird freigesetzt. Yin und Yang harmonieren miteinander. Der Mann kann Kinder zeugen. Wenn ein Mann 56 Jahre alt ist, dann läßt die Zeugungskraft deutlich nach. Die Samenproduktion wird geringer. Die Nieren werden schwach. Gestalt und Körper sind allmählich erschöpft. Mit 64 Jahren fallen ihm Zähne und Haare aus.

Wenn die Frau 14 wird, beginnt ihre Zeugungsfähigkeit. Ihre Blutung wird sich einstellen. Ihr Ren-Mai-Meridian ist nun durchlässig, der Taichong-Meridian ist kräftig. Die Periode kommt regelmäßig. Die Frau kann Kinder bekommen. Ist sie 49 Jahre alt, sind ihre Gefäße leer und schwach. Die Zeugungsfähigkeit ist erschöpft. Ihre Gestalt ist verbraucht. Sie kann keine Kinder mehr gebären.« Schwäche der Nieren führt auch zu Lendenschmerzen, Gelenksschmerzen, Schwäche in den Oberschenkeln, Augenflimmern, Konzentrations- und Gedächtnisschwäche, Schwindel und Ohrensausen, nächtlichen Samenergüssen, bei der Frau zu sexuellen Träumen, geistiger Ermüdung, Kälte in den Gliedmaßen, häufigem Wasserlassen, vorzeitigem Samenerguß, Impotenz bis zur Unfruchtbarkeit.

Die Niere ist zuständig für den Wasserhaushalt. Auch hierüber gibt es zwischen der Traditionellen Chinesischen Medizin und der modernen Medizin keinerlei Meinungsverschiedenheiten. Die Niere filtriert einen Teil der Flüssigkeit zurück, ein Teil wird via Blase geführt und ausgeschieden. Die Chinesen sprechen hier von der klaren Flüssigkeit, die zurückresorbiert wird, und der trüben Flüssigkeit, die ausgeschieden wird. In der Traditionellen Chinesischen Medizin wird dies durch das Nieren-Qi bewirkt. Für die moderne Medizin ist dies ein Werk bestimmter Hormone. Die rückresorbierte, klare Flüssigkeit wird dann von der Milz wieder übernommen, zur Lunge geführt und fließt von der Lunge wieder zurück zur Niere. Hier haben wir noch mal alle drei Organe rekapituliert, die mit dem Flüssigkeitshaushalt zu tun haben und die Sie stärken können mit Hilfe der Organlaute bzw. der Qi-Gong-Kugeln.

Die Niere ist zuständig für die Aufnahme des Qis. Wenn die Niere sich nicht leer macht, kann das Qi aus der Lunge nicht zur Niere hin abfließen. Es kommt zum Rückstau. Es entstehen Asthma, Atemnot und Kurzatmigkeit. Es treten speziell Einatmungsschwierigkeiten auf. Hier setzen Qi-Gong- und Kugeltraining ein, um das Qi zu regulieren. Die Niere wird frei, um das Qi aufnehmen zu können.

Die Niere ist zuständig für Knochen, Funktion des Knochenmarks und die Regeneration des Gehirns. Die Nieren speichern die Essenz Jing. Aus dieser Essenz Jing wird Mark produziert, das sowohl die Gehirnsubstanz erneuert als auch die Knochensubstanz. Osteoporose ist insofern aus der Sicht der chinesischen Medizin ein Nierenproblem. Osteoporose tritt ja in Verbindung mit dem Klimakterium auf, wo auch die Hormone nicht mehr in genügendem Maße vorhanden sind. Diese Geschlechtshormone kommen nach chinesischer Darstellung ebenfalls aus der Niere. Wir haben also zusätzlich einen Hinweis darauf, daß Osteoporose ein Nierenproblem ist. Durch Akupunktur von Nierenpunkten kann man hier in den Prozeß günstig eingreifen. Einen fortgeschrittenen Prozeß wird man aber dadurch nicht mehr heilen, allenfalls aufhalten können.

Wenn sich bei Kleinkindern die Fontanellen nicht schließen, wenn Knochen weich bleiben, dann haben wir es mit einem unzureichenden Nieren-Jing zu tun. Zahnschmerzen ohne Befund, Parodontose, Gliederschwäche, Konzentrationsmangel, Schwindel, Schlaflosigkeit, Bettnässen, Inkontinenz alter Menschen durch Schwäche des Blasenschließens, all das ist zurückzuführen auf eine Nierenschwäche.

Sie erreichen mit der Kugel die Niere über den Alarmpunkt G 25, dessen Lage am freien Ende der zwölften Rippe ist.

Die Gallenblase

Sie ist das mit der Leber gekoppelte Organ und speichert die Galle. Als Erkrankungen finden wir seelische Störungen, psychosomatische Störungen wie Schlaflosigkeit, Herzklopfen, Ambivalenz, Entscheidungsschwierigkeiten, mangelndes Durchsetzungsvermögen und übermäßige Träume.

Sie erreichen die Gallenblase mit der Kugel über den Alarmpunkt Gb 24, dessen Lage im siebten Zwischenrippenraum drei Rippen unterhalb der Brustwarze ist.

Der Magen

Er ist mit der Milz gekoppelt. Schwäche des Magens ist oft eine Schwäche der Milz. Die Milz sorgt für ein kräftiges Bindegewebe. Magen- und Milzschwäche führen häufig zu Organsenkungserscheinungen. Sie erreichen den Magen mit der Kugel über den Alarmpunkt KG 12, dessen Lage auf der Hälfte der Strecke zwischen Brustbeinspitze und Nabel ist.

Der Dünndarm

Der Dünndarm ist mit dem Herzen gekoppelt und hat die Aufgabe, das Klare vom Trüben zu trennen. Er dient also der Ausscheidung. Im Neiching heißt es hierzu: »Die Nährstoffe aufnehmen, umwandeln und ausscheiden.«

Sie erreichen den Dünndarm mit der Kugel über den Alarmpunkt KG 4, dessen Lage eine Handbreit unterhalb des Nabels ist.

Der Dickdarm

Er ist mit der Lunge gekoppelt und hat die Aufgabe der Ausscheidung. Sie erreichen den Dickdarm mit der Kugel über den Alarmpunkt MG 25, dessen Lage zwei Daumenbreit links und rechts des Nabels ist.

Die Blase

Die Blase ist mit der Niere gekoppelt und hat ebenfalls die Funktion der Ausscheidung.

Sie erreichen die Blase mit der Kugel über den Alarmpunkt KG 3, dessen Lage eine Daumenbreite oberhalb der Schambeinmitte ist.

So sind wir nun am Schluß unseres Spaziergangs durch die Theorie des Zang-Fu-Systems angekommen. Der Gang durch die Theorie des Zang-Fu-Systems war ein Teilstück des langen Marsches durch die Theorie der Traditionellen Chinesischen Medizin.

Sie haben eine Menge gelernt über das Wissensgebäude der Traditionellen Chinesischen Medizin. Es ist so fremdartig, so ganz anders als unsere wissenschaftliche Medizin. Deswegen mögen auch manche Vorbehalte gekommen sein. Und manch einer wird sich vielleicht auch gefragt haben, warum soll ich denn all das lernen. Ist es nicht genug, daß ich um die Erklärungen der modernen Wissenschaft weiß? Nun, die Wahrheit ist oft nicht nur aus einer Perspektive zu erkennen. Die Wahrheit ist oft erst aus der Betrachtung verschiedener Perspektiven zu erkennen. Die moderne Medizin hat eine stoffliche Betrachtungsweise, das heißt, sie beschäftigt sich zum Beispiel mit der Materie des Gewebes, Blutes und deren Veränderung. Die Traditionelle Chinesische Medizin beschäftigt sich mit der Energie. Materie ist jedoch zu grobstofflicher Struktur zusammengeballte Energie. Also beschäftigen wir uns doch erst mal mit den Bausteinen des Hauses. Lange bevor das ganze Haus, sprich die Materie, schadhaft wird, zeigen sich hier in den Bausteinen (Energie) die ersten Veränderungen. Nach Aussagen der Quantenphysik beträgt das Verhältnis von Energie zu Materie im Kosmos 1 000 000 : 1. Man könnte jetzt polemisch sagen, die moderne Medizin beschäftigt sich nach statistischer Häufigkeit mit dem unwesentlichen einzigen Teil und vernachlässigt die anderen 1 000 000 Teile. Die Traditionelle Chinesische Medizin besteht seit Jahrtausenden. Also kann ihre Version nicht gar so falsch sein. Denn sonst hätte sie sich längst durch einen Mangel an therapeutischen Ergebnissen überlebt. Wir sollten also deswegen nicht überheblich sein und aus Ignoranz und Unwissen die »primitive Medizin« verlachen. Es sind inzwischen so viele Aussagen der chinesischen Medizin von der westlichen Medizin bestätigt worden, daß man schon anerkennen muß, daß sie ein ernst zu nehmendes Wissensgebäude ist.

Auch die Tatsache, daß man heute die Akupunktur in den modernen Operationssälen im Sinne der Anästhesie einsetzt, sollte zu denken geben. Die Traditionelle Chinesische Medizin führt zusammen, während die moderne Medizin genau das Gegenteil macht: sie zerteilt. Sie versucht, zu dem kleinsten Baustein vorzudringen und dort die Ursache zu finden, während die Traditionelle Chinesische Medizin aus der Zusammenschau der Gesamtheit die Ursache zu finden sucht. Sie behandelt die kranken Menschen, während die moderne Medizin Krankheiten behandelt. Krankheiten sind Zustände, losgelöst von der Gesamtheit des Kranken. Das kann schwerlich funktionieren, wie auch die Krise der modernen Medizin zeigt. Es ist niemals nur ein Teil des Menschen krank, sondern es erkrankt immer der ganze Mensch.

Jetzt, wo Sie die Zusammenhänge, die Hintergründe, den theoretischen Unterbau kennen und Sie vielleicht gelernt haben, etwas mehr ganzheitlich zu denken, können Sie mit der Kugel, mit dem Qi Gong, mit den sechs Heiligen Lauten intensiver arbeiten.

Kugeln mit Klang

oder
Ohrenschmaus mit Seelenklang

Als ich mir vor kurzem eine neue CD gekauft hatte, saßen wir zusammen und diskutierten über den Komponisten und über dieses Musikwerk. Es ging eine Weile in normaler Gesprächslautstärke hin und her. Dann holte ich meinen Kopfhörer, und wir hörten uns nacheinander dieses Musikstück an. Als meine Bekannte während des Hörens zu dem Musikstück etwas sagte, tat sie dies mit einer unnatürlich starken Lautstärke, so, als müsse sie die Musik, die sie ja nur in ihrem Kopfhörer wahrnahm, mit dieser Stimmintensität übertrumpfen, um sich verständlich machen zu können. Die auf den Gehörnerv einwirkenden Schallwellen hatten dem Gehirn das Kommando vermittelt: Achtung, das Gehör ist mit der Dezibelbelastung X in Anspruch genommen, Stimme anheben, um sich verständlich zu machen.

Diese kleine Episode zeigt die enge Verzahnung des Hörens mit anderen Körperaktivitäten über die Schaltstelle Gehirn. Hiermit werden wir uns in diesem Kapitel eingehend beschäftigen. Aber zunächst geht es darum, sich mit dem Vorgang und Ablauf des Hörens an sich zu beschäftigen, um den Komplex Qi-Gong-Kugel mit Klang besser zu verstehen.

Der Schallimpuls, der von der Ohrmuschel aufgefangen wird, tritt in den Gehörgang ein, trifft dort auf das Trommelfell und wird vom Trommelfell aus von den Gehörknöcheln des Mittelohrs aufgenommen. Sie übertragen die Impulse auf das Fenster des Innenohrs. Vor dort gelangt der Schall in die Gehörschnecke. Dort wird der Schallimpuls codiert in Form eines elektrischen Impulses. Er setzt sich im Gehirn zu einer Hörwahrnehmung um. Diese wird uns bewußt. Wir bewerten sie individuell und kommen so zu der Empfindung »schön« oder »unangenehm« (s. Abb. 41).

Sie wissen ja, um mit Wilhelm Busch zu sprechen, Musik als Beispiel eines solchen Schallimpulses »wird oft als störend empfunden, da sie mit Geräusch verbunden«. Sie alle haben es sicherlich schon erlebt. Da haut jemand auf die Pauke, und Sie haben das Gefühl, es berühre Sie körperlich etwas. Sie haben ganz

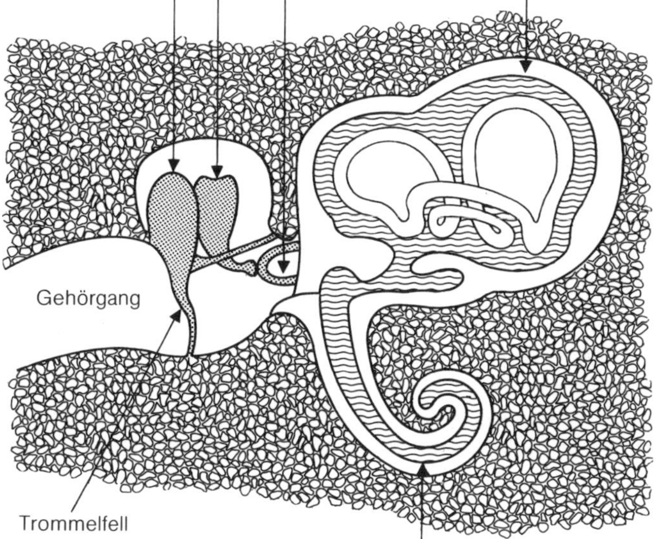

Abb. 41: Aufbau des Mittel- und Innenohrs

richtig gefühlt. Das, was Sie berührt, war die Schallwelle. Die Schallwelle ist vergleichbar der Wasserwelle, die sich auf der Wasseroberfläche nach dem Steinwurf zeigt. Sie breitet sich nach allen Seiten aus. Der Schlag auf das Fell der Pauke hat in ihr die Gasmoleküle der Luft kondensiert. Diese prallen auf der anderen Seite der Trommel auf die Bespannung und bewegen diese. Diese Bewegung setzt dann auf der Außenseite Gasmoleküle der freien Atmosphäre in Bewegung. Diese wiederum werden von der Ohrmuschel aufgefangen und dringen in den Gehörgang ein, wo jetzt der Hörvorgang beginnt.

Im Gehörgang werden die Schwingungen verstärkt, und zwar am deutlichsten im Bereich jener Frequenzen, für die das menschliche Ohr die größte Empfindlichkeit hat. Das ist der Bereich von 2000–5000 Hz. Die Verstärkung bewirkt, daß das Schwingungsmaximum im Gehörgang direkt am Trommelfell entsteht, und zwar mit doppelter Intensität des vom Ohr aufgefangenen Schalls. Wir haben also am Trommelfell einen zweifach verstärkten Schalldruck. Die Trommelfell-Membran gerät jetzt durch die Schallwellen der Luft in Schwingungen. Diese Schwingungen werden auf die drei Gehörknöchelchen des Mittelohres auf der anderen Seite des Trommelfells übertragen. Diese drei Gehörknöchelchen sind der Hammer, der direkt dem Trommelfell aufliegt, der Amboß, der sich dem Hammer anschließt und mit dem Steigbügel verbindet, der auf der anderen Seite dem ovalen Fenster aufliegt. Hinter diesem ovalen Fenster liegt dann die Gehörschnecke.

Die Gehörknöchelchen verstärken den Schallimpuls, den sie vom Trommelfell aufnehmen, um das Zwei- bis Dreifache. Der von außen kommende Schalldruck biegt das Trommelfell nach innen. Durch diese Auslenkbewegung nach innen wird der Hebelmechanismus zwischen Hammer, Amboß und Steigbügel in Bewegung gesetzt. Die Hebelwirkung trifft dann auf der gegenüberliegenden Seite das ovale Fenster. Am ovalen Fenster wird der Schalldruck noch einmal um das Dreißigfache verstärkt. Somit haben wir, rechnerisch gesehen, eine um das 180fache verstärkte Schallintensität, die in die Gehörschnecke eintritt, verglichen mit der Anfangsschallintensität, die die Ohrmuschel erreicht.

Diese hier genannten Bauelemente des Hörsystems bilden zusammen also das Gehör-Organ. Es ist ein kleines Wunderwerk. Man sollte sich dies immer wieder vor Augen halten und sich bewußt machen, damit man pfleglicher mit diesem sensiblen Organ umgeht.

Wußten Sie zum Beispiel, daß zur Erzeugung eines Hörimpulses eine Auslenkbewegung des Trommelfells von 1 milliardstel cm ausreicht? Ihr Hörbereich liegt in jungen Jahren zwischen 16 Hz und 20 000 Hz. 16 Hz können wir also gerade hören, 20 000 Hz eben noch hören. Ein Kind bringt es dabei manchmal noch auf 21 000 Hz, ein 35jähriger hört noch etwa 15 000 Hz, der 50jährige noch 10 000 Hz und der Hörbereich eines Greises liegt irgendwo zwischen 5000 und 10 000 Hz Schwingungsfrequenz. Ein gesundes Ohr kann 1500 verschiedene Tonhöhen wahrnehmen. Von der Schallintensität her gesehen, versteht das Ohr gerade noch ein leises, zärtliches Geflüster im Bereich von 10 Dezibel. Schmerzen bereitet es dann dem Ohr, wenn zum Beispiel in der Disco der Schallpegel bei 130 Dezibel liegt. Dezibel (Db) ist das Maß für den Schalldruck einer Schallwelle. Bei einer Steigerung um 20 Db, also von 10 auf 30, nimmt der Schalldruck schon um das Zehnfache zu, bei einem Anstieg auf 120 Db um das Einmillionfache. Eine einmillionfach stärkere Kraft trommelt also auf die Gehörknöchelchen, wenn der Showmaster in der Disco sein akustisches Inferno auf die Tanzenden herunterprasseln läßt. Das kann nicht gutgehen. Hier werden Hörschäden gesetzt, die nie wieder repariert werden können. Denn die Sinneszellen im Innenohr, auf die ich gleich noch zurückkomme, degenerieren bei solch einer Schallberieselung und wachsen nie wieder nach. Sie verkleben miteinander, verkümmern, und damit ist das Aus besiegelt.

Hier nützt auch eine weise Einrichtung der Selbstregeneration und -regulation durch die Natur nichts. Bei solchen Schallbelastungen versagt sie. Das menschliche Ohr reguliert die Empfindlichkeit automatisch herunter, wenn starke Schallbelastungen eintreffen, und zwar nach 2 Minuten um 10 Db. Die maximale Tonsensibilität liegt zwischen 2000 und 3000 Hz. Sie ist der menschlichen Sprache angepaßt. Hier liegt die Unterscheidungsmöglichkeit bei 3 Hz, eine erstaunlich geringe Menge von 1 Promille.

Ein weiteres Wunder dieses Ohres erfahren Sie täglich an sich selbst, nur ist es so selbstverständlich geworden, daß es uns gar nicht mehr bewußt wird. Versetzen Sie sich in Gedanken auf einen Stehempfang. Sie kennen dieses Gesumme wie im Bienenstock, eine Mischung aus vielen Einzelstimmen, das den Raum erfüllt. Und doch ist es Ihnen möglich, eine einzelne Stimme in Ihrer Nähe zu unterscheiden, wenn Sie sich bewußt auf diesen Menschen konzentrieren. Diese Leistung wird ermöglicht durch die sogenannte selektive Aufmerksamkeit. Gäbe es diese Schutzfunktion nicht, Sie würden ob der Unmenge von Informationen, die Sie dann bewußt erreichen würden, völlig irritiert werden. Unser Gehirn schaltet automatisch all das von der Wahrnehmung aus, was im Moment nicht wichtig ist, und sensibilisiert sich für die Informationen, auf die es im Moment ankommt. Die selektive Aufmerksamkeit bewirkt zum Beispiel bei Wöchnerinnen, daß beim Schreien ihres Kindes, das sie aus der Vielzahl von Stimmchen aus der Wöchnerinnenstation heraushören können, die Milchbildung einsetzt.

Aber zurück zu den Hörelementen. Wir haben uns noch mit der Frage zu beschäftigen, wie aus einem Schalldruck jetzt ein Signal wird, das zum Gehirn gelangt. Umfangreiche Forschungen waren nötig, um diese Frage zu beantworten. Wir haben die Schallwelle verfolgt von der Quelle zum Ohr, über den Gehörgang zum Trommelfell, über die Gehörknöchelchen zum ovalen Fenster. Hinter diesem Fenster beginnt das Wunderwerk der Schnecke. Sie gleicht einem Computer, der einen mechanischen Reiz zu einem elektrischen Impuls codiert. Dieser elektrische Impuls wird über die Nervenleitung dann zum Gehirn geleitet. Aber bevor es soweit ist, läuft noch einiges an mechanischen und biochemischen Vorgängen ab.

Die Schallwelle trifft auf das Fenster, wird hier noch mal um das Dreißigfache verstärkt (soweit wissen Sie es bereits) und gelangt nun in die Schnecke. Stellen Sie sich darunter wirklich ein schnekkenförmiges Gebilde vor. Die Schnecke ist neben den Bogengängen Bestandteil des Innenohrs. Die Schnecke ist zuständig für das Hören, die Bogengänge sind zuständig für den Gleichgewichtssinn.

In der Schnecke (Abb. 41) unterscheiden wir einen knöchernen und einen häutigen Teil. Sie ist ausgekleidet mit einer Membran und ausgefüllt mit einer Lymphflüssigkeit. Die Schnecke ist in Vorhofregion und Paukenregion unterteilt. Beide sind durch eine Flüssigkeit, die Perilymphe, miteinander verbunden. Die Perilymphe hat denselben Aufbau wie die Gehirnflüssigkeit.

Auf der Membran der Schnecke sind 25 000 Sinneszellen, orgelpfeifenartig aufgebaut, die den mechanischen Reiz in einen elektrischen umsetzen. Durch den Schalldruck werden nämlich diese Sinneszellen in Bewegung gesetzt, genauer gesagt, in Vorwärts- und Rückwärtsschwingungen. Machen Sie sich das an einem Beispiel aus der Natur klar. Sie alle haben schon einmal erlebt, daß ein Sturm die Bäume hin- und herbewegt. Was passiert unten am Grund? Sie sehen, wie das Bäumchen am Grund die Erde links und rechts am Stamm etwas wegschiebt. Der Stamm übt also einen Druck auf das Erdreich aus. Genauso tun es die Sinneszellen. Der Schalldruck auf die Sinneszellen lenkt also die Haarzellen oder Sinneszellen in eine Richtung. Folglich kommt es an der Wurzel der Haarzelle in der Basalmembran zu einer Auslenkung in die andere Richtung und damit zu Druck auf das Gewebe. Die Folge ist eine mechanoelektrische Umwandlung des Schallimpulses. Durch den Druck der Auslenkungsbewegung auf das Gewebe erfolgt nämlich eine Öffnung der Ionenkanäle in dem Gewebe. Ionen sind elektrisch geladene Teilchen.

Vereinfacht läßt sich der Vorgang am folgenden Beispiel darstellen: Es gibt oft in Entwässerungsgräben sogenannte Einwegventile, das sind Klappen vor den Röhren, die nur beim Druck in der einen Richtung sich öffnen. Kommt das Wasser von der anderen Seite, wird die Klappe fest auf die Röhre gedrückt, und es läuft nichts durch. Genauso arbeiten die Ionenkanäle. Wenn jetzt das

Sinneshärchen in eine Richtung ausweicht, wird diese Klappe geöffnet. In dem umgebenden Gewebe der Sinneshärchen sammeln sich positive Ionen an, die beim Öffnen der Klappe in das Fließsystem einströmen und einen Strom erzeugen, der sich über die Nervenleitungen in Richtung Gehirn fortsetzt. Bei verschiedenen Tonqualitäten ergeben sich verschiedene Schwingungen der Sinneshärchen und damit verschieden große Einströmungen von Ionen. Je stärker und höherfrequent der Schallimpuls ist, um so stärker ist der Ionenstrom mit der Folge, daß sich ein stärkerer Nervenimpuls ergibt. Dieser Nervenimpuls wird dann zu einem bestimmten Code umgeschrieben, der im Gehirn entschlüsselt wird zu einem ganz bestimmten Hörempfinden.

Sie können sich jetzt sicher vorstellen, warum es 25 000 Sinneszellen in der Schnecke bedarf. Sie sind erforderlich, um die unterschiedlichsten Tonarten, die uns erreichen, auch identifizieren zu können. So sind die Sinneszellen für die hohen Töne am Eingang zur Schnecke, direkt hinter dem ovalen Fenster, und die Sinneszellen für die ganz tiefen Töne am Ende der Schnecke zu finden. Wenn Sie einmal Zeit haben, setzen Sie sich an einen ganz ruhigen Ort, schließen Sie die Augen und horchen Sie in sich hinein. Sie werden dann Geräusche aus Ihrem Körper hören. Diese Geräusche stammen von Ihren inneren Organen und u. a. auch von den Sinneszellen. Diese haben nämlich eine Eigenbewegung und erzeugen das sogenannte innere Rauschen, das sich vermischt mit den Eigentönen der Organe.

Die Fortleitung der mechanoelektrischen Impulse aus dem Ohr zum Gehirn erfolgt über sage und schreibe 30 000 Nervenfasern, die bis zu 340 000 elektrische Impulse pro Sekunde vermitteln können! Diese 30 000 Nervenfasern sind die Standleitung zwischen der Schnecke und dem Gehirn, wo sich auf 10 qmm Basalmembran diese 25 000 orgelpfeifenartig angeordneten Sinneszellen drängeln. Aus dem soweit Gesagten lassen sich jetzt schon drei wichtige Schlußfolgerungen ziehen:

1. Das Ohr ist ein ungemein empfindliches Sinnesorgan, das bereits auf kleinste Reize anspricht. Somit kann als sicher vorausgesetzt werden, daß die relativ schwachen Töne der Qi-Gong-Kugeln eine mechanoelektrische Wirkung und damit einen Reiz auf das Gehirn erzielen.

2. Die menschlichen Sinnesorgane arbeiten nach dem Prinzip der selektiven Aufmerksamkeitssteuerung. Sie sind also in der Lage,

sich aus der Fülle von Sinnesreizen das herauszunehmen und zu verarbeiten, was im Moment wichtig ist, und alle anderen Sinnesimpulse abzublocken. Somit kann ebenfalls gesagt werden, daß beim Training mit der Qi-Gong-Kugel allein die Yin-Yang-Töne wirksam werden in einer Umgebung, die ansonsten voll ist von Hörimpulsen.

3. Das Ohr ist in der Lage, aus dem ständig wechselnden Klangmuster der beiden Kugeln selektiv bestimmte Tonmuster herauszuhören.

Die Erkenntnisse aus der neuesten Hirnforschung beweisen, wie umfangreich die Wirkung der Qi-Gong-Kugel ist, indem sie sowohl Bewegungsimpulse, Sichtimpulse als auch Hörimpulse auslöst und vermittelt. Das Kugeltraining beansprucht ja alle drei Sinnesorgane. Versuchen Sie doch einmal, blind zu üben, indem Sie die Augen schließen. Sie werden es nur mit Schwierigkeiten schaffen. Versuchen Sie als zweites, sich einmal die Ohren zu verstopfen, so daß Sie die Töne nicht wahrnehmen. Sie werden dann zwar Ihr Körpertraining durchführen können. Aber es hat nicht die gleiche Wirkung.

Sie sprechen durch das Drehen der Kugeln Ihre Gleichgewichtsorgane an. Denn Sie müssen ja ständig das Gleichgewicht halten, um die Kugeln nicht zu verlieren. Sie kontrollieren sich mit dem Sichtkontakt und erzielen damit Sichtimpulse, Sie hören die Töne der sich drehenden Kugeln, und bekommen dadurch einen Hörimpuls. Es ist nicht etwa so, daß jeder Impuls, der Sichtimpuls, der Bewegungsimpuls und der Hörimpuls, auf getrennten Wegen jetzt zum zentralen Nervensystem gelangen, sondern alle drei laufen zusammen. Das ist das Interessante. Sie trainieren mit Ihren Qi-Gong-Kugeln alle drei Organsysteme zur gleichen Zeit, führen die Impulse daraus zusammen und leiten sie als gemeinsamen Impuls zum Gehirn.

Man weiß aus der Hirnforschung, daß die Hörbahn als die Verbindung zwischen dem Innenohr und den Gehirnzentren das Mittelhirn passiert und zwar die Zellen des Colliculus superior. Die Zellen des Colliculus superior sind gleichzeitig bedeutende Rezeptoren für Sehimpulse. Hier fließen also Hörimpulse und Sehimpulse zusammen. Alle Tonschwingungen und Geräusche aktivieren diese Zellen. 80% der hier lokalisierten Zellen reagieren auf Seh- und Hörimpulse. Die gleiche Doppelfunktion von Zellen finden wir in der Hirnrinde. Es sind Zellen, die sowohl Reize vom Auge als auch vom Ohr her verarbeiten. Wir erzielen also mit unserem Qi-Gong-Training nicht nur einen Reiz der Hirnrinde durch die Tonimpulse, sondern auch durch das Beobachten des Handtrainings mit dem Auge. Wir dienen also mit dem Qi-Gong-Kugel-Training der Kommunikation und Koordination von Hör- und Sichtimpulsen. Beide fließen zusammen, werden miteinander vermischt, regulieren sich gleichzeitig und wirken aktivierend auf die Hirnrinde.

Aufgrund der Forschungen des französischen Arztes Dr. Tomatis weiß man heute, daß sowohl die Schnecke als auch die Bogengänge, die eigentlich als Gleichgewichtsorgane fungieren, direkt miteinander verbunden sind. Beide Organe sind mit derselben Flüssigkeit, nämlich mit Endolymphe gefüllt. Außerdem enthalten sie dieselben Sinneszellen, nämlich Haarzellen. Die Empfindung von Bewegungs- und Hörimpulsen ist das Werk beider Organe, Gleichgewichtsorgan und Schnecke. Schon beim Embryo sind Gleichgewichtssinn und Ohr gleichermaßen entwickelt und stehen zu diesem Zeitpunkt bereits mit sämtlichen Nerven des Körpers in Kontakt. Also auch über diese Schiene des beide Teile verbindenden Nervensystems des Körpers ist eine Kommunikation von Bewegungs- und Hörimpulsen erklärbar. Jedes Organ des Körpers ist in ständiger Schwingung. Diese Schwingungsimpulse erreichen über das Nervensystem als Information sowohl Gleichgewichtsorgan als auch Hörorgan. Dabei mag die Tatsache eine Rolle spielen, daß ja jede Schwingung eine eigene Frequenz darstellt, die hörbar gemacht werden kann. Somit erreicht die Schwingung als Frequenzmuster das Gleichgewichtsorgan und als akustisches Frequenzmuster das Hörorgan.

Machen Sie einmal folgendes Experiment. Verstopfen Sie sich die Ohren und gehen durch die Wohnung. Sie werden feststellen, daß selbst in dieser vertrauten Umgebung Ihnen die Raumorientierung allein mit Sichtkontakt schwerer fällt als mit dem Hörkontakt und Sichtkontakt zusammen. Wenn Sie jetzt noch den umgekehrten Versuch machen, die Augen verschließen und sich allein durch Hörimpulse orientieren, werden Sie feststellen, wie sehr Sie mit Ihrem Hörorgan arbeiten, wie feinfühlig es ist, um ein Raumempfinden zu bekommen.

Im Gleichgewichtsorgan haben wir die sogenannten Schwerkraftanzeiger, die Otolithen oder Hörsteine genannt werden. Diese Otolithen sind in den Bogengängen des Gleichgewichtsorgans im Innenohr. Auch hier haben wir wieder einen räumlichen Zusammenhang, Gleichgewichtsorgan und Hörschnecke sind organmäßig an derselben Stelle zusammengefaßt und hängen auch strukturmäßig direkt zusammen. Otolithen und Bogengänge formen zusammen das vestibuläre Organ. Im Laufe der Evolution stülpte sich dieses Organ nach außen und wurde zum Hörorgan.

Machen Sie jetzt noch einmal einen Versuch, den Sie schon aus einem früheren Kapitel kennen. Er ist so beeindruckend, um sich das Zusammenlaufen von Funktionen klarzumachen, daß er hier nochmals wiederholt sei. Nehmen Sie einen Bleistift, halten ihn etwa 20 cm vor Ihrem Gesicht und bewegen ihn so schnell, wie Sie es können, hin und her. Der Bleistift wird, je schneller Sie ihn bewegen, immer mehr in den Konturen verschwimmen. Machen Sie jetzt umgekehrt das gleiche, halten Sie den Bleistift still und bewegen Sie den Kopf hin und her, so schnell wie Sie können. Dann werden die Konturen nicht so schnell verschwinden. Der Unterschied wird möglich durch den sogenannten Vestibuloocular-Reflex (»Vestibulo« steht für das Innenohr, »Oculo« für das Organ Auge). Wir haben also hier einen Reflex, der vom Innenohr und vom Auge gesteuert wird. Sie erinnern sich hier wieder, daß Nervenverbindungen aus dem Innenohr und dem Auge in den Colliculi des Mittelhirns zusammenfließen. Diese Reflexe und die Impulse des angeschlossenen Gleichgewichtsorgans sorgen für eine Harmonisierung des Sehvorganges in der Weise, daß die Konturen schärfer bleiben. Am Ergebnis dieses Versuches sehen Sie wieder den Zusammenhang zwischen Gleichgewichtsorgan, das mit der Hörschnecke verbunden ist, und Auge.

Jetzt kommt noch ein Weiteres hinzu: Das Gleichgewicht wird durch zuführende Informationen aus den Gelenken und aus den Muskeln des Körpers mit gesteuert. Wir haben also eine Informationsflut aus der Körperperipherie in Richtung des Gleichgewichtsorgans in den Bogengängen des Innenohrs. Dies nennt man das sogenannte vestibulospinale System. Wir haben über dieses System eine enge Verbindung zwischen dem Kleinhirn, das die Bewegungen koordiniert, dem Hirnstamm, den Augenzentren und der Körperperipherie, also Muskeln und Gelenke, und dem Hörorgan. Ich brauche jetzt eigentlich nicht mehr darauf hinzuweisen, wie wichtig die Klangimpulse der Qi-Gong-Kugeln sind, die ja in diesen gesamten Mechanisnus eingreifen. Die Klangimpulse der Kugeln schaffen einen ständigen milden Reiz mit dem Effekt, daß dieses System immer wieder angestoßen wird und damit einem Training unterliegt. Ein Training aber ist die beste Voraussetzung für die Gesunderhaltung eines Systems.

Ich glaube, jedem Leser ist nach dem Lesen dieser Zeilen klargeworden, wie wichtig das Ohr für unsere Existenz ist. Es ist nicht nur Eintrittspforte für Informationen. Es ist auch ein wichtiges Organ für unsere Raum- und Zeitorientierung. Raumerlebnis ist im weitesten Sinne ein Hörerlebnis. Die dreidimensionale Erfassung des Raumes ist ohne Hören kaum denkbar. Die Lebendigkeit des Raumes durch die Schallreflexion, durch den individuellen Klang des Raumes, vermittelt uns das Ohr. Erst die Vernetzung des Hörimpulses mit dem optischen Impuls läßt wirkliche mehrdimensionale Wahrnehmung zu. Lebensqualität hängt von Hörqualität ab. Wie du hörst, so lebst du. Der Mensch ist zwar, was er ißt, aber er empfindet das Leben so, wie er es hört und sieht.

Es ist sicherlich kein Zufall, daß bereits wenige Tage nach der Befruchtung am werdenden Keimling Ansätze des Ohres zu finden sind.

Das Ohr kann man nämlich als das wichtigste Zentrum für die Organisation und die Regulation des gesamten Nervensystems ansehen. Das Ohr ist das prägende Element für die Gehirnentwicklung, folgt man den Forschungen des französischen Arztes Tomatis. Wenn Sie jemals einen Tauben haben reden hören, dann wird Ihnen klar, daß auch zwischen der Sprache und dem Ohr ein enger Zusammenhang besteht. Sobald die Hörfähigkeit nachläßt, läßt auch die Klarheit der Sprache nach. Hierfür gibt es handfeste Beweise. So hat man die audiometrischen Untersuchungsergebnisse von Hörgeschädigten und von Sängern mit Stimmproblemen verglichen. Das Ergebnis war eine eindeutige Übereinstimmung von Störungen im gleichen Frequenzbereich des Hörens und der Sprache. Eine Stimmschulung mit Verbesserung und Verfeinerung der Stimmleistung zieht auch eine Verbesserung des Hörvermögens nach sich. Nach Steinbach hat der Steigbügel des Innenohres denselben Ursprung wie wesentliche Teile des Körpers, die an der Lautbildung beteiligt sind. Alle Teile werden vom siebten Gehirnnerv, dem Nervus faciales, versorgt. Der fünfte Gehirnnerv, Trigeminus, versorgt den Unterkiefer und jene Muskeln, die Hammer und Amboß im Innenohr innervieren.[21]

Ein weiterer Zusammenhang besteht zwischen Gang und Hörfähigkeit. Je besser ein Mensch hört, umso sicherer ist auch sein Gang. Ein Zusammenhang besteht zwischen der Haltung des Menschen und seinem Gehör. Hierbei meine ich Haltung sowohl körperlich als auch im Geistigen. Ein Mensch, der nicht mehr hört, ist damit von seiner Umwelt abgeschnitten. Er wird unsicher, eigenbrötlerisch und mißtrauisch. Er zieht sich in sich zurück. Der Umgang mit ihm ist mit allerhand Problemen belastet. Auch seine körperliche Haltung wird sich verändern. Die Bewegungen sind nicht mehr harmonisch, weil die Muskeln verhärten. Der Gang ist schleppend, der Körper sinkt in sich zusammen. Verbessert sich das Hörvermögen, zum Beispiel durch eine moderne Hörhilfe, verändert sich auch wieder der Mensch. Er wird offener in seiner Art und freier in seinem Umgang. Die Gesichtszüge verändern sich. Die Körperhaltung richtet sich auf. Gibt es einen deutlicheren Hinweis darauf, wie wichtig das Hören für uns ist? Hörtraining und Gehörpflege sind ganzheitliche Gesundheitspflege. Deswegen hüten wir uns davor, unser Hören zu schädigen, indem wir es falschen Impulsen aussetzen. Menschen, die solchen schädigenden Hörimpulsen nicht entgehen können, zahlen eine hohe Zeche. Es ist bekannt, daß Musiker, die moderne Musik spielen müssen, unter Kreislaufbeschwerden, Blutdruckveränderungen, Kopfschmerzen, Magengeschwüren, vegetativen Störungen bis hin zu Kontaktstörungen leiden. Wer jemals in einem Konzert moderner Musik war, wird vielleicht den Unterschied seiner Empfindungen bemerkt haben, die er hatte im Vergleich zu einem Konzert, wo Mozart, Beethoven, Tschaikowsky o. ä. gespielt wurden. Diese Art von Musik hat eine Ausstrahlung, die in uns etwas bewegt, das uns in eine euphorische, ausgeglichene Stimmung versetzt. Die Musiktherapie weiß von Musikstücken zu berichten, die speziell bei Langeweile, bei Depressionen, bei Angst verwandt werden. Ich weiß von einem Musiktherapeuten, der in ein Kloster gerufen wurde, in dem die Mönche über Müdigkeit klagten. Des Rätsels Lösung war schnell gefunden. Sie hatten das Singen aufgegeben. »Singe, wem Gesang gegeben«, heißt es. Vergessen wir das Singen nicht. Es harmonisiert die Hirnhälften. Es führt uns über das Gehör Energie zu. Denn das Ohr ist jenes Organ, das das Gehirn mit Energie auflädt. Seine 14 Milliarden Zellen und 500 000 km Nervenbahnen benötigen den weitaus größten Teil der Nahrungsenergie. Wird es von der Energieaufladung für das Ohr abgeschnitten, stellt sich Interesselosigkeit ein, läßt die geistige Wachheit nach, treten psychomotorische Störungen auf. Die Farbigkeit der Sprache leidet, der Augenausdruck wird müde.

Unter harmonischer Musik steigert sich die Arbeitsleistung. Deswegen fehlen bei keiner kultischen Handlung die energitisierenden Funktionen von Musik und Gesang. Musik verbindet, Musik schafft einen Konsens, Musik entspannt und macht friedlich. Hiermit ist gute Musik gemeint. Wenn man je die schreiende Menge an Rockkonzerten gesehen hat, die Aggressivität, die sich dort teilweise entlädt, hat man den Beweis für den gegenteiligen Effekt.

Fraisse und Husson wiesen die Wirkung klassischer Musik auf das neurovegetative System nach. Ja sogar die Biosynthese der DNA und RNA reagiert auf Musik.[22]

Musik verhilft zu einem Glücksgefühl oder stürzt uns in tiefe Trauer. Auch das haben viele erlebt.

Einen besonders interessanten Versuch machte Williams in Genf. Er spielte Patienten Musik vor und stellte fest, daß die Hörgeschädigten eine Reaktion in der Nabelgegend verspürten, während normal Hörende diese Reaktion in Form von Vibration im Nacken fühlten.[22] Dieser Versuch ist insofern interessant, als Japaner und Chinesen unser Energie- und Ordnungszentrum unterhalb des Nabels verlegen. Wir finden hier das Hara-Zentrum.

Durch Musik werden Assoziationen geweckt. Dies waren in einem Versuch die Vorstellungen von Wasser, Meer, Gewitter, Wind, rhythmischen abstrakten Bildern, abstrakten kreisförmigen Bildern, Tanztrommeln, Zelten und Indianern.[22] Besonders die hohen Töne sind wichtig für die Informationsübertragung durch das Ohr. Sie haben einen vitalisierenden Effekt. Diese vitalisierenden Frequenzen bewegen sich im Bereich von 15 000–20 000 Hz.[21] Sie werden sich vielleicht erinnern, daß mit zunehmendem Alter die Hörfähigkeit nachläßt. Hier ergibt sich ein Synergismus. Mit nachlassender Hörfähigkeit wird der alternde Mensch also von dem vitalisierenden Effekt hoher Frequenzen ausgeschlossen. Eine wichtige Stimulierung der Lebensenergie fehlt damit. Es ist ein Bestandteil des Alterungsprozesses, daß die Lebensenergie nachläßt. Sicherlich gehört hierzu auch das Nachlassen der Hörfähigkeit und damit das Verschließen einer wichtigen Quelle der Energetisierung. Diese feinsten Töne haben nachgewiesenermaßen einen Einfluß auf die Psychomotorik, auf die Vitalisierung und Energetisierung des ganzen Körpers, wobei mittlere Töne die Kontroll- und Artikulationsmechanismen stimulierend, und die tiefen Töne beruhigend wirken.[21]

Über den Zusammenhang von Stimme und Gehör hatte ich bereits gesprochen. Stimmschulung ist Hörschulung. Hörschulung, bewußtes Hören, ist Stimmschulung. Die Impulse aus diesem Training werden zunächst dem Thalamus zugeleitet. Der Thalamus ist Bestandteil des Mittelhirns und ein Tor, durch das alle Informationen aus der Peripherie des Körpers gehen müssen, um zum Großhirn zu gelangen. Der Thalamus ist Sammelpunkt der Oberflächensensibilität, die durch das Berollen zum Beispiel mit den Qi-Gong-Kugeln in der Hand angesprochen wird. Im Thalamus sammeln sich Seh- und Hörbahnen. Impulse aus diesem Bereich werden durch den Thalamus bewußt gemacht. Der Thalamus wiederum steht in Verbindung mit dem limbischen System. Im limbischen System werden alle gefühlsmäßigen Reaktionen geprägt und geformt, sowie die individuelle Einfärbung des Erlebnisses. Wenn Sie sich diesen Reaktionskreis vor Augen führen, dann wissen Sie, daß meine Behauptung, mit dem Kugeltraining würden Sie bewußtseinserweiternd arbeiten, berechtigt ist. Sie wissen jetzt, daß Sie über den Gehörimpuls und über den Sehimpuls den Thalamus und damit das limbische System erreichen, wo Ihre emotional-affektive Reaktionsweise geprägt wird. Wenn Sie bewußt das Kugeltraining durchführen und sich von den Tönen tragen lassen, sie einmal hereinlassen, im stillen auf sich wirken lassen in der entspannten, freudigen, spaßmachenden Arbeit mit der Kugel, dann wirken sie in diesem Bereich. Es ist ein kybernetisches Regelsystem, in das ich irgendwo eingreifen kann, um regelnd, impulssetzend zu steuern. Das kann zum Beispiel durch die Qi-Gong-Kugeln geschehen. Wenn Sie sich auch dabei nach dem Rhythmus dieser Töne bewegen, führt diese Bewegung rückwirkend über den hier genannten Regelkreis zu einer Aktivierung des Gehirns und greift in das vegetative Nervensystem reguliernd ein. Es stärkt die Lebensenergie. Über das vegetative Nervensystem haben Sie wieder den ausgleichenden Effekt aufs Gleichgewichtsorgan. Dieser Impuls vom Gleichgewichtsorgan geht weiter über die Nervenbahnen zentralwärts, angereichert durch die Impulse aus den Bewegungsmeldern der Gelenke.

Das alles ist nur über die Wirksamkeit der Lebensenergie Qi zu erklären. Erinnern Sie sich an das Kapitel »Qi«, so werden Sie wissen, eine gleichmäßige Verteilung, ein gleichmäßiges Zirkulieren dieser Lebenskraft ist gleichzusetzen mit Gesundheit. Über das Qi-Gong-Kugel-Training aktiviere ich die Lebensenergie Qi. Dabei ist der Klangeffekt ein ganz wichtiger Wirksamkeitsbestandteil. Das Training des Gehörs ist wichtig für ein funktionsfähiges Gehör und somit ein wichtiger Baustein für Gesundheit. Genau das besagt eine Studie der Philipps-Universität in Marburg. Danach zeigte die Untersuchung, die mit mehreren hundert Hörgeräte-Trägern und einer Kontrollgruppe durchgeführt wurde, daß fol-

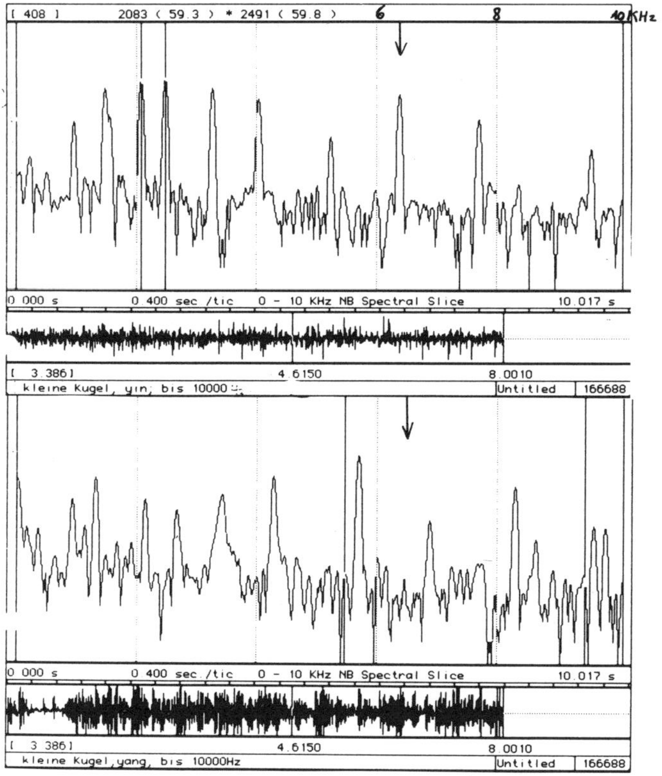

Abb. 42: Schallbild kleiner Qi-Gong-Kugeln.
Das obere Bild zeigt das Schallbild der Yin-Kugel, das untere Bild zeigt das Schallbild der Yang-Kugel, beides im Frequenzbereich 1–10 Kilohertz (Khz).
Man sieht im unteren, tiefschwarz gezeichneten Schallbild den deutlichen Unterschied zwischen der Yin- und der Yang-Kugel. Die dargestellten Werte spiegeln den Dezibelwert/Khz wider. Die oberen, großgezeichneten Kurven sind Schallbilder in Dezibelwerten, bezogen auf einzelne Schallfrequenzen aus dem dargestellten Bereich von 1–10 Kilohertz im vergrößerten Maßstab.
Auch hier erkennt man einen deutlichen Unterschied zwischen Yin und Yang, zum Beispiel bei 6,5 Kilohertz. Im oberen Bild befindet sich hier ein niedriger Schalldruck, im unteren Bild ein hoher Schalldruck. Gleichzeitig macht diese Schallbildkurve den starken Intensitätswechsel des Schalldrucks deutlich durch die Höhen und Tiefen der Kurven. Dadurch erklären sich der therapeutisch wirksame Reiz und die energetische Aufladung über das Hörorgan, das damit durch immer neue Anpassung trainiert wird.
Das Schallbild wurde vom Klangstudio Musikalische Akustik
Dr. H. Stolze, Bremen, erstellt

gende körperliche Beschwerden signifikant häufiger bei Schwerhörigen auftreten: Probleme mit den Gelenken und der Wirbelsäule, Grippe, Erkältungen, Infektionen, Herz- und Kreislauferkrankungen. Die Schwerhörigen nehmen, der Marburger Untersuchung zufolge, auch erheblich mehr Medikamente als ein normal Hörender.[23]

Ich weiß nicht, ob die Chinesen all dies gewußt haben. Aber ich weiß nur eins: Die Chinesen sind gute Beobachter und können intuitiv viele Dinge erfassen. Vielleicht sind sie auf diesem Wege zu der Geräuschkomponente bei den Qi-Gong-Kugeln gekommen. Wie diese Geräuchkomponente aussieht, habe ich in einem Bremer Institut für Akustik untersuchen lassen. Dabei ergaben sich einige interessante Aufschlüsse. Es zeigte sich, daß die Klangqualität der Yin- und Yang-Kugeln nicht nur akustisch unterschiedlich war, sondern sich dies auch im Frequenzbild niederschlug. Der Schalldruck, ausgedrückt in Dezibel, war zwischen den einzelnen Kugelgrößen unterschiedlich. Bei den größeren Kugeln ergab sich ein anderes Klangbild im Vergleich zu den mittleren und kleinen Kugeln. In dem Zusammenwirken beider Kugeln veränderte sich das Klang- und Dezibelspektrum. Insgesamt zeigte sich, daß der ständig wechselnde Klangcharakter und Schalldruck ein intensives Training des Gehörsystems ermöglichte. Denn der Körper versucht, sich aus unterschiedlichen Klangintensitäten und Tonfrequenzen auf eine Tonhöhe einzustellen. Da sich diese Klangintensitäten und Tonfrequenzen ständig ändern, wird die Regulation des Gehirnsystems ständig gefordert, was einen intensiven Trainingseffekt ergibt. Bei den großen Kugeln ergaben sich kürzere Abstände der Schallimpulse und sogenannte Schulterwellen, das heißt, ein längeres Verweilen in einem bestimmten Schalldruck. Dies ist ein nicht zu unterschätzender wichtiger Wirkungsfaktor bei der Klangtherapie.

Beim Zusammenwirken der beiden Kugeln zeigte sich, daß sich die Töne gegenseitig mindernd und verstärkend beeinflussen, daß die Tonvariationen dadurch deutlich zunehmen. Ein Trainingseffekt, der sich also gegenseitig verstärkt.

Was läßt sich also zusammenfassend aus alledem ableiten?

1. Die Klänge der Yin- und Yang-Kugel, jeder für sich, haben einen therapeutischen Effekt.

2. Dieser therapeutische Effekt summiert sich durch die Bewegungs- und Sichtimpulse.

3. Jede Kugel für sich hat ein eigenständiges Klangbild, das sich im Zusammenspiel beider Kugeln verstärkt und moduliert.

4. Die unterschiedlichen Kugelgrößen haben unterschiedlichen Klangcharakter.

5. Das Ohr ist der wichtigste Impulsgeber für das Gehirn. Das Gehirn lebt von diesen Hörimpulsen und wird durch ein akustisches Training leistungsfähig gehalten.

6. Die selektive Aufmerksamkeit ermöglicht es, gezielt die Töne der Yin- und Yang-Kugeln für sich zu nutzen. Sie sind somit ein wichtiger therapeutischer Bestandteil im Qi-Gong-Kugel-Training.

7. Über das Gehirn ist eine intensive Einwirkung auf das vegetative Nervensystem möglich. Es ist anzunehmen, daß sich aus dieser Sicht die positive Wirkung von Qi-Gong-Kugel-Training bei lärmgeschädigten und verhaltensgestörten Kindern erklärt.

Ein paar Grundsätze zum Üben und zur Kugelwahl

Die Qi-Gong-Kugeln werden in vier unterschiedlichen Größen geliefert:

a) als kleine Kinderkugeln. Sie wiegen zusammen 250 g und haben einen Durchmesser von 40 mm.

b) als kleine Ausführung. Sie haben einen Durchmesser von 45 mm und wiegen zusammen ca. 330 g.

c) als mittlere Ausführung. Sie wiegen zusammen 460 g und haben einen Durchmesser von ca. 50 mm.

d) als große Ausführung. Sie wiegen zusammen 580 g und haben je einen Durchmesser von ca. 55 mm.

Maße und Gewichte der Kugeln können herstellungsbedingt leicht variieren.

Diese Größen werden in verschiedenen Ausführungen geliefert, zum Beispiel gold- oder silberfarben oder mit Beschichtungen. Darüber aber noch später.

Verpackt sind sie in einem hübschen Brokat-Kästchen mit chinesischem Design. Innen ist das Kästchen mit Samt ausgelegt. Schließlich will das Auge auch profitieren.

Zunächst stellt sich also einmal die Frage, was soll man wählen, gold- oder silberfarben? Diese Frage ist schnell beantwortet. Folgen Sie Ihrem Geschmack. Die silberfarbenen haben etwas mehr Yang-Charakter, die goldfarbenen haben etwas mehr Yin-Charakter. Aus therapeutischer Sicht fällt dieser Unterschied aber praktisch nicht ins Gewicht.

Die zweite Frage gilt der Größe. Welche Kugelgröße ist für den Anfänger, für die Frau, für den Mann, für das Kind geeignet? Hierfür gilt eine ganz klare Richtlinie: *Wählen Sie zum Eingewöhnen die Kugel so klein und leicht wie möglich*. Sie neigen zu Anfang dazu, sich beim Üben zu verkrampfen. Wenn zu dieser Verkrampfung auch noch ein zu großes Gewicht kommt, entstehen leicht negative Empfindungen wie Schmerzen, Spannungen, das Gefühl des Muskelkaters.

Kinder arbeiten selbstverständlich mit der extra für sie geschaffenen Kinderkugel. Heranwachsende werden in der Regel zunächst bei der kleinen bleiben müssen, Erwachsene mit besonders kleinen Händen arbeiten ebenfalls mit der kleinen Kugel. Die mittleren Kugeln sind nur für ganz wenige, besonders große Hände für den Anfang geeignet.

Es kommt bei den Anfangsübungen darauf an, die Sicherheit zu bekommen, nicht darauf, möglichst große Kugeln zu bewegen. Deswegen rate ich jedem, egal welche Handgröße er hat, mit den kleinen Kugeln anzufangen. Damit soll so lange trainiert werden, bis durch koordinierte Bewegungen die Kugeln mühelos über die Handflächen rotieren. Die Erfahrung der letzten Jahre hat gezeigt, daß dazu ein leichtes, gut zu bewegendes Kugelpaar die besten Voraussetzungen bietet, sowohl in der zarten Hand eines künstlerisch Tätigen wie auch in der kräftigen Hand eines körperlich Schaffenden. Üben Sie am Anfang auch nicht zu lange, lassen Sie sich Zeit. Lieber zehn mal zwei Minuten als einmal 20 Minuten. Das könnte dazu führen, daß Sie durch provozierte unangenehme Empfindungen die Kugeln bald in die Ecke schmeißen. Das wollen Sie sicherlich nicht.

Die kleine, zarte Hand wird es am Anfang vielleicht etwas schwerer haben als die große, kräftige Hand, einfach, weil hier mehr Fläche zur Verfügung steht und mehr Ausweichmöglichkeiten für die Kugeln gegeben sind, ohne sie gleich aus der Hand rollen zu lassen. Später, wenn man sicher ist, geht es darum, eine größere Kugel zu wählen, denn erst die mittlere und die große Kugel geben den bestmöglichen physiologischen, therapeutischen Effekt. Sie steigern dann auch die Geschicklichkeit, weil man einfach mehr Masse beherrschen und führen muß. Sie sind dann wieder eine Herausforderung. Herausforderung muß schon sein. Wie im Leben die Herausforderung nie aufhört, sollte sie es auch mit dem Kugeltraining nicht. Ist man mit zwei mittleren oder größeren sicher, kann man eine dritte Kugel hinzunehmen. Ja, die Chinesen üben sogar mit fünf Kugeln in einer Hand.

Die Schwierigkeitsgrade der hier in dem Buch genannten Übungen sind ja unterschiedlich. Auch daran kann sich der Meister schulen und mit ihnen immer höhere Fähigkeiten entwickeln.

Vergessen Sie niemals, daß es nicht nur Sport ist, sondern ein ganz klarer physiologischer Trainingseffekt dahintersteht, der Ihr Nervensystem ebenso schult wie die Kreislauffunktion und die Muskeln.

Mit den Anforderungen wachsen wir. Mit den Aufgaben immer höheren Schwierigkeitsgrades trainieren wir uns einem Sportler gleich und entwickeln, körperlich und geistig gesehen, größere Muskelpakete. Bleibt die Anforderung aus oder auch der Ehrgeiz dazu, sie zu meistern, verharren wir immer auf demselben Niveau und entwickeln uns nicht mehr. Das wollen Sie sicherlich nicht. So gesehen ist dieses Kugeltraining Bewußtseinstraining. Es lehrt uns sozusagen Lebensmeisterung.

Ich kenne das Gesicht von Anfängern, die die Kugeln in der Hand betrachten und sich die Frage stellen: »Du liebe Zeit – und das soll ich mit meiner Hand hier bewegen? Die Kugeln sind ja viel zu groß.« Stimmt nicht, kann ich Ihnen sagen. Es ist eine Frage der Sicherheit in der Handführung. Sie werden bald merken, daß Sie durchaus mit Ihrer Handgröße diese Kugeln beherrschen können. Dazu bedarf es vielleicht eines eintägigen Trainings. Mancher braucht eine Woche dazu. Aber Sie wissen doch, man soll niemals im Leben sagen, ich kann nicht. Eins können Sie bestimmt: Sie können es versuchen. Und wenn zu dem Willen, es zu versuchen, noch der Wille kommt, sein Bestes zu geben, sind Sie auf dem richtigen Weg und werden mit Sicherheit recht bald den Umgang mit den Kugeln beherrschen.

Ich habe viele Zweifler erlebt. Aber sie alle schafften es mit gutem Zuspruch, mit Konsequenz und mit einigen Tagen Praxis. Deswegen darf ich Ihnen Mut machen und voller Überzeugung sagen, wenn Sie wirklich wollen, dann überwinden Sie Ihre Zweifel und trainieren. Erinnern Sie sich an das, was Churchill einmal gesagt hat: »Erfolg zu haben heißt, einmal mehr aufzustehen als hinzufallen.«

Da wir schon beim Fallen sind, üben Sie zu Anfang über einer Bodenfläche, die weich ist, damit die Kugeln beim Herabfallen nicht beschädigt werden und keine Riefen bekommen. Selbst dem erfahrenen Meister passiert es, daß die Kugel herabfällt.

Haben Sie die kleine Kugel jetzt mühelos bewegt, stellt sich die Frage des Kaufs der mittleren Kugel oder gar gleich der großen Kugel. Das müssen Sie für sich entscheiden. Der Sprung von 330 g auf 580 g heißt, die Meßlatte doch ein gewaltiges Stück höher zu hängen. Aber eins kann ich Ihnen gleich versichern, der Kauf der kleinen Kugeln ist nicht unnütz gewesen. In dem Moment, wo Sie die größeren kaufen, können Sie mit beiden Händen trainieren, da Sie ja jetzt vier Kugeln haben oder zwei Kugelpaare. Oder aber Sie können in einer Hand drei oder vier Kugeln bewegen.

Auch wenn Sie zu den kleinen und mittleren noch die großen kaufen, ist das kein unnützer Kauf, da Sie dann noch mehr Steigerungsmöglichkeiten haben. Auf jeden Fall sollten Sie die größere Größe nehmen, wenn Ihnen die Übungen mit der kleineren Kugel keine Mühe mehr machen, wenn Sie sie mit schlafwandlerischer Sicherheit beherrschen oder wenn es Ihnen langweilig wird, zumal Sie den therapeutischen Effekt damit vergrößern. Je schwerer und je größer die Kugeln nämlich sind, desto intensiver wird der therapeutische Nutzen. Durch die gestellten größeren Anforderungen wird die Kreativität und Koordinationsleistung erhöht und die Geschicklichkeit wächst.

Und nicht nur das: Die größere Kugelmasse hat auch einen größeren Klangkörper. Eine größere Kugelmasse stellt eine größere Schwingungsmasse dar. Sie haben also einen anderen Klangeffekt, einen anderen Schwingungseffekt, mit einem intensiveren therapeutischen Effekt.

Das größere Gewicht der Kugel tut das seinige. Je größer das Gewicht, um so größer ist der isometrische Effekt auf Ihre Armmuskulatur, desto wirkungsvoller ist auch die Kompressionsmassage auf die Reaktionszonen und auf die Muskeln der Hand sowie die Akupunkturpunkte.

Ich darf deswegen hier nochmals wiederholen:

Nehmen Sie nach dem Eingewöhnen die Kugeln so schwer und so groß wie möglich. Beginnen Sie zum Eingewöhnen aber mit einer Kugel so leicht und so klein wie nötig.

Jetzt kommen wir zu einem ganz wichtigen Aspekt, der beim Üben zu berücksichtigen ist, und zwar dem Yin- und Yang-Aspekt. Die Kugeln selbst repräsentieren ihrem Klang nach Yin und Yang und auch der Farbe nach. Im Paar sind sie ausgewogen, Yin und Yang entsprechend. Die eine Kugel hat einen Yin-Ton, die andere Kugel den Yang-Ton. Der hellere Ton ist der Yang-Ton, der tiefere Ton der Yin-Ton. Silberkugeln repräsentieren als Paar mehr den Yang-Aspekt, dunklere Kugeln den Yin-Aspekt. Vom Material her ist die glatte Kugel mehr Yang, die weichere, beschichtete Kugel mehr Yin. Wenn Sie also mit beiden Kugeln zur gleichen Zeit arbeiten, und das müssen Sie ja, weil Sie sonst die Kugeln nicht durch die Hand bewegen können, dann können Sie das Verhältnis von Yin und Yang in Ihrem Körper zunächst einmal nicht verschieben. Es bleibt gleich. Dennoch können Sie mit der richtigen Technik stärker den Yin-Aspekt oder den Yang-Aspekt des Körpers ansprechen. Ich gehe gleich im einzelnen hierauf noch ein. Sie können also selbst entscheiden, ob Sie im Moment mehr das Yin Ihres Körpers aktivieren oder das Yang, je nachdem, ob Sie mehr Yin-Mensch sind oder Yang-Mensch. Der Yang-Mensch soll mehr das Yin stärken, der Yin-Mensch mehr das Yang. Machen Sie daraus aber jetzt keine akademische Haarspalterei. Der Körper ist ein intelligentes Wesen. Ihr Unterbewußtsein weiß selbst, was Sie am ehesten brauchen. Denken Sie an Ihr Adey-Fenster, das nur das Richtige hineinläßt. Üben Sie also nicht mit der kritischen Distanz des Verstandes, sondern mit der Gelassenheit der Gewißheit, daß Ihr Unterbewußtsein es schon richtet. Folgen Sie Ihrer Intuition. Zunächst einmal müssen Sie wissen, ob Sie mehr Yang-Typ oder mehr Yin-Typ sind. Dazu haben Sie in dem Kapitel über die Grundlagen der Traditionellen Chinesischen Medizin schon einiges erfahren. Ich gebe Ihnen noch mal eine kurze Liste, die Sie anwenden können, um zu entscheiden, ob Sie Yin- oder Yang-Typ sind bzw. ob Sie im Moment einen Überhang an Yin- oder Yang-Energie haben.

Zustand	**Yin**	**Yang**
Ihr Händedruck ist fest		x
Ihre Hand ist fest (Muskeln!)		x
Ihr Händedruck ist weich	x	
Ihre Hand fühlt sich weich an	x	
Die Hand ist kalt	x	
Die Hand ist warm		x
Die Hand ist feucht	x	
Ihre Zunge ist blaß, sehr feucht, blau	x	
Ihre Zunge ist rot, gelb belegt		x
Ihre Stimme ist fest		x
Ihre Stimme ist leise, weich	x	
Sie lieben die Bewegung		x
Sie lieben die Ruhe	x	
Sie sind ein Kontaktmensch		x
Sie lieben die Einsamkeit	x	

Geben Sie sich bei jeder Ja-Antwort einen Punkt. Dort, wo Sie die meisten Punkte haben, ist Ihre Konstitution bzw. Ihr momentaner Zustand festgelegt.

Sie wissen jetzt zum Beispiel, daß Sie ein Yang-Typ sind. Dann sollten Sie bei übersteigertem Yang-Zustand in der Tat versuchen, mal ein wenig mehr das Yin in den Übungen zu betonen. Wann sind Sie übersteigerter Yang-Typ? Wenn Sie vor lauter Aktivität nicht zur Ruhe kommen. Wenn Sie sich vor Unruhe nicht konzentrieren können. Dann hat Sie das Yang gepackt, und es wird höchste Zeit, das Yin zu stärken. Sie wissen ja, nach der Aktivität sollte die Muße kommen. Achten Sie also auch darauf, daß das Kugeltraining eine Muße für Sie darstellt und nicht schon wieder eine Aufgabe, die Sie erledigen müssen. Machen Sie sich einmal frei von diesem Pflichtgefühl, diesem inneren Druck.

Sind Sie zu sehr Yin, das heißt depressiv, traurig, Sie möchten sich zurückziehen, möchten niemand sehen, Sie fühlen sich kalt, dann machen Sie eine kräftige Yang-Übung. Yin war ja die Ruhe, Yang die Aktivität. Deswegen sei hier auch noch einmal kurz das Üben zu gewissen Tageszeiten angeschnitten. Es wäre unklug, am Abend, wo das Yin regiert, jetzt unbedingt das Yang zu stärken. Deswegen ist es für Yang-Typen nicht ratsam, noch am Abend zu üben, es sei denn, Sie können wirklich loslassen und in den Übungen das Yin betonen. Dagegen könnte ein Yin-betonter Mensch abends durchaus ein leichtes gezieltes Yang-Training bzw. ein sanftes Yin-Training oder ein spielerisches neutrales Training machen.

Vergessen Sie aber nicht, und das möchte ich an dieser Stelle noch mal ausdrücklich in Erinnerung rufen, die Kugeln an sich sind ausgewogen. Es geht hier lediglich um die Technik, mit der Sie Yin oder Yang betonen können, wenn ein deutlicher störender Überhang des einen oder des anderen auszugleichen ist.

1. Durch die schnelle, forcierte, konzentrierte Drehung führen Sie Yang zu. Durch das langsame, spielerische, entspannende Rotierenlassen stärken Sie das Yin.

2. Je mehr Sie sich verkrampfen, um so stärker aktivieren Sie das Yang. Je mehr Sie sich entspannen, um so mehr stärken Sie die Yin-Komponente.

3. Durch Linksdrehung in der linken Hand, entgegen dem Uhrzeigersinn, tonisieren Sie; Sie führen sich Energie zu. Durch die Rechtsdrehung im Uhrzeigersinn in der linken Hand sedieren Sie; Sie leiten Energie ab. In der rechten Hand ist es umgekehrt. Die Rechtsdrehung stärkt die Energie, die Linksdrehung sediert. Das Beurteilungskriterium wäre hier Erschöpfung oder Nervosität.

4. Je höher die Handhaltung ist, desto mehr betonen Sie das Yang in den Übungen. Je tiefer die Handhaltung ist, desto mehr betonen Sie das Yin. Gehen Sie von einer neutralen Mittellinie in Höhe des Zwerchfells aus. Darüber liegt also das Yang-Feld, darunter liegt das Yin-Feld.

5. Durch kurzzeitiges Drehen stärken Sie Yin. Die Kugel ist nämlich kalt. Kälte ist Yin. Es wird dem Körper Yang entzogen, sprich Wärme neutralisiert. Yang wird also geschwächt und Yin dadurch gestärkt.

6. Durch langes Drehen stärken Sie das Yang. Die Kugel ist dann nämlich warm. Wärme ist Yang. Es wird Yin, sprich Kühle, aus dem Körper entzogen. Yin wird also abgeschwächt und Yang dadurch gestärkt.

7. Mit steigendem Sonnenstand steigt auch das Yang. Mit untergehender Sonne, ab der Mittagszeit gerechnet, fällt das Yang. Morgens haben Sie also mehr Yang in sich, nachmittags steigt das Yin- und fällt das Yang-Potential.

8. Wenn Sie in Richtung Sonne üben, stärken Sie das Yang, wenn Sie mit dem Rücken zur Sonne stehen, stärken Sie das Yin.

Jetzt wird Ihnen der Kopf rauchen, und Sie werden am Schluß gar nicht mehr wissen, wann habe ich oder brauche ich denn nun wirklich Yin und wann habe ich wirklich Yang. Dazu müssen Sie wissen, daß Yin und Yang ständig im Verhältnis zueinander wechseln. Das ist Leben, daß sich Yin und Yang ständig gegeneinander verschieben und sich selbst wieder regulieren. Steigt das Yang, sinkt das Yin. Aber am höchsten Yang bekommt Yin den Umpoleffekt und drückt das Yang herunter. Leben ist Bewegung. Wir sind umgeben von Yin- und Yang-Elementen, nehmen also beides auf. Wenn Sie jetzt von der Sonne abgekehrt in der Yin-Haltung eine Yang-Drehung, das heißt in der linken Hand eine Linksdrehung machen, neutralisieren Sie damit schon wieder das eine mit dem anderen. Jetzt kommt es darauf an, was Sie selbst im Moment sind, mehr Yin oder Yang. Ich habe diese Techniken nur aufgeführt, um Möglichkeiten der Regulierung aufzuzeigen, wenn man sehr erfahren ist, gezielt arbeiten möchte, sehr in die Tiefe gehen und Feinheiten nutzen will. Aber ich möchte damit nicht erreichen, daß Sie jetzt völlig verwirrt sind und sagen, jetzt weiß ich überhaupt nichts mehr. Ich habe ganz bewußt die Dinge hier in dieser Vielzahl aufgezählt, um Ihnen damit Möglichkeiten aufzuzeigen. Sie müssen Ihr Unterbewußtsein aktivieren und lernen, mit der inneren Stimme zu arbeiten, um intensiv zu arbeiten. Wie gesagt, der Adey-Fenstereffekt sorgt für den richtigen Impuls.

Wir sind von unserer Erziehung her so getrimmt worden, daß wir alles mit dem Verstand lösen wollen. Unser Schulsystem, unser Bildungssystem, unser Erziehungssystem ist darauf ausgerichtet. Das hat mit der Zeit die Fähigkeit, intuitiv mit dem Unterbewußtsein zu arbeiten, fast erstickt. Wir sollten wieder mehr lernen, aus der schöpferischen Aktivität des Unterbewußtseins heraus zu handeln. Das Unterbewußtsein arbeitet ganzheitlich mit den kreativen Kräften des rechten Hirns und mit den analytischen Kräften des linken Hirns. In der Ganzheit zeigt sich erst das Problem. Auch der Künstler arbeitet mit seiner inneren Stimme. Kunstwerke sind intuitiv geschaffene Werke. Machen Sie deswegen das Kugeltraining auch zu einer Übung, die Ganzheit wieder zu erreichen, das heißt, Ihrer inneren Stimme zu folgen, die innere Stimme wieder zu wecken, intuitiv zu arbeiten. Machen Sie also die Fragen, ob Yin- oder Yang-Energie, Links- oder Rechtsdrehung erforderlich ist, nicht zu einer akademischen Feldstudie. Komplizieren Sie nicht. Folgen Sie beim Kugeltraining dieser inneren Stimme Ihrer Intuition, Ihrem Instinkt. Der Körper weiß sehr genau, was er braucht. Die Kinesiologie arbeitet beispielsweise damit, indem sie Emotionen austestet. Auch hier habe ich Ihnen Hinweise in dem Kapitel über die Energiepunkte gegeben. Der Körper wird dementsprechend wählen und Ihnen das richtige Gefühl vermitteln, das Ihnen die richtige Drehrichtung angibt. Das zeigt eindeutig die Erfahrung und das sind meine Erkenntnisse aus nunmehr vielen Jahren im Umgang mit der Kugel. Wenn Sie während der Übung sagen können, es macht mir Spaß oder am Schluß der Übung, es hat mir gutgetan, dann liegen Sie richtig. Erst wenn Sie Schwierigkeiten haben, diese Zustände zu erreichen, dann sollten Sie sich mit den Yin-Yang-Aspekten beschäftigen.

Um über die eben genannte Checkliste hinaus zu verdeutlichen, was ein Yin-Typ und Yang-Typ ist, hier nochmals einige weitergehende Entscheidungshilfen, sozusagen als Kurzwiederholung aus dem Kapitel über den Yin-Typus und Yang-Typus.

Die Yin-Konstitution zeichnet sich durch folgende Merkmale aus: Ruhetyp, introvertiert, passiv, sensibel, schweigsam, gefühlvoll, musisch veranlagt. Wärme wird bevorzugt. Zarter Körperbau, weiche Gesichtszüge, Schlafzimmeraugen, das heißt, das

Oberlid verdeckt den oberen Teil der Pupille. Yin-Typen bevorzugen gekochte, warme Speisen.

Die Yang-Konstitution zeigt sich als Bewegungstyp, extravertiert, aktiv, robust, redselig, verstandesbetont, praktisch veranlagt. Kühle wird bevorzugt. Der Körperbau ist kräftig. Im Auge sieht man den oberen Teil der Pupille, der untere Teil dagegen wird etwas verdeckt. Yang-Konstitutionen vertragen Rohkost. Rohkost ist von Natur her kalt, neutralisiert also Wärme, wovon der Yang-Typ reichlich hat.

Noch einige Anregungen, die das Umfeld des Trainings betreffen. Wenn Sie zu einem Konzert oder ins Theater gehen, bereiten Sie sich auch darauf vor. Sie stellen sich auf das Konzert oder Theaterstück geistig ein. Sie kleiden sich dementsprechend, Sie schaffen sich den Rahmen des Erlebens. Genauso sollten Sie es mit den Kugeln machen. Stürzen Sie sich nicht hinein in die Übung. Erledigen Sie es nicht nebenbei, sondern werden Sie einige Minuten stille, bevor Sie anfangen. Am besten nehmen Sie die Grundstellung ein, üben dann ganz bewußt, üben beim Training auch das Loslassen, einfach Geschehenlassen, das Entspannen, konzentrieren sich dabei auf den Punkt Dantien unterhalb des Bauchnabels. Erzwingen Sie keine Leistung beim Üben. Nach dem Üben stürzen Sie sich nicht sofort wieder in Aktivitäten, sondern machen Sie die Schließübung, das heißt vom Bauchnabel seitwärts die Handflächen führen, Handrücken zu Handrücken, wieder zurück zum Bauchnabel, dreimal diese Auswärts- und Einwärtsbewegung. Und zum Schluß legen Sie die Hände übereinander (Männer linke Hand auf die Bauchdecke, Frauen rechte Hand, andere Hand darüber) und verweilen in Stille noch einige Augenblicke. Sie geben dem Qi so die Möglichkeit, die Impulse des Trainings zu verwerten und besser und gleichmäßiger durch den Körper zirkulieren zu lassen und sich so im »Meer der Energie«, im Dantien, zu sammeln.

Zum Schluß die Antwort auf die so oft gestellte Frage: Wie lange und wie oft am Tage soll ich üben? Die Antwort darauf lautet: Sie *sollen* niemals, aber Sie *dürfen* so oft und solange Sie möchten und Spaß daran haben. Wenn Sie aber gezielt Beschwerden therapieren oder Konditionsverbesserung erreichen möchten, dann empfiehlt sich regelmäßiges Üben.

Die Zwillingskugel als Trainingsobjekt

oder
Zwei und zwei ist eins

Wenn Sie Ihre zwei Qi-Gong-Kugeln nehmen und sie mit einem Handsteg verbinden, dann haben Sie eine Zwillingskugel. Bei der Zwillingskugel sind nämlich jeweils zwei mittlere Qi-Gong-Kugeln im Durchmesser von 50 mm mit einem 10 cm langen Griffsteg verbunden. Dieser Hand- oder Griffsteg ist der Handform angepaßt und somit sehr griffig. Selbstverständlich wird auch die Zwillingskugel als Satz geliefert, bestehend aus zwei Einheiten. Jede Einheit wiegt 620 Gramm.

Bei oberflächlicher Betrachtungsweise der Zwillingskugel könnte man sich an eine Hantel erinnert fühlen und denken, hier hätte man eine Trainingseinheit für sportliches Bodybuilding, für Muskelaufbautraining mit Musik. Die beiden Kugeln sind selbstverständlich wieder Hohlkugeln, die beim Training den typischen Qi-Gong-Kugel-Klang erklingen lassen. Nun, um es gleich vorweg klarzustellen, Zwillingskugeln sind mehr als Hilfsmittel für Körper- und Geschicklichkeitstraining. Dies ist nur eine Seite der Medaille. Aufgrund ihrer Form haben sie natürlich ihren Platz im Rahmen des sportlichen Trainings. Entsprechende Übungen, um diese Möglichkeiten praktisch umzusetzen, finden Sie am Schluß des Kapitels. Es wird sicherlich viel Spaß machen, diese Übungen zu praktizieren, da vier Kugeln einen wunderbaren Klangakkord geben. Vor allen Dingen aber ist es reizvoll, diese Übungen in der Gruppe zu machen. Wenn viele, mit unterschiedlichen Klängen, die Hanteln benutzen, steigert sich der Tonakkord zu einer Intensität und Vielfalt, die akustisch ungemein anspricht und dadurch eine intensive energetische Aufladung des Gehirns über das Ohr ergibt.

Interessant sind die Zwillingskugeln vor allen Dingen durch die Möglichkeit, intensiv über das Organ »Herz« und über das Kreislaufsystem zu therapieren. Die Traditionelle Chinesische Medizin sagt, daß der Gesamtzustand der Meridiane von einem gut funktionierenden Herz- und Kreislaufmeridian abhängt. Gemeint ist dabei die Physiologie des Herzens und des Kreislaufsystems aus der Sicht der Traditionellen Chinesischen Medizin. Das ist beileibe keine Einschränkung, wenn ich hierauf hinweise, sondern im Gegenteil eine Bereicherung in der Wirkung, geht doch die Funktion des Herzens nach der Festlegung der Traditionellen Chinesischen Medizin weit über die Funktion gemäß westlicher Medizin hinaus. Wir haben also eine umfangreichere Wirkung, über die es in diesem Kapitel zu sprechen gilt.

Mit keiner anderen Methode ist es möglich, eine so intensive Wirkung auf den Funktionskreis Herz und Kreislauf zu erzielen, wie mit diesen Zwillingskugeln.

Die dritte interessante Möglichkeit, die uns die Zwillingskugeln bieten, ist die Therapie des Rückens. Es gibt eine Reihe von Übungen, die ich hier vorstelle, die geeignet sind, den Rücken zu kräftigen und damit Rückenschmerzen vorzubeugen bzw. sie zu bessern oder gar zu heilen.

Zu den Übungen mit dem Ziel, Fitneß- und Körpertraining mit den Zwillingskugeln zu betreiben, gibt es, im Grunde genommen, nicht viel zu sagen. Sie haben beim Armkreisen durch das höhere Gewicht eine größere Fliehkraft und entwickeln somit eine größere Zugkraft auf Muskeln und Gelenke. Sie erzielen also mit der Zwillingskugel eine größere Lockerung. Die Kugeln eignen sich für gymnastische Übungen, da sie Bewegungsübungen im Rahmen der Gymnastik verstärken. Sie erzielen ein größeres isometrisches Training durch das größere Eigengewicht. Sie fordern das Gleichgewicht. Sie setzen einen intensiveren akustischen Reiz. Die Wirkung über das Gleichgewichts- und Hörsystem, über den Nervus statoacusticus ist also intensiver als bei der einfachen Kugel. All dies macht sie zu einem begehrten und bewährten Medium im Rahmen von gymnastischen Übungen, sportlichen Aktivitäten, Tanzübungen, im Rahmen eines intensiven Hand- und Geschicklichkeitstrainings. Sie eignen sich für Qi-Gong- und Tai-Chi-Gruppen, asiatisches Kampfsporttraining und generell für Bewegungstherapie.

Wie erklärt sich jetzt aber der besondere Effekt aus dem Funktionskreis Herz und Kreislauf? Schauen Sie sich einmal Ihre Handinnenfläche an. In dieser Handinnenfläche, sozusagen am oberen Rand der Handwölbung unterhalb des Ring- und Kleinfingers, befinden sich zwei wichtige Akupunkturpunkte. Sie liegen in etwa in der linken Hand bei ein und zwei Uhr, wenn man sich einmal die Fläche der Innenhand in Form eines Zifferblatts vorstellt. Sie liegen entsprechend in der rechten Hand zwischen zehn und elf Uhr. Um diese Punkte genau zu bestimmen, gibt es einen kleinen Trick. Versuchen Sie einmal, die Fingerkuppe des Ringfingers erst der einen Hand und dann der anderen Hand so eng wie möglich anzuwinkeln, und setzen Sie dann die Fingerkuppe des Ringfingers in der Innenhand auf. Dort, wo diese Fingerkuppe die Handfläche berührt, haben wir den Punkt Kreislauf 8 (KS 8) oder auch Laogong genannt. Das gleiche machen Sie jetzt mit dem Kleinfinger, erst in der einen und dann in der anderen Hand. Dort, wo die Fingerkuppe des Kleinfingers aufsetzt, haben Sie wieder einen Akupunkturpunkt, nämlich »Herz 8« (H 8). Den Punkt »KS 8« und den Punkt »H 8« sollten Sie mit einem Kugelschreiber markieren, damit er sich Ihnen besser einprägt. Wenn Sie es richtig gemacht haben, finden Sie etwa zwei Fingerbreit unter dem Fingeransatz des Mittelfingers den einen Markierungsfleck in der Hand. Etwas weiter schräg nach oben außen haben Sie den zweiten für »Herz 8«. (s. Abb. 17, Seite 85).

Jetzt nehmen Sie sich einen etwa 15 cm langen Stock und legen ihn zunächst einmal vor sich auf den Tisch. Strecken Sie nun die Hände waagerecht in Schulterhöhe nach vorne. Die Handflächen stehen parallel zueinander. Führen Sie jetzt beide Handflächen zusammen, bis sie sich berühren, winkeln die Arme an, so daß die Handflächen etwa in Nabelhöhe vor Ihrem Bauch sind. Trennen Sie nun die beiden Hände nach links und rechts und nehmen Sie den Stock. Halten Sie ihn mit den Handflächen an den Stockenden. Drücken Sie also gegen das Ende des Stockes einmal mit der einen Hand und auf der anderen Seite mit der anderen Hand, so daß sich der Stock in der Waagerechten parallel zum Fußboden befindet. Stellen Sie sich noch vor, an den Enden des Stocks wäre jeweils eine Kugel angebracht. Es gehört nicht viel Phantasie dazu, sich vorzustellen, wie diese beiden Kugeln auf der Handfläche aufliegen und ziemlich genau die Punkte »KS 8« und »Herz 8« abdecken.

Wenn Sie jetzt die Hände kräftig zusammendrücken, massieren Sie diese beiden Punkte; genauer gesagt, wenn Sie mit der einen Hand etwas stärker drücken und dabei die Hand etwas nach vorne kippen, dreht sich die Kugel in der anderen Hand und massiert diese beiden Punkte im Uhrzeigersinn bzw., wenn man die Bewegungsrichtung umdreht, entgegen dem Uhrzeigersinn. Ich wiederhole also noch mal: Sie halten den Stock zunächst als

Hilfsmittel, weil Sie die Zwillingskugel noch nicht haben, zwischen den beiden Händen. Sie stellen sich jetzt zunächst nur vor, dieser Stock wäre eine Zwillingskugel und vergegenwärtigen sich, daß die beiden Kugeln auf den markierten Punkten »H 8« und »KS 8« liegen. Man dreht jetzt mit der einen Hand um die waagerechte Achse des Stockes und preßt diese Drehhand etwas stärker an. Die Folge ist, daß die imaginäre Kugel in der Haltehand am Punkt Herz 8 und KS 8 im Uhrzeigersinn rotiert und so diese Punkte massiert. Dann wird die Bewegungsrichtung umgedreht. Und die Massage erfolgt jetzt mit der gegenläufigen Bewegungsrichtung.

Auf dem Foto demonstriere ich mit nur einer Kugel das Prinzip dieses Drehimpulses über Einhandführung am Punkt H 8 und KS 8.

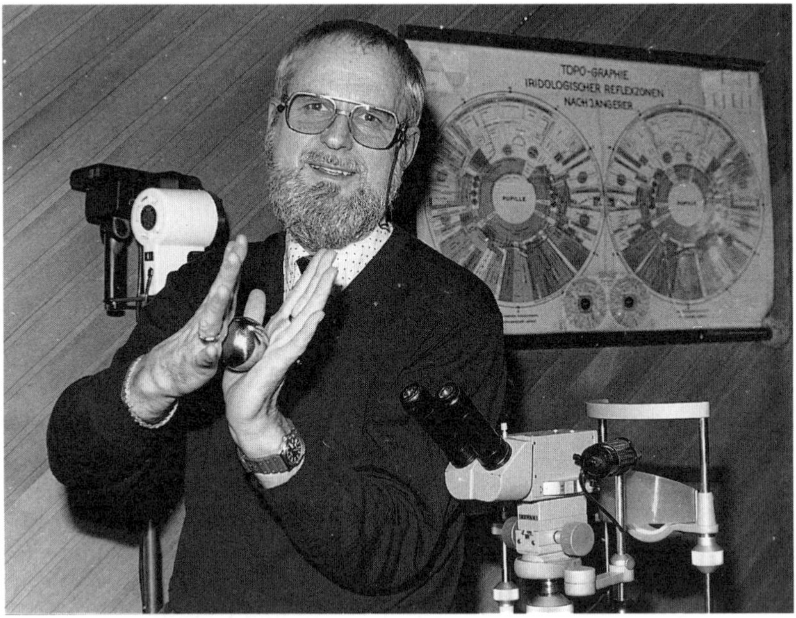

Abb. 43: Handführung bei Massage der Punkte H8 und KS8

Was ist nun das Besondere dieser Übung? Dazu beschäftigen wir uns zum besseren Verständnis zunächst noch einmal mit den Aufgaben der Funktionskreise Herz und Kreislauf, diesmal aus einer etwas anderen Perspektive.

Das Herz

Das Herz hat nach der Traditionellen Chinesischen Medizin folgende Aufgaben:

1. Es kontrolliert das Blut.

Das vermag jeder einzusehen. Diese Aussage deckt sich ja mit der Physiologie nach westlicher Medizin. Das Herz ist eine große Pumpe. Diese Pumpe bewirkt durch ständiges rhythmisches Zusammenziehen und Ausdehen ein Ansaugen des Blutes zum Herzen hin aus dem Körper heraus und ein Ausstoßen des Blutes aus dem Herzen heraus in den Körper hinein. Angesaugt wird das sauerstoffarme venöse Blut, das aus dem Körper verbrauchte Stoffwechselprodukte herausspült, wie zum Beispiel das Kohlendioxyd CO^2, das über die Lungen abgeatmet wird. In der Lunge wird das Blut wieder mit frischem Sauerstoff beladen. Dank der Funktion des Herzens wird dieses mit Sauerstoff angereicherte arterielle Blut dann in den Körper zurückgepumpt. Pro Atemzug sollte man fünf bis sechs Herzschläge tun. Das ist der Normalrhythmus. Das Herz sorgt dafür, daß das Blut mit einer Geschwindigkeit von etwa 30 cm pro Sekunde durch das Gefäßsystem pulsiert und daß ein diastolischer Blutdruck von etwa 70–90 mm Hg in den Arterien herrscht, wenn das Herz ansaugt. Dieser sinkt in der Vene auf ca. 15 mm Hg ab. Der systolische Blutdruckwert (wenn das Herz sich zusammenzieht, das Blut in die Gefäße drückt und damit den Gefäßdruck erhöht) liegt ca. 50–60 mm Hg höher.

Ihr Herz bewegt pro Sekunde im Schnitt 80 ml Blut. Es braucht 12 Sekunden, um einen Liter Blut in Bewegung zu bringen. Das entspricht einer Menge von 5 Litern pro Minute und summiert sich auf ca. 7000 bis 10 000 Liter pro Tag.

Aber das ist nur die physikalische Seite der Herzleistung. Das Herz sorgt auch dafür, daß das Blut mit der Energie Qi versorgt wird. Qi und Blut prägen Ihre Konstitution. Die Konstitution ist die Gesamtheit aller körperlichen und psychischen Eigenschaften. Sie kennen vielleicht die asthenische Konstitution, den schmalbrüstigen, muskelschwachen Menschen, und die athletische, den muskulösen, kräftig gebauten Menschen. Das Blut braucht Qi als Energie, um zirkulieren zu können. Beides ist untrennbar miteinander verbunden. Ist das Herz stark, haben wir einen gut durchbluteten Menschen, dem Kälte nichts ausmacht, der leistungsfähig ist. Hände und Füße fühlen sich warm an. Ist das Herz schwach, friert der Mensch leicht. Die Gliedmaßen sind kalt. Der Patient sieht blaß aus.

Nach der Fünf-Elementen-Lehre, über die ja an anderer Stelle dieses Buches berichtet wurde, kontrolliert das Herz die Lunge. Ein schwaches Herz bedingt eine behinderte Lungenfunktion. Auch das stimmt. Menschen mit Herzasthma sind kurzatmig. Nach der Fünf-Elementen-Lehre nährt Herzkraft die Milzfunktion. Auch das läßt sich bestätigen. Ist das Herz schwach, kommt es durch den Rückstau des Blutes zu Blähungszuständen, zu Völlegefühl im Bauchraum. Die Milz steuert die Verdauungstätigkeit.

2. Das Herz steuert die Blutgefäße.

Diese Aussage deckt sich mit den Vorstellungen westlicher Medizin. Die Pulswelle ist eine ständige Massage für die Gefäßwände. Die Elastizität der Gefäßmuskulatur wird dadurch trainiert. Aber hier beißt sich die Katze schon wieder in den Schwanz. Das Herz kontrolliert das Blut, wurde unter Punkt 1 gesagt. Also bedeutet eine schlechte Kontrolle durch ein schwaches Herz schlechte Blutqualität. Eine schlechte Blutqualität bewirkt einen schlechten Biochemismus des Blutes. Schlechtes Blut ist nur ungenügend dazu in der Lage, die Nährstoffe zu tranpsortieren und damit die Zellen zu ernähren. Die Folge ist eine schlechte Regeneration des Gefäßendothels, der Gefäßmuskulatur und des Herzens selbst. Als Konsequenz haben wir einen schlechten Gefäßzustand. Sie sehen, es greift alles ineinander. Schlechtes Blut vermag eben auch nur ungenügend Qi zu binden. Mangelndes Qi heißt mangelnde Lebenskraft. Wo die Lebenskraft fehlt, wird auch das Gewebe in Mitleidenschaft gezogen.

3. Das Herz prägt das Äußere des Körpers.

Diese Aussage kann man sicherlich vorbehaltlos unterstreichen. Ein guter Kreislauf füllt die Kapillaren im Gewebe. Gut gefüllte Kapillaren lassen die Haut rosig erscheinen. Schlecht gefüllte Kapillaren haben ein graublasses, stumpfes, trockenes Aussehen der Haut zur Folge. Herzasthma erwähnte ich eben schon. Dieser Patient sieht bläulich aus, zyanotisch heißt das in der Medizinersprache. Die Zyanose ist bedingt durch schlechtes, gestautes Blut. Dunkelbläuliche Hautfärbung ist deswegen auch ein Hinweis auf schlechte Herzfunktion. Schlechte Herzfunktion bringt mangelnden Nährstofftransport mit sich. Die Muskulatur und Knochen werden schlecht ernährt. Die Folge ist eine schlaffe Haltung.

4. Das Herz ist Haus des Geistes.

Hier mag jetzt Widerspruch aufkommen, ist es doch unsere Vorstellung, daß der Geist und das Gehirn untrennbar miteinander verbunden sind. Die Chinesen behaupten jedoch, das Herz sei der Meister oder das Haus des Geistes. Das bedeutet, daß das Herz die folgenden Funktionen des Körpers steuert: die geistige Aktivität, das Bewußtsein, das Gedächtnis, das Denkvermögen und den Schlaf.

Unter Bewußtsein will ich die intellektuelle Wachheit, die geistige Regsamkeit verstanden wissen. Sie ist selbstverständlich untrennbar verbunden mit der Leistung unseres Gehirns. Vergessen wir nicht, was ich an anderer Stelle schon sagte: Das Gehirn macht zwar nur 2% unseres Körpergewichts aus, aber verbraucht 20% des Sauerstoffpotentials. Es ist also ein unheimlich energieintensives Organ. Das Herz sorgt aber dafür, daß genügend Sauerstoff zum Gehirn gelangen kann. Optimale Sauerstoffversorgung und intellektuelle Fähigkeit korrespondieren unmittelbar miteinander.

Betrachten Sie doch mal einen Menschen kritisch, der an Herzschwäche leidet. Sie finden bei ihm sicherlich viele der folgenden Symptome: den Herzdruck, die Herzschmerzen, die Übelkeit, das Erbrechen, die Atemnot, die leichte Ermüdbarkeit, Einschlaf- und Durchschlafschwierigkeiten; es gibt die Flüssigkeitsansammlung im Körper, den unregelmäßigen oder zu schnellen Herzschlag. Die Leistungsfähigkeit ist eingeschränkt. Die geistigen Interessen lassen nach. Wir haben die Blausucht, Angst, Konzentrationsschwierigkeiten und mangelndes Gedächtnis. Herzleistung und körperliche Belastbarkeit sowie psychische Grundhaltung sind untrennbar miteinander verbunden. Mangelnde Herzfunktion bringt soziales Rückzugsverhalten mit sich, einfach, weil der Patient sich den Belastungen sozialer Kontakte nicht mehr gewachsen fühlt. Deswegen kapselt er sich ab. Versagenshaltung kommt auf, Depressionen entstehen. Das alles sind klare Beweise dafür, daß die Chinesen gar nicht so unrecht haben. Auch die Tatsache, daß sich eine Herzschwäche lange vorher durch Auffälligkeiten im geistig-psychischen Bereich ankündigt, gibt den Chinesen recht.

Der Kreislaufmeridian

Als nächstes müssen wir uns mit dem Kreislaufmeridian befassen. Es mag für uns zunächst etwas verwirrend erscheinen, wenn die Chinesen von Herz und Kreislauf getrennt sprechen, indem sie zwei Meridiane dafür haben. Hierbei dürfen Sie sich durch den Begriff Kreislauf nicht verwirren lassen. Ich sprach eingangs schon von Funktionskreisen und deutete damit an, daß die Chinesen diesen Funktionskreisen teilweise andere Funktionen zuweisen als wir es aus der Sicht der westlichen Medizin tun. So ist es nach der Traditionellen Chinesischen Medizin Aufgabe des Kreislaufmeridians, das Herz zu schützen vor negativer äußerer Einwirkung. Dieser Aufgabe kann der Kreislaufmeridian nur dann nachkommen, wenn genügend gesundes Qi im Meridian zirkuliert. In der blumigen Sprache der Chinesen beschreiben sie die Funktion des Kreislaufmeridians folgendermaßen: Das Herz ist der Kaiser und der Kreislaufmeridian ist der Minister. Der Minister sorgt dafür, daß der Kaiser vor Angriffen geschützt wird. Die taoistische Medizin sagt, wenn man das Qi in dem KS-Meridian bewegt, so stärkt man das Gedächtnis, der Blutdruck senkt sich und die Muskeln werden stärker. Es bessern sich alle Krankheiten, auch Beschwerden im Halswirbelsäulenbereich, in der Schulter, an den Armen, vor allem aber Beschwerden nach einem Schlaganfall und auf dem Gebiet der Neurasthenie (Erschöpfung). Diese Besserung ist in jedem Alter zu erreichen, allerdings mit unterschiedlicher Graduierung. Ein junger Körper mobilisiert eben mehr Reserven; er hat das qualitativ bessere Qi.

Sie wissen aus dem Kapitel über die Grundlagen der Traditionellen Chinesischen Medizin, daß man zwischen gesunderhaltendem physiologischen Qi und krankmachendem Qi unterscheidet. Das krankmachende Qi, das den Körper angreift, erreicht zunächst den Kreislaufmeridian. Wir finden Symptome wie Schwitzen, Fieber, trockener Mund, Schwindel. In den schlimmsten Fällen, wo das Qi des Kreislaufmeridians so schwach ist, daß das krankmachende Qi tiefer eindringt und sich voll entfalten kann, kommt es zu hochgradigen Unruhe- und Verwirrtheitszuständen, die sich bis zum Delirium steigern können. Es ist also wichtig, daß der Kreislaufmeridian immer genügend Qi zur Abwehr zur Verfügung hat. Dann kann sich die Kraft des Herzens voll entfalten, und das Herz wird seinen Aufgaben gerecht. Ist es geschwächt, kann es über den Kreislaufmeridian gestärkt werden. Es erholt sich wieder. Der Funktionskreis Kreislauf schützt wie das Dach das Haus vor Nässe und Kälte. Daß es ein starkes Hausdach bleibt, dafür sorgt die Aktivierung des Kreislaufsystems über den Punkt Laogong (KS 8) in der Handinnenfläche durch Zwillingskugel-Technik.

Durch die Massage mit der Zwillingskugel wird über diesen Punkt das Qi gestärkt und damit das gesamte Funktionssystem Kreislauf. Indirekt stärkt man damit auch das Herz. Direkt stärkt man dieses noch, weil der daneben liegende Punkt H 8 (Herz 8) direkt das Herz anspricht.

Wir sind uns im klaren darüber, daß die Stärkung der Funktionskreise in erster Linie aus energetischer Sicht zu sehen ist. Damit will ich klarstellen, daß wir bei der Behandlung des Punktes Laogong (KS 8) und H 8 auf das Qi des Meridiansystems einwirken. Genügend gesundes Qi heißt starkes Organ-Qi. Starkes Organ-Qi heißt gute Organfunktion. Ist das Herz geschwächt, sorge ich dafür, daß das Qi im Organ reguliert wird im Sinne einer Tonisierung oder Sedierung, indem ich mit dem Reiz der Zwillingskugel die Relaisstationen KS 8 und H 8 in Tätigkeit setze. Selbstverständlich geschieht eine Verbesserung der Krankheitssituation nicht abrupt. Die Aktivierung mit der Zwillingskugel ist eine sehr subtile Behandlungsmethode, die langfristig, regelmäßig und intensiv durchgeführt werden muß. Dann ist eine Trendumkehr möglich. Gelegentliches, unregelmäßiges Training nützt nichts. Es dürfte ebenso klar sein, daß mit dieser Methode ein organgeschädigtes Herz allenfalls begleitend behandelt werden kann und in die Betreuung eines Facharztes gehört.

Wie aber erkennen Sie, ob Ihr Herz geschädigt ist? Dazu gibt Ihnen die Tabelle auf Seite 228 einige Hinweise. Ich bringe Ihnen diese Tabelle, um Ihnen daran die Diagnostik der Traditionellen Chinesischen Medizin verständlich zu machen. Sie sollen diese Symptome nicht auswendig lernen und sollen sich auch nicht intensiv damit beschäftigen. Es kommt mir nur darauf an, bei Ihnen das Verständnis für die Zusammenhänge zu wecken.

Wenn Sie sich die Tabelle anschauen, dann sehen Sie, daß ein generelles Hinweissymptom für eine Herzbeteiligung das auffällige oder gar übersteigerte Herzklopfen ist. Findet man es, weiß man sofort, daß das Herz betroffen ist. Will man jetzt die Diagnose verfeinern, muß man andere Symptome zu Hilfe nehmen. Sie sehen, daß zwischen den Symptomen »Herz-Yang-Schwäche« und »Herz-Blut-Mangel« kein großer Unterschied ist. Nur an der

Herz-Qi-Mangel	Herz-Yang-Schwäche	Herz-Blut-Mangel	Herz-Yin-Mangel
unnormales Herzklopfen	unnormales Herzklopfen	unnormales Herzklopfen	unnormales Herzklopfen
kurzatmig	kurzatmig	kurzatmig	
Blässe	Blässe	Blässe	
Müdigkeit	Müdigkeit	Müdigkeit	
Lustlosigkeit	Lustlosigkeit	Lustlosigkeit	
Puls schwach	tief u. schwach	dünn und schwach	schneller
	Druckgefühl am Herzen	Druckgefühl	
	Kältegefühl	Kältegefühl	
	spontanes Schwitzen	spontanes Schwitzen	
Zunge schlaff, blaß, weißbelegt	feucht u. schlaff, blaß	blaß, trocken	rot
		schlaflos	schlaflos
		Träume	Träume
		Gedächtnisschwäche	Gedächtnisschwäche
		Angst	Angst
		Unruhe	Unruhe
		stumpfe, blasse Haut	Hitzewallung
			Hitzegefühl
			Nachtschweiß
			Mundtrockenheit

Herz-Blut-Stau	**Herzfeuer**	**Herzblockade durch Schleim und Feuer**	**Herzblockade durch Schleim**
unnormales Herzklopfen			
unregelmäßig	schnell		
Druckgefühl am Herzen			
bläulich	rot, gelber Belag		
	schlaflos		
	Unruhe Hitzewallung		
	Hitzegefühl		
Herzschmerz Blaue Lippen			
	Entzündungen im Mund Durst		
		Verwirrtheit Unruhe, Aggression	Verwirrtheit Lethargie

Zunge kann man sehen, ob das eine oder das andere vorliegt. Bei Herz-Yang-Schwäche ist die Zunge feucht und schlaff, bei Herz-Blut-Mangel ist sie dagegen blaß und trocken. Die Befunde Herz-Yang-Schwäche, Herz-Blut-Mangel, Herz-Yin-Mangel, Herz-Blut-Stau sind nicht so schwerwiegende Erkrankungen, dagegen sind Herzfeuer, Herzblockade durch Schleim und Feuer und Herzblokkade durch Schleim tiefgreifendere Erkrankungen, und zwar in der Weise, daß hier schon das Herz als Haus des Geistes betroffen ist. Wir haben es hier in erster Linie mit geistig-psychischen Symptomen zu tun. Soweit die Hinweise zu dieser Thematik. Wir wollen sie nicht weiter vertiefen.

Ein Akupunkteur muß selbstverständlich diese feinen Unterschiede beherrschen und sie in seiner Therapie berücksichtigen. Er wird hinzugezogen werden müssen bei schwerwiegenderen Herzstörungen. Sie als Laie können leichtere Störungen mit der Zwillingskugel sehr gut therapieren. Ein leichteres Herzgeschehen wäre gelegentliches Herzklopfen, leichte Ermüdbarkeit, um nur zwei Beispiele zu nennen. Dies wäre die Herz-Yang-Schwäche.

Es gibt aber noch weitere Erklärungsmodelle für die Wirksamkeit der Zwillingskugeln, die ich im folgenden beschreibe.

Dermatome

Sie wissen aus dem Kapitel über das Gehirn, daß die Dermatome Hautabschnitte sind, die von einem bestimmten Rückenmarksnerv, auch Spinalnerv genannt, versorgt werden. So wird die Hand vom Spinalnerv aus dem Bereich C 6, C 7, C 8 und D 1 innerviert. C 6 heißt cervical und deutet damit auf die Halswirbelsäule hin, D 1 heißt: erster Brustwirbel. Die hier genannten Dermatome stehen mit einem Nervengeflecht im Halsbereich in Verbindung. Sie erinnern sich außerdem vielleicht, daß sich diese sogenannten Spinalnerven immer mit Anteilen aus Eingeweidenerven vermischen. Daraus erklärt sich, daß die Dermatome C 6 bis D 1 in Verbindung stehen mit den Organen Lunge, Bronchien, Herz, Hirnanhangsdrüse und Aorta. Wenn ich also mit der Zwillingskugel arbeite, erreiche ich das Herz nicht nur über die Punkte Laogong und Herz 8, sondern auch über die Dermatome, und zwar in einer so intensiven Weise, wie ich es mit den normalen Kugeln nicht erreichen kann.

Armnerven

Hiermit sind Nervus ulnaris, Nervus radialis und Nervus medianus gemeint, die Unterarm und Hand versorgen. Alle drei Nerven stehen ebenfalls mit dem Halsgeflecht in Verbindung wie die Spinalnerven der eben genannten Dermatome. Die Therapie mit der Zwillingskugel aktiviert auch über diese Nerven das Halsgeflecht und erreicht über das Halsgeflecht die genannten Organe, weil diese Nerven mit der Innenhand in Verbindung stehen.

Akupunktur

Bei der Handakupunktur finden wir den Punkt »Cor nervosum« in der Handinnenfläche, dort, wo es sich mit der Zwillingskugel kräftig massieren läßt (siehe Abb. 17, Seite 85). Cor bedeutet Herz, nervosum heißt nervös. Cor nervosum, also ein nervöses Herz, wird über diesen Punkt der Handakupunktur an der Innenfläche der Hand erfolgreich therapiert. Dieser Punkt wird auch bei Asthma verwendet. Es ist sicherlich leicht einzusehen, daß ein Reiz mit der Nadel auch durch einen Reiz mit der Zwillingskugel ersetzt werden kann, um eine positive Wirkung auf das nervöse Herz zu erreichen. Die Wirkung eines Nadelstichs kann sogar auch durch einen Lichtreiz mit Hilfe des Laserstrahls auf den Punkt »Cor nervosum« erreicht werden, oder aber durch eine Wärmequelle, die diesen Punkt reizt.

Handreflexzonen nach Carter

Carter hat herausgefunden, daß jedes Organ des menschlichen Körpers eine Reflexzone in der Innenhand hat, über die man durch Reiz an dieser Stelle das Organ aktivieren kann (siehe Abb. 18, Seite 87). Unterhalb des Kleinfingers und des Ringfingers findet sich die Reaktionszone des Herzens, ganz in der Nähe der Punkte KS 8 (Laogong) und H 8 (Herz 8). Die Massage der Zwillingskugel wirkt also über diese Organzone auf das Herz regulierend ein.

Fünf-Elementen-Lehre

Dies ist nun das komplexeste, umfangreichste, subtilste und auch am schwersten zu verstehende Erklärungsmodell. Die Fünf-Elementen-Lehre ist ein Erklärungsmodell für den Kreislauf der

Energie, für die Wandlungsphasen der Energie. Energie muß fließen und muß sich wandeln. Leben ist Energie. Leben ist Wandel. Leben ist fließende Energie. Energie zirkuliert nicht wahllos, sondern nach einem bestimmten System, zum Beispiel nach dem System der fünf Elemente. Kommt es zur Unterbrechung im Energiefluß innerhalb der fünf Elemente, dann entstehen Störungen, die sich schlimmstenfalls zu Krankheiten steigern können.

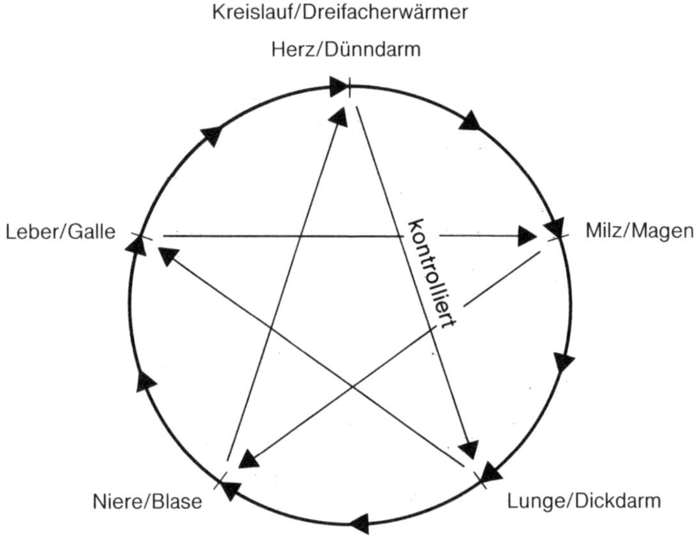

Abb. 44: Darstellung der Fünf-Elementen-Lehre mit Energiekreislauf und gegenseitiger Kontrolle der Elemente untereinander

Sie sehen hier auf der Zeichnung die Organbezeichnungen Herz, Milz, Lunge, Niere, Leber.

Die Energie fließt also vom Herzen zur Milz, von der Milz zur Lunge, von der Lunge zur Niere, von der Niere zur Leber und von der Leber zurück zum Herzen. Sie erkennen das aus den Pfeilen. Die Pfeile innerhalb des Kreises geben an, welches Organ welches andere Organ kontrolliert. Sie sehen also, daß ein Pfeil vom Herzen zur Lunge verläuft. Das heißt also, das Herz kontrolliert die Lunge. Wenn man nun über die physiologischen Zusammenhänge zwischen Herz und Lunge Bescheid weiß, daß eine gestaute Lunge das Herz erkranken läßt oder daß ein krankes Herz auch die Lunge belastet, dann kann man diese Aussage der chinesischen

Medizin nur unterstreichen. Die chinesische Medizin sagt, wenn das Herz so schwach ist, daß es die Lunge nicht mehr kontrollieren kann, dann wird die Lunge krank. Ich stelle dieser Aussage gegenüber die Behauptung der westlichen Medizin: Wenn das Herz schwach wird, pumpt es nicht genügend Blut aus der Lunge ab. Es kommt zu Lungenstau. Wir haben asthmatische Zustände, also eine Lungenstörung.

Sie sehen, hier sind beide Aussagen identisch und bilden somit eine Bestätigung dieser Behauptung der Fünf-Elementen-Lehre.

Sie kennen sicherlich den Ausspruch des Volksmundes, daß eine Kette immer nur so stark ist wie das schwächste Glied in der Kette. Das trifft auch zu für den Energiekreislauf nach der Fünf-Elementen-Lehre. Der Kreislauf ist so harmonisch, wie das schwächste Organ harmonisch zu funktionieren in der Lage ist. Mit anderen Worten gesagt, wenn irgendwo in diesem Kreislauf eine Station nicht richtig arbeitet, wird der gesamte Kreislauf gestört. Nehmen wir ein konkretes Beispiel. Das Herz ist schwach. Dann kann es die Energie nicht mehr ausreichend zur Milz transportieren. Folglich leidet die Milz. Wenn das Herz schwach ist, ist es nicht mehr in der Lage, die von der Leber abgegebene Energie aufzunehmen. Es leidet in dem Falle auch die Leber. Das Herz kontrolliert nicht mehr die Lunge, die Lunge leidet.

Leben ist bekanntlich Wandel, Geben und Nehmen. Eine Leber, die nicht mehr geben kann, weil das Herz zu schwach ist, die Energie anzunehmen, muß allein deswegen schon krank werden. Die Leber ist dafür verantwortlich, daß das Blut sich in den Gefäßen durch entsprechende Eigendynamik bewegen kann. Das Herz allein würde diese riesige Pumpleistung gar nicht schaffen. Die Leber speichert auch Blut, um im Falle von erhöhtem Bedarf Reserven nachschießen zu können. Deswegen ist die Leberenergie wichtig. Ein Mangel an Leberleistung kann deswegen zur Stagnation der Blutzirkulation führen mit Symptomen wie Depressionen, abnormaler Menstruation, Schwächezuständen, Schlaflosigkeit, Träumen, Schwindel, Brustbeschwerden, Angina-pectoris-Beschwerden. Hier heißt es, mit der Zwillingskugel einzugreifen, den Punkt Laogong (KS 8) zu massieren, und die Leber wird wieder besser funktionieren.

Aber auch das Herz muß therapiert werden, damit das »Leberblut«, die Leberenergie, wieder fließen kann. Ein Mangel an Leberenergie kann das Herz in der Weise stören, daß Schwindel, Schlaflosigkeit und Herzklopfen auftreten.

Die Niere kontrolliert das Herz. Nur wenn die Niere dieser Funktion nachkommen kann, gibt es eine gesunde Herzfunktion. Deswegen sind die Übungen mit der Zwillingskugel so aufgebaut, daß sie über den Punkt Mingmen im Bereich der Wirbelsäule eben diese Wirbelsäule kräftigen. Der Punkt Mingmen zwischen dem zweiten und dem dritten Lendenwirbel hat wiederum Bezug zur Niere. Die Niere ist wiederum der Leber vorgeschaltet im Energiekreislauf. Gesunde Nierenfunktion bedingt wieder gesunde Leberfunktion. Auch da ist ein Zusammenhang gegeben. Die Niere speichert Yin-Essenz. Diese Yin-Essenz wird benötigt, um Körperzellen zu erneuern, die Knochenzellen zu regenerieren, Energie fürs Gehirn und für die Sexualfunktion bereitzustellen. Nieren-Essenz kann nur gespeichert werden, wenn die Leber harmonisch funktioniert. Das ist in der Tat ein kybernetischer Funktionskreis. Die ausführliche Abhandlung der Fünf-Elementen-Lehre können Sie im Kapitel »Qi Gong, die sechs Heiligen Laute und die Fünf Elemente« nachlesen.

Spezifische Wirkung auf den Rücken und die Nierenfunktion

Die Wirkung ergibt sich aus dem speziell ausgerichteten Bewegungsablauf dieser spezifischen Übungen. Die Übungen sind so aufgebaut, daß sie den Nierenmeridian und Blasenmeridian aktivieren, so daß der Energiefluß gestärkt, die Organfunktion verbessert, das Gewebe gekräftigt und die spezifischen Nierenfunktionen gestärkt werden.

Was sind die Nierenfunktionen? Die Niere kontrolliert das Herz. Eine bessere Herzfunktion ist dadurch gewährleistet. Die Niere ist verantwortlich für die Zellerneuerung, für die Blutbildung, für das Körperwachstum, für die Sexualfunktion, für die Wasserausscheidung. Die Niere sorgt für die Erneuerung der Knochen- und Gehirnsubstanz. Eine gesunde Niere ist wichtig für die Atmung und für die Nahrungsaufnahme, für die Speicherung von Energie, für eine gesunde Blasen- und Keimdrüsenfunktion. Ohne gesunde Niere gibt es keinen gesunden Rücken. Das wissen wir auch aus der westlichen Naturheilkunde. Mancher Rückenschmerz kann durch eine bloße Nierenbehandlung gebessert werden.

Das Wasser (die Nierenenergie) aus der Niere sorgt wiederum dafür, daß das Feuer (die Leberenergie) der Leber zwar am Brennen bleibt, aber nicht ausufert. Damit sind auch wiederum die

Leberfunktionen gewährleistet wie Blutspeicherung, harmonisches Fließen des Qis im Blut, die Gesunderhaltung, Ernährung und Regulierung der Sehnen mit der Folge gesunder Muskelspannung. Einbeziehen können wir selbstverständlich auch die Funktionen der Leber nach westlicher Medizin, wie Entgiftung, Verdauungsregulierung, Energieregulierung über die Glykogenspeicherung. Glykogen ist gespeicherte Glukose. Glukose ist Energiequelle für den Körper. Glukose bekommen wir aus der Nahrung.

Nachdem Sie mir so willig gefolgt sind durch den Dschungel der Theorie der Zwillingskugeln, heißt es jetzt, den Sprung in die Praxis zu tun.

Praktische Übungen mit der Zwillingskugel

Grundsätzliches zu den Übungen

- Fangen Sie mit der Grundstellung an.
- Nach der Grundstellung fahren Sie mit der energetisierenden Atmung fort.
- Nach der energetisierenden Atmung folgt die Öffnungs- und Schließungsbewegung.
- Die Handhaltung des Mannes für die Öffnungs-/Schließungsbewegung sowie das Sammeln des Qis am Punkt Dantien ist: linke Hand auf dem Bauch, unterhalb des Bauchnabels. Die rechte Hand liegt darüber.
- Die Handhaltung der Frau dagegen ist umgekehrt. Die rechte Hand liegt unterhalb des Nabels, die linke Hand darüber.
- In jeder Hand trägt der Übende eine Einheit des Zwillingskugelsatzes.
- Achten Sie darauf, daß Sie mit dem Punkt Niere 1 unterhalb der Fußsohle einen intensiven Kontakt zur Erde spüren, während Sie gleichzeitig das Seil am höchsten Punkt des Kopfes spüren, das die Verbindung zum Kosmos herstellt.
- Richten Sie neben Dantien Ihre Aufmerksamkeit auch auf den Punkt Niere 1.

- Bei der Kopfhaltung neigt man leicht zur Anspannung des Unterkiefers und des Nackens. Vermeiden Sie diesen Fehler.
- Es folgen Übungen. Besteht eine Übung aus mehreren Zyklen, erfolgt zwischen den Zyklen immer eine Öffnungs- und Schließungsbewegung.
- Am Schluß der Übungen sammeln Sie das Qi im Meer der Energie, indem Sie beide Hände auf den Punkt Dantien unterhalb des Nabels legen und sich darauf konzentrieren.
- Es folgt die Öffnungs- und Schließungsbewegung als Abschluß.

Erklärung der Grundstellung

Die Übung erfolgt im Stehen.

Die Füße stehen parallel, etwas auseinander, senkrecht unter den Schultergelenken.

Die Knie sind etwas gebeugt, leicht nach innen zueinander gedreht, ohne daß dabei eine Spannung im Kniegelenk oder in der Muskulatur spürbar ist bzw. daß durch willentliche Muskelanspannung auf diese Kniehaltung Einfluß genommen wird. Die Knie- und Beinposition erfolgt völlig zwanglos.

Der Oberkörper wird aufgerichtet. Stellen Sie sich vor, an Ihrem Steißbein sei ein Faden befestigt, der dieses nach unten zieht, während gleichzeitig an der höchsten Stelle Ihres Kopfes ein Seil nach oben zieht. Der Körper wird sozusagen nach oben und unten auseinandergezogen. Achtung! Nicht erzwingen, sondern eine lockere, entspannte Körperhaltung einnehmen.

Das Kinn sinkt dabei gen Brust, während der Kopf nach oben gezogen wird.

Das Becken kippt nach hinten.

Der Oberbauch wird eingezogen, der Unterbauch wölbt sich vor.

Die Schultern werden leicht nach vorn gezogen, so daß der Schultergürtel eine Rundung bildet. Wichtig ist, daß dabei der Schultergürtel locker bleibt.

Die Arme hängen entspannt herab und sind im Armgelenk etwas nach vorn gezogen.

Die Handflächen zeigen nach hinten.

Die Achseln sind so weit frei, daß man einen Golfball in die Achselhöhle schieben könnte.

Der Mund ist locker geschlossen, das heißt, die Lippen werden nicht aufeinandergepreßt.

Die Zunge liegt hinter den oberen Schneidezähnen.

Die Augen sind leicht geschlossen und schauen wie gedankenlos in die Ferne, ca. 10 m vor dem Körper erreicht der Blick wieder den Boden.

Wichtig! Der Wille hat beim Einnehmen der Grundhaltung und der anschließenden Grundstellung absolut nichts zu suchen. Auch wenn diese Position zunächst als unbequem, unnatürlich empfunden wird, soll sie sich von selbst einstellen und halten. Jede Verkrampfung bewirkt genau das Gegenteil dessen, was die Grundstellung erreichen soll, nämlich den freien Fluß des Qis.

Der Kopf muß leer sein. Gedanken kommen und gehen, nicht wie Sie wollen, sondern wie sie (die Gedanken) wollen. Sie sind innerlich nicht mehr beteiligt. Sie fühlen sich wohlig entspannt, leer, gelöst, es berührt Sie nicht mehr.

Sie atmen zum Punkt Dantien. Der Atem fließt entspannt und völlig frei, ohne vom Willen gesteuert zu sein. Atmen Sie durch die Nase.

Achtung!
Üben Sie erst mal so lange die Grundhaltung, bis Sie sie sicher beherrschen. Die energetisierende Atmung setzt Energie frei, die nur dann fließen kann, wenn Sie durch die richtige Grundstellung auch die Energiebahnen freigemacht haben. Sonst kommt es zu einem Rückstau, der Ihnen schaden könnte.

Die energetisierende Atmung

Sie atmen durch die Nase ein.

Dabei richtet sich der Körper auf, so, als würde er durch einen Luftballon nach oben gezogen. Die Zunge liegt hinter den oberen Schneidezähnen.

Nun folgt die Ausatmung. Dabei sinken Sie leicht, kaum sichtbar, in sich zusammen und legen die Zunge hinter die unteren Schneidezähne.

Es folgt eine kleine Pause.

Anschließend atmen Sie wieder ein, richten sich dabei auf in die Ausgangsposition und führen die Zunge wieder hinter die oberen Schneidezähne.

Es folgt eine kleine Pause.

Diesen Vorgang dreimal wiederholen.

Die Öffnungs- und Schließungsbewegung

Sie bildet die Eröffnungsbewegung vor jeder Übung und die Schließungsbewegung am Schluß der Übung, nach der Sammlung des Qis am Punkt Dantien. Sie öffnet sozusagen das Tor für die Übung und schließt es wieder.

Beide Hände halten je eine Zwillingskugel. Die Hände liegen unterhalb des Nabels übereinander. Hierbei ist jeweils die Handhaltung für Mann und Frau zu beachten (siehe Seite 235).

Einatmen.

Während der Einatmung führen Sie die Hände mit einander zugekehrten Handrücken parallel zur Bauchdecke. Die Hände bleiben dabei auf gleicher Höhe wie der Punkt Dantien.

Ungefähr in Beckenschaufelhöhe – Außenkante – wenden Sie die Hände, so daß Handfläche zu Handfläche steht, und führen die Hände wieder in Richtung Dantien. Dabei atmen Sie aus.

Über dem Punkt Dantien legen sich beide Hände mit den Zwillingskugeln wieder übereinander, entsprechend der männlichen und weiblichen Haltung.

Wird diese Bewegung zum Schluß einer Übung ausgeführt, ist folgende Unterscheidung zu beachten: Die Übung wird beendet. Die Hände liegen auf dem Punkt Dantien. Sie atmen in Richtung Dantien und stellen sich vor, daß Sie mit Ihrer Atmung dort das Qi sammeln. Erst danach führen Sie die Öffnungs- und Schließungsbewegung durch, die den Abschluß bildet.

Die nun folgenden Übungen mit der Zwillingskugel sind in ihrer Wirkung und Zielrichtung auf die Aktivierung und Stärkung des Herzens, des Kreislaufsystems, der Niere und des Lendenwirbelsäulenbereichs ausgelegt. Die Wirkung wird einmal durch die Aktivierung des Punktes Laogong (KS 8), Herz 8, des Punktes Cor nervosum aus der Handakupunktur erzielt und zum anderen durch den speziellen Aufbau der Bewegungsabläufe mit den einzelnen Bewegungselementen. Es handelt sich um insgesamt vier Übungen, die im Zyklus hintereinander praktiziert werden können, aber auch einzeln, jede für sich. Mit der Reihenfolge 1 bis 4 steigt der Schwierigkeitsgrad, aber auch die Intensität der therapeutischen Wirkung.

1. Übung

a) Grundstellung
b) Energetisierende Atmung
c) Öffnungs- und Schließungsbewegung
d) Übungsablauf:

Sie nehmen die Zwillingskugel zwischen die beiden parallel zueinander gerichteten Handinnenflächen. Sie halten sie parallel zum Boden, indem Sie beide Handflächen gegeneinanderdrücken. Eine Hand stellt die Aktiv-Hand dar, die die eine Zwillingskugel dreht. Die andere Hand ist die Passiv-Hand, in der die andere Zwillingskugel gedreht wird.

Es ist unwichtig, mit welcher Hand Sie beginnen, aber wichtig, daß beide Hände jeweils einmal als Passiv-Hand und einmal als Aktiv-Hand in beiden Drehrichtungen fungieren. Sie halten mit beiden Handflächen die Zwillingskugel parallel zum Boden. Jetzt nehmen Sie beispielsweise die rechte Hand als Aktiv-Hand und drücken Sie so weit oder so stark, daß zwischen Hand und Kugel eine feste Verbindung entsteht und sich die Kugel drehen läßt und sich in der Passiv-Hand die Gegenkugel dreht und dabei die Handfläche massiert.

Sie fangen beispielsweise mit der Rechtsdrehung im Uhrzeigersinn an. Dazu bewegen Sie die Fingerspitzen vom Körper weg in Richtung Fußboden, so weit, wie Sie können, lockern jetzt etwas den Griff, greifen nach, stellen wieder die Finger senkrecht, pressen wieder an und führen wieder die Finger in Richtung Fußboden bis die Zwillingskugel ein bis zwei Drehungen vollführt hat, und wiederholen anschließend den Vorgang, insgesamt dreimal.

Dann wechseln Sie die Drehrichtung. Sie bewegen die Fingerspitzen jetzt zum Körper hin. Die Kugel dreht sich dabei linksherum, entgegen dem Uhrzeigersinn. Die Technik ist die gleiche wie bei der Drehrichtung im Uhrzeigersinn.

Anschließend wechseln Sie, das heißt, die Passiv-Hand wird jetzt die Aktiv-Hand, und die Aktiv-Hand wird die Passiv-Hand. Sie machen das gleiche jetzt also mit der linken Hand.

Die Fingerspitzen stehen senkrecht. Die Handfläche wird auf die Kugel gepreßt. Die Fingerspitzen drehen sich nach außen vom Körper weg in Richtung Fußboden und nehmen dabei die Kugel mit. Die Kugel dreht sich in der Handinnenfläche der Passiv-Hand und massiert den Punkt Laogong (KS 8).

Anschließend erfolgt die Drehung in der entgegengesetzten Richtung, das heißt, die Fingerspitzen bewegen sich in Richtung Körper. Die Kugel dreht nach rechts im Uhrzeigersinn, oder anders ausgedrückt, sie dreht in Richtung Körper. Würde man auf der Oberfläche der Kugel einen Punkt machen, würde er bei der Drehrichtung nach links entgegen dem Uhrzeigersinn in Richtung Körper wandern, bei der Drehrichtung nach rechts vom Körper wegwandern.

Jede Drehung wird dreimal wiederholt.

Abschluß: Hände auf den Punkt Dantien legen (männliche und weibliche Haltung beachten). Dreimal atmen.

Öffnungs- und Schließungsbewegung ausführen.

2. Übung

a) Grundstellung
b) Energetisierende Atmung
c) Öffnungs- und Schließungsbewegung
d) Übungsablauf:

Sie halten die Zwillingskugel parallel zum Boden zwischen den beiden parallel zueinander gehaltenen Handflächen. Sie drehen zunächst mit der einen Hand als Aktiv-Hand, dann mit der anderen Hand als Aktiv-Hand jeweils dreimal im Uhrzeigersinn vom Körper weg und dreimal entgegen dem Uhrzeigersinn zum Körper hin. Dabei gehen Sie bei jeder Drehung langsam in die Hocke, maximal aber so weit, daß Unterschenkel zum Oberschenkel einen Winkel von 90 Grad bilden. Die Knie gehen ausschließlich nach vorne, weichen also nicht zur Seite aus. Das ist außerordentlich wichtig. Die Fußsohlen und die Hacken bleiben fest auf dem Boden. Der Kopf neigt sich etwas nach vorn. Die Schultern bleiben locker. Die Gedanken richten sich aufs Steißbein.

Nach Abschluß der Übungen beide Hände auf den Punkt Dantien (weibliche und männliche Haltung beachten) legen.

Die Gedanken auf den Punkt Dantien richten.

Öffnungs- und Schließungsbewegung ausführen.

3. Übung

a) Grundstellung
b) Energetisierende Atmung
c) Öffnungs- und Schließungsbewegung
d) Übungsablauf:

Die parallel zueinander gerichteten Handflächen halten die Zwillingskugel parallel zum Boden, etwa in Höhe der Brustwarzen.

Die Drehtechnik ist wie bei Übung 1 und 2, jedoch während der Drehung beugt sich der Körper nach vorne, indem der Oberkörper zum Unterkörper hin in Taillenhöhe einknickt.

Die Hände mit der sich drehenden Zwillingskugel werden zum Fußboden geführt. Maximal erreichen die Hände den Fußboden, minimal sind sie auf einer Linie in Hüfthöhe.

Bei der Beugung nach vorne werden die Knie leicht gebeugt. Sie weichen aber nicht seitlich aus.

Bei Hypertonikern (Bluthochdruck) muß diese Bewegung extrem langsam ausgeführt werden, nicht linear gleichmäßig, sondern Stück für Stück mit kleinen Pausen zwischen den einzelnen Wegstücken. So wird nicht nur eine Blutdrucksteigerung vermieden, sondern eine Blutdrucksenkung erreicht.

Bei normalem Blutdruck kann die Bewegung im angenehmen Tempo durchgeführt werden. Bei Hypotonikern (Blutunterdruck) sollte sie forciert durchgeführt werden.

Der Übungsablauf ist also wie folgt:

Rechte Hand Drehung im Uhrzeigersinn, Beugung nach vorne;

Rechte Hand Drehung entgegen dem Uhrzeigersinn, Beugung nach vorne;

Linke Hand Drehung im Uhrzeigersinn, Beugung nach vorne;

Linke Hand Drehung entgegen dem Uhrzeigersinn, Beugung nach vorne.

Hände in weiblicher oder männlicher Haltung auf den Punkt Dantien.

Öffnungs- und Schließungsbewegung ausführen.

4. Übung

a) Grundstellung
b) Energetisierende Atmung
c) Öffnungs- und Schließungsbewegung
d) Übungsablauf

Die Handhaltung ist diesmal anders.

Die Zwillingskugel steht zwischen beiden Handflächen senkrecht zum Boden, das heißt, eine Hand wird unten gehalten, die andere darüber. Die Handflächen zeigen zueinander und halten die Zwillingskugel senkrecht.

Den linken Fuß vorsetzen. Der Schwerpunkt liegt auf Niere 1 des linken Fußes. Die linke Hand muß oben sein, die rechte Hand senkrecht darunter. Die linke obere Hand dreht nach außen vom Körper weg im Uhrzeigersinn.

Die rechte, untere Hand ist die Passiv-Hand.

Beim Drehen wendet sich der Körper nach rechts, so weit wie möglich.

Beide Hände gehen in ständiger Drehung der Zwillingskugel bis zum linken Ohr.

Jetzt verlagern Sie das Schwergewicht vom linken auf den rechten Fuß. Sie führen die Hände mit der Zwillingskugel unter ständiger Drehung über den Kopf zum Nacken. Der Handsteg der beiden Kugeln liegt am Schädelunterrand. Jetzt wechselt die Handhaltung. Die vorher oben befindliche linke Hand ist jetzt die untere. Sie ist aber immer noch die Aktiv-Hand. Die oben befindliche rechte Hand ist die Passiv-Hand. Nur die Drehrichtung wird jetzt geändert. Drehte die linke Hand nach außen vom Körper weg im Uhrzeigersinn, dreht sie jetzt nach innen zum Körper hin, entgegen dem Uhrzeigersinn. Über das rechte Ohr wird die Kugel wieder zum Gesicht zurückgeführt. In Höhe des Gesichtes ändert sich wieder die Drehrichtung in die Anfangsdrehrichtung, das heißt, die linke Hand dreht nach außen vom Körper weg im Uhrzeigersinn.

Anschließend absenken zum Punkt Dantien.

Anschließend wird wieder der linke Fuß vorgesetzt. Der gleiche Übungsablauf wird wiederholt, nur mit dem Unterschied, daß die linke obere Hand in der entgegengesetzten Drehrichtung dreht, das heißt, drehte sie zuerst nach außen, vom Körper weg im Uhrzeigersinn, folgt jetzt die Drehung nach innen gegen den Uhrzeigersinn zum Körper hin. Sonst ist der Ablauf gleich.

Als nächstes folgt die Drehung mit der rechten Hand.

Der rechte Fuß ist vorgesetzt. Die rechte (untere) Hand ist Aktiv-Hand.

Der Übungsablauf ist sinngemäß genau wie vorher.

Zunächst erfolgt die Drehung nach außen im Uhrzeigersinn vom Körper weg.

Anschließend der gleiche Ablauf mit entgegengesetzter Drehrichtung.

Zum Schluß absenken auf den Punkt Dantien (weibliche oder männliche Haltung beachten).

Öffnungs- und Schließungsbewegung ausführen.

Übungen zur Stärkung der Wirbelsäule

Achtung! Sehen Sie in diesen Übungen keinen Leistungssport, sondern ein Aufbautraining. Besonders Wirbelsäulengeschädigte sollten die Übungen am Anfang sehr leicht praktizieren und versuchen, langsam die Anforderungen zu steigern. Erzwingen Sie nichts.

Beachten Sie bei diesen Übungen, daß ein Satz Zwillingskugeln aus zwei Einheiten besteht. Je nach Übung werden eine oder zwei Einheiten benötigt.

1. Übung

Sie benötigen eine Einheit.

Nehmen Sie eine lockere Standhaltung ein. Spreizen Sie etwas die Beine. Stellen Sie ein Bein ca. einen Fußbreit nach vorn. Fassen Sie die Kugeln mit beiden Händen, das heißt, linke Hand greift linke Kugel, rechte Hand greift rechte Kugel.

Beugen Sie den Oberkörper vor und versuchen Sie, entlang dem vorgestellten Bein den Handsteg in Richtung Fuß zu führen. Richten Sie sich wieder auf.

Machen Sie die Übung erst mit dem einen Bein und dann mit dem anderen.

2. Übung

Es wird eine Einheit benötigt.

Sie stehen aufrecht. Fassen Sie mit jeder Hand wieder die Zwillingskugel, linke Zwillingskugel mit der linken Hand, rechte Zwillingskugel mit der rechten Hand.

Machen Sie eine Rumpfbeuge nach vorn. Versuchen Sie, mit den Zwillingskugeln die Fußspitzen zu berühren, rechts zu rechts und links zu links sowie anschließend rechte Hand zum linken Fuß und umgekehrt, und zwar mit dem Handsteg. Federn Sie eventuell leicht und locker nach vorn. Richten Sie sich wieder auf.

3. Übung

Es wird eine Einheit benötigt.

Beginnen Sie wie bei Übung 2, führen Sie jedoch beim Aufrichten die Kugeln mit gestreckten Armen über den Kopf, indem Sie sich aus der Beuge mit gestrecketn Armen aufrichten. Wiederholen Sie diese Übungen mehrmals.

4. Übung

Es werden zwei Einheiten benötigt.

Sie halten in jeder Hand eine Zwillingskugel-Einheit, strecken die Arme über den Kopf und beugen jetzt den Oberkörper abwechselnd nach links und rechts seitwärts.

5. Übung

Es werden zwei Einheiten benötigt.

Sie stehen aufrecht mit gespreizten Beinen, halten mit der linken und rechten Hand je eine Einheit der Zwillingskugeln, federn jetzt nach vorn und schwingen mit den Zwillingskugeln durch die gespreizten Beine so weit wie möglich nach hinten, richten sich wieder auf und beginnen die Übung von vorn.

6. Übung

Es wird eine Einheit benötigt.

Sie stehen aufrecht, führen die Arme in Taillenhöhe nach hinten und fassen mit beiden Händen hinter dem Rücken eine Zwillingskugel. Jetzt versuchen Sie die Arme weiter nach hinten anzuheben in Richtung Kopf und beugen sich dabei gleichzeitig nach vorne.

Leicht mit den Armen nachfedern.

7. Übung

Es werden wahlweise eine oder zwei Einheiten benötigt.

Sie stehen mit gespreizten Beinen, halten mit beiden Händen über dem Kopf eine Einheit Zwillingskugeln und drehen sich jetzt um die senkrechte Achse des Körpers nach links und rechts und federn dabei etwas nach. Diese Übung kann man auch mit je einer Einheit Zwillingskugel in jeder Hand machen. Dies ist eine Variante, die etwas mehr Armkraft erfordert.

8. Übung

Es werden zwei Einheiten benötigt.

Sie stehen mit gespreizten Beinen, haben in jeder Hand eine Einheit der Zwillingskugeln und halten diese über den Kopf. Jetzt drehen Sie den Oberkörper nach links, beugen sich in Richtung Fußboden, schwingen nach rechts und führen die Arme oberhalb des Kopfes zurück.

Bei dieser Übung beschreiben Sie einen Kreis, dessen vier Himmelsrichtungen Fuß und Kopf (entsprechend Nord- und Südpol) und die nach links und rechts geführten Hände (entsprechend Westen und Osten) sind.

9. Übung

Es werden zwei Einheiten benötigt.

Sie sitzen bequem auf einem Stuhl, halten in jeder Hand eine Einheit hinten am Nacken, heben diese über den Kopf, machen eine Rumpfbeuge nach vorn und versuchen, mit den Kugeln die Füße zu erreichen.

10. Übung

Es werden zwei Einheiten benötigt.

Sie knien auf dem Fußboden, haben in jeder Hand eine Einheit Zwillingskugeln und führen die Arme nach hinten zum Rücken. Sie machen eine Rumpfbeuge nach vorn, setzen sich mit dem

Gesäß auf die Hacken und berühren mit den Kugeln den Boden. Rückführung in die Ausgangsposition.

Variante

Sie knien wieder, heben die Arme mit den Kugeln über den Kopf und drehen jetzt den Oberkörper nach links und nach rechts, so als würden Sie versuchen, sich um die eigene Achse zu drehen.

11. Übung

Es werden zwei Einheiten benötigt.

Sie stellen sich hin, gehen jetzt im Schrittempo und drehen sich dabei mit den über dem Kopf gehaltenen Zwillingskugeln linksherum und rechtsherum.

12. Übung

Es werden zwei Einheiten benötigt.

Sie liegen auf dem Rücken, halten zwischen der großen Zehe und der mittleren Zehe je eine Einheit Zwillingskugeln und heben jetzt abwechselnd das linke und das rechte Bein an.

13. Übung

Es werden zwei Einheiten benötigt.

Sie liegen auf dem Rücken, halten die Hände über dem Kopf mit je einer Einheit Zwillingskugeln und richten anschließend den Oberkörper auf.

14. Übung

Es werden zwei Einheiten benötigt.

Sie setzen sich auf den Fußboden, halten in je einer Hand eine Einheit der Zwillingskugeln und versuchen, mit der rechten Hand die linken Zehenspitzen zu berühren und umgekehrt.

15. Übung

Es wird eine Einheit benötigt.

Sie legen sich auf den Rücken, haben in einer Hand eine Einheit Zwillingskugeln und ziehen die Beine an. Jetzt heben Sie den Unterkörper an und bilden quasi eine Brücke, indem ein Bein Stützbein ist, während Sie das andere strecken. Dabei schieben Sie die Zwillingskugel unter dieser Brücke hindurch von einer Seite auf die andere und wechseln dabei die Hand.

16. Übung

Es werden zwei Einheiten benötigt.

Stellen Sie sich bitte gerade hin und denken Sie sich in Höhe der Kreuz-Nabel-Linie einen Mittelpunkt, heben Sie die Arme mit den Zwillingskugeln über den Kopf und beschreiben mit dem Oberkörper und den gestreckten Armen einen Kreis, erst in die eine Richtung, anschließend in die andere.

17. Übung

Es wird eine Einheit benötigt.

Diese Übung stärkt Ihre Energie-Zirkulation, baut die Beinmuskulatur auf, aktiviert die Atmung und den Kreislauf. Sie nehmen je eine Einheit Zwillingskugeln in eine Hand und gehen eine Minute lang in die Hockstellung, so daß Unterschenkel und Oberschenkel einen rechten Winkel zueinander bilden und die Oberschenkel zum Rumpf einen spitzen Winkel. Sie schauen in Richtung Fußboden. Die Arme sind links und rechts des Körpers angewinkelt. Jetzt halten Sie mit der rechten und linken Handfläche die Zwillingskugel parallel zum Boden und führen mit der Aktiv-Hand die Drehung im Uhrzeigersinn und entgegen dem Uhrzeigersinn durch. Anschließend wechseln Sie die Aktiv-Hand und praktizieren jetzt mit der anderen Hand die Drehung entgegen dem Uhrzeigersinn und im Uhrzeigersinn.

Richten Sie sich auf. Legen Sie die Hände auf den Punkt Dantien in weiblicher oder männlicher Haltung. Führen Sie die Öffnungs- und Schließungsbewegung aus.

Übung zur Behandlung von Schlaflosigkeit, psychovegetativen Störungen; Massage des KS8 (Laogong)

Die folgenden Übungen sind zeichnerisch dargestellt und entstammen meinem Buch »Aktiv und gesund«. Sie stellen allgemeine gymnastische Übungen im Sinne der Lockerung der Muskulatur und der Aktivierung des Qis im Gewebe und in den

Leitungsbahnen dar. Sie sollten täglich über 30 Minuten im gleichen Rhythmus ausgeführt werden. Die Übungen können besonders gut mit Musik praktiziert werden (siehe Kapitel »Die Praxis«).

Ich hoffe, Sie hatten ein wenig Spaß am Üben! Ist doch die Praxis meistens immer ein erholsamer und interessanter Widerpart nach dem Studium der grauen Theorie.

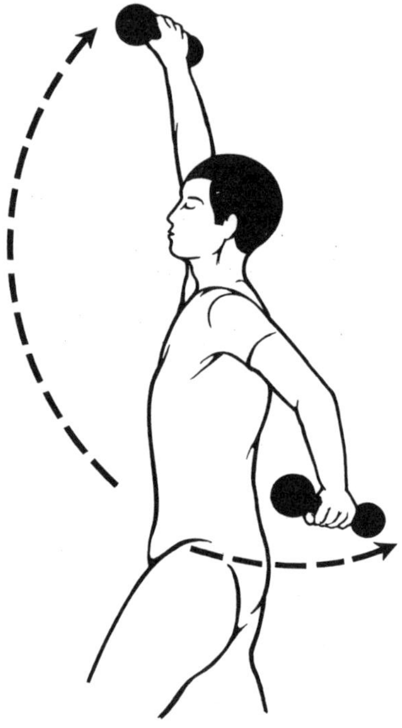

Abb. 45

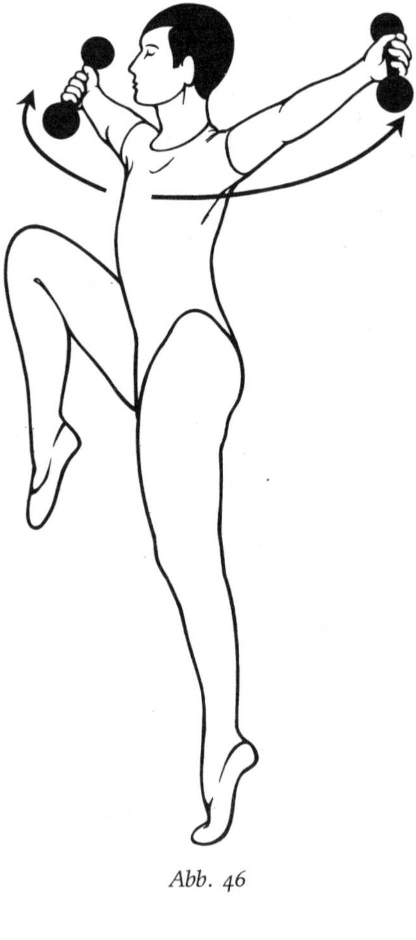

Abb. 46

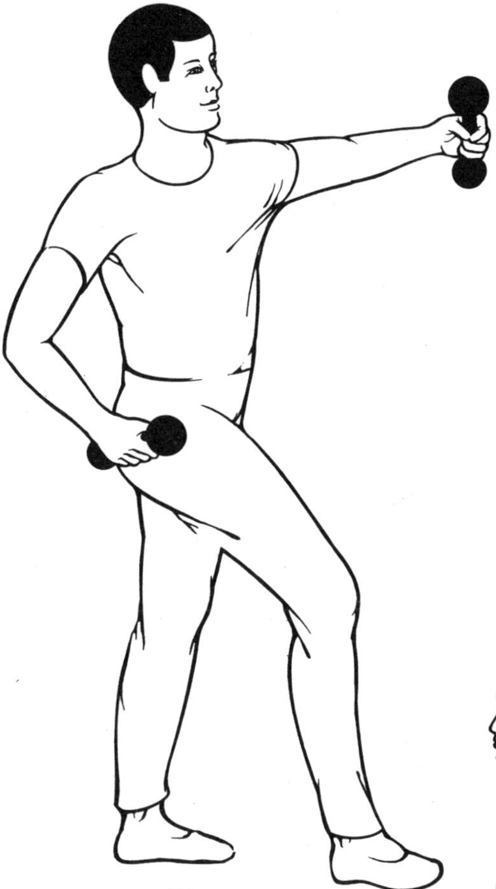

Abb. 47

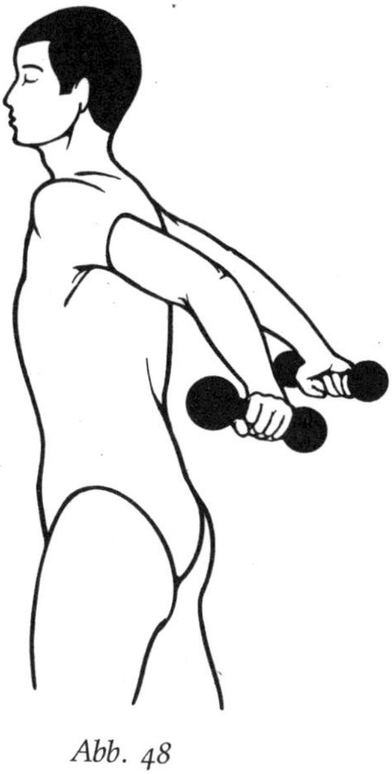

Abb. 48

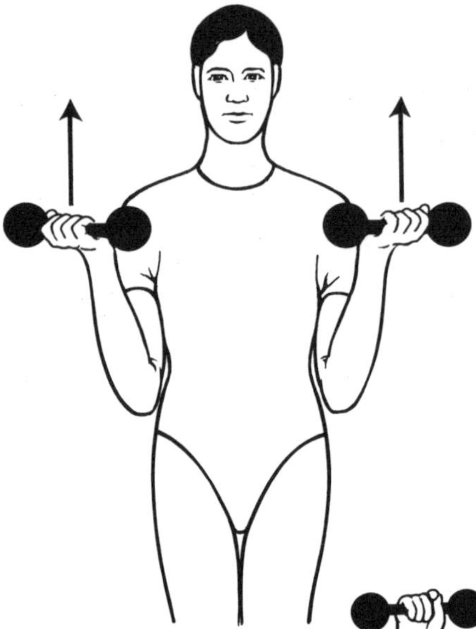

Abb. 49

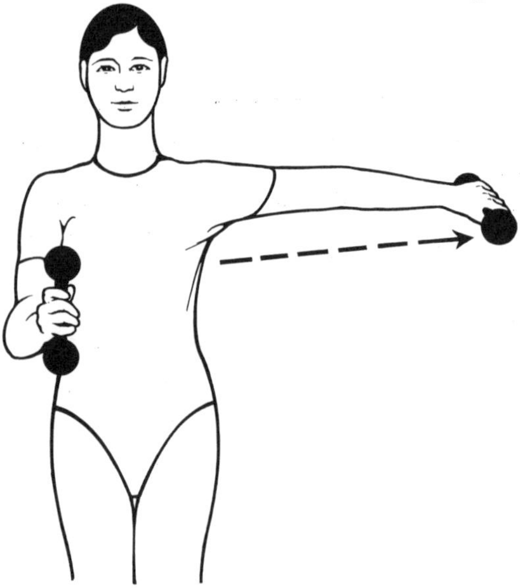

Abb. 50

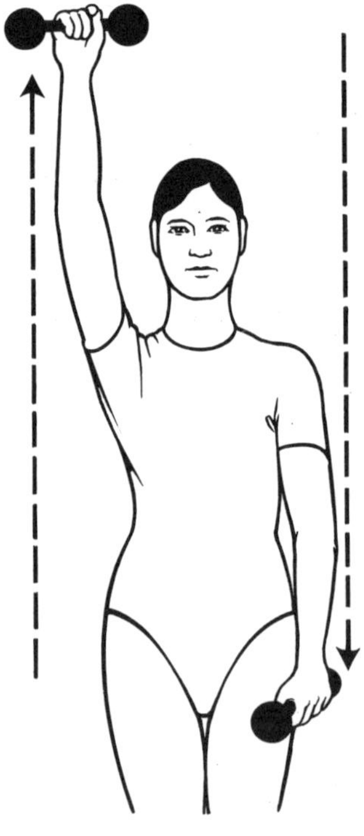

Abb. 51

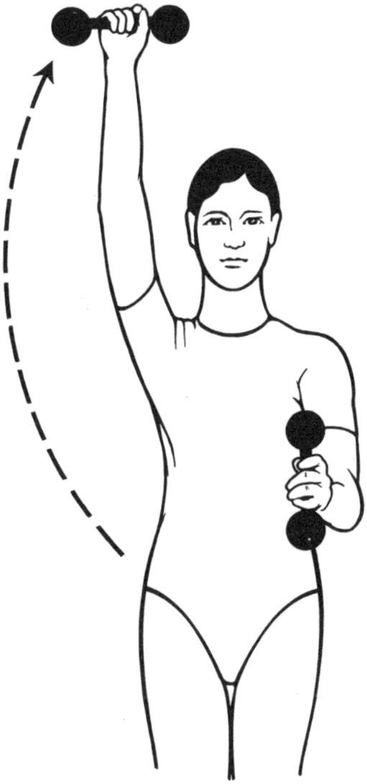

Abb. 52

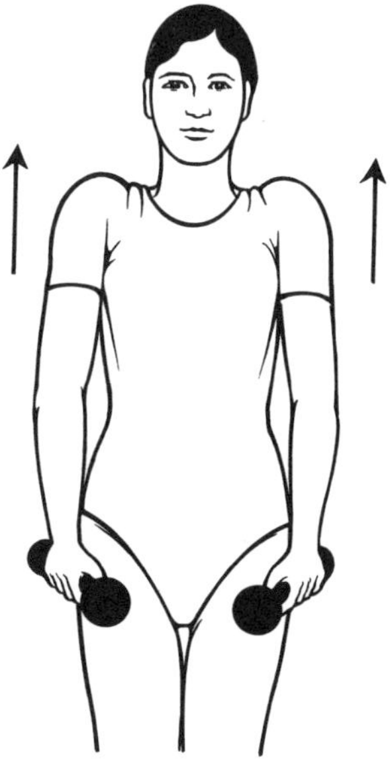

Abb. 53

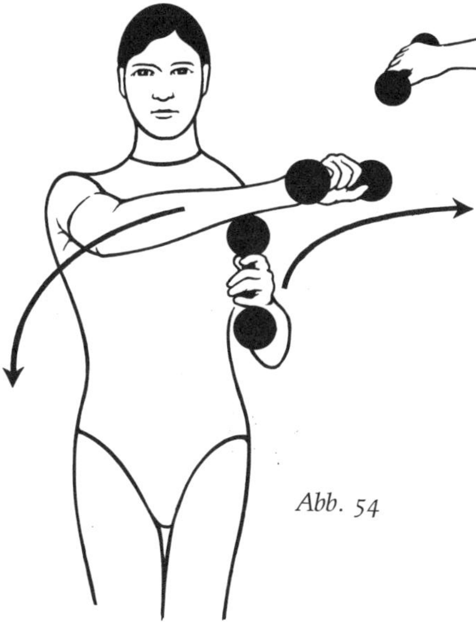

Abb. 54

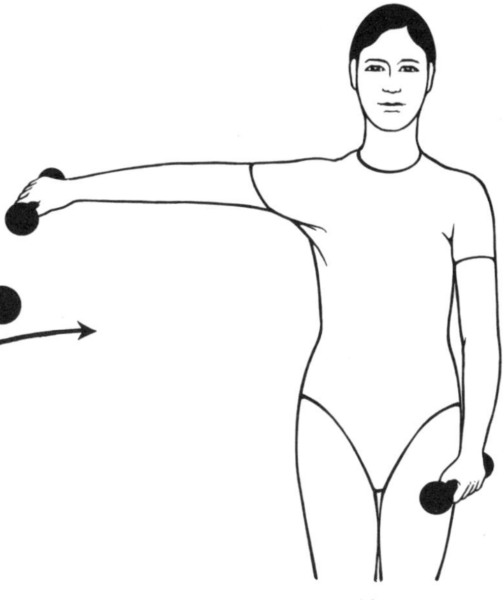

Abb. 55

Energie-Schaltzentrale Kopf

Der Kopf ist nach A. Döblin das gefährlichste Organ am Menschen. Nun, wenn man sich einmal überlegt, was als Gedanke im Kopf alles seinen Anfang findet und sich dann niederschlägt in bösen Taten, so hat dieser Ausspruch von Döblin durchaus seine Berechtigung. Aber genauso, wie Haß und Liebe eng beieinander wohnen, liegt neben der Gefahr, die im Kopf nach Döblin begründet liegt, auch die Chance zu Schönheit und Weisheit.

E. T. A. Hoffmann sagt in »Die Königsbraut« jedenfalls: »Alle Schönheit liegt in der Weisheit, alle Weisheit in dem Gedanken. Und das physische Symbol des Gedankens ist der Kopf.«

Diese beiden Aussprüche nebeneinandergestellt sind fast ein Symbol des vierten hermetischen Gesetzes der Polarität: »Alles ist zwiefach, alles hat zwei Pole, alles hat sein Paar von Gegensätzlichkeiten. Gleich und ungleich ist dasselbe. Die Gegensätze sind identisch in der Natur, nur verschieden im Grad. Extreme berühren sich. Alle Wahrheiten sind nur halbe Wahrheiten, alle Widersprüche können miteinander in Einklang gebracht werden.«

Da mag man zunächst stutzen und sagen, wie kann ich die Gefahr mit dem Schönen in Verbindung bringen? Wie kann Haß dasselbe sein wie Liebe? Nun, wir wollen nicht so tief in die Philosophie eindringen. Der Vergleich sollte nur noch einmal deutlich machen, wie dicht die gegensätzlichen Gefühle in unserem Körper beieinanderliegen. Im Kopf wahrlich entstehen zerstörende und konstruktive Gedanken, oft in erstaunlich kurzer Zeit hintereinander. Gerade noch denkt er in Liebe und im nächsten Augenblick schon denkt er voll Haß.

Wir sollten aber über alledem nicht vergessen, was Engels in »Ludwig Feuerbach« sagt, daß alles, was die Menschen in Bewegung setzt – und ich möchte hier einfügen: was diese in Bewegung setzen –, durch ihren Kopf hindurch muß. In der Umkehrung heißt dies: Das, was nicht durch unseren Kopf hindurch geht, kann uns nicht wirklich in Bewegung setzen.

Der Kopf ist die oberste Steuerungszentrale, der Computer, der alles koordiniert, Anfang und Ziel, Quelle und Mündung zugleich. Er ist die Datenbank unseres Körpers. Deswegen ist ein Mensch, der kopflos wird, von allem abgeschnitten. Er hat den Kontakt zu sich selbst verloren, und ihm ist die ordnende Kraft verlorengegangen. Er hat die Herrschaft über sich und über seine Umwelt verloren. Er verliert seine Identität. Hüten wir uns deswegen davor, kopflos zu werden. Behalten wir einen kühlen, klaren Kopf.

Erinnern wir uns auch daran, daß ja nicht immer vom Kopf die Rede ist, sondern auch vom Haupt. Die Hauptsache ist der Kern, auf den es ankommt, dem man seine Beachtung schenken sollte. Die Hauptsache zu verlieren heißt, etwas sehr Wesentliches nicht mehr zu besitzen. »Wie das Haupt, so die Glieder«, sagt ein Sprichwort. Das ist nun wieder interessant für unser Thema »Qi-Gong«. Denn es sagt genau das, was das chinesische Sprichwort ausdrückt, das ich an anderer Stelle schon zitierte: »Wie der Kopf, so die Hand«.

Kommen wir zurück zum Kopf. Im Angelsächsischen findet wir das Wort Cop. Cop heißt Gipfel und Spitze. Der Kopf ist also der Gipfel. Er ist die Spitze, die höchste Erhebung des menschlichen Körpers. Diesen Kopf sollte man immer geradeaus richten und hoch erhobenen Hauptes als Ausdruck der eigenen Selbstachtung, der inneren Bejahung und der Überzeugung seinen Weg machen. Nur zu hoch sollte man den Kopf nicht tragen, denn dann könnte man den Blick für die Hindernisse des Weges verlieren.

Wir sollten auch nicht vergessen, daß andere Leute auch einen Kopf haben. Wir sollten ihnen Achtung zollen und ihnen ihre Eigenarten zugestehen, mit anderen Worten, Toleranz üben.

Auch in der Paramedizin und in den alternativen Heilweisen hat der Kopf seinen hohen Stellenwert. Wir kennen die Hutersche Schädeldeutung. Veranlagungen und Charakter, Krankheiten und Dispositionen werden über den Kopf gedeutet. Ähnlich verhält es sich mit den Aussagen altägyptischer Menschenkunde den Kopf betreffend. Hiernach haben Geist, Seele und die Körperlichkeit ihre feste Reaktionszone am Kopf. Veränderungen und spezifische Merkmale in diesem Bereich lassen Rückschlüsse zu auf die Gesamtpersönlichkeit.

In der Esoterik gelten die Haare als Antennen, über die wir feinstoffliche Energie aufnehmen und über die wir uns umgekehrt mit dem Kosmos austauschen. Die Nase stecken wir nicht nur in anderer Leute Angelegenheiten. Wir benutzen sie auch als Kontaktmedium zu unserer Umwelt. Stellen Sie sich vor, Sie könnten nicht riechen – das Leben wäre ärmer. Wir stellen unsere Beziehungen zu Raum und Zeit durch die Sinne her, die im Kopf konzentriert sind. Und wenn wir all die Sinne beisammen haben, sind wir gesund. Wir sehen mit den Augen, wir hören mit den Ohren, wir schmecken mit der Zunge, wir genießen die zärtliche Berührung mit den Lippen. Der Schädel ist nichts Starres, wie uns die Kraniologie und Osteopathie verheißen. Schädelnähte sind gelenkig miteinander verbunden und schwingen rhythmisch im Atemtakt. Sie glauben es nicht? Probieren Sie es selbst und bandagieren Sie einmal ihren Kopf stramm. Sie werden sehr bald merken, daß es zu gesundheitlichen Störungen kommt. Indem man sich in dieses feine Schwingen der Schädelknochen hineinfühlt und indem man mit diesen Schwingungen arbeitet, gelingt es den Kraniologen, eine Vielfalt von gesundheitlichen Störungen in den Griff zu bekommen.

Für den Akupunkteur treffen sich am Kopf alle Meridiane; nur an dieser einen Stelle am ganzen Körper besteht eine Verbindung aller Energieleitgefäße. Es ist kein Wunder, daß viele Akupressuren und Akupunkturrezepte insbesondere den Kopf berücksichtigen. Eine Vielzahl von Reflexzonen finden wir im Kopfbereich. Es gibt die Nasenakupunktur, die Mundakupunktur, die Schädelakupunktur, von der klassischen Akupunktur, die hier ihre Punkte findet, ganz zu schweigen. Der Heilpraktiker Mandel will Zonen am Kopf gefunden haben, die auf spezifische Frequenzen ansprechen. Wir kennen die Ohrakupunktur nach Nogiér, der ebenfalls spezifische Frequenzen im Ohrbereich gefunden haben will. Es ist erwiesen, daß solche Zonen auf Lichtbestrahlungen ansprechen, auf Tonschwingungen und auf Frequenzreizungen.

Über die Nasenreflexzonen-Massage gelingt es nicht nur, die Kopfhöhlen freizumachen. Über einen Wattetampon im Ohr, der mit ätherischen Ölen getränkt wird, beeinflußt man Menstruationsbeschwerden positiv. Der Druck aufs Auge beeinflußt das vagotone Nervensystem. In der Kinesiologie verwendet man eine Vielzahl von neurovaskulären Punkten am Kopf, um Leiden des ganzen Körpers positiv zu beeinflussen.

Leid und Freude, Kummer und Chaos der Seele zeigen sich, so stark wie nirgendwo, im Bereich des Gesichtes. Die Mimik ist die Sprache der Seele.

Schwirrt Ihnen nun der Kopf? Habe ich Sie mit der Vielfalt dieser Informationen aus dem inneren Gleichgewicht gebracht? Wie wär's mit einer Kopfpunktmassage, um wieder einen freien Durchblick zu bekommen? Genau darum soll es im nachhinein gehen. Ich werde Ihnen diese Energiepunkte näherbringen, Sie können sie jeden Tag dafür einsetzen, daß Sie einen klaren

Verstand, eine gute Konzentration erhalten, daß Ihnen Kopfschmerzen erspart bleiben, daß die Augen gestärkt werden, das Gehör sich verbessert. All das ist möglich über die Energiepunkte des Kopfes.

Damit Sie aber besser verstehen können, warum dem so ist, will ich versuchen, klarzumachen, daß der Kopf nicht nur etwas ist, auf dem man seinen Hut ablegt, wo sich Denken und Bewußtsein konzentrieren, wo die Erinnerung lebt und der Geist sein Zuhause hat. Es geht vielmehr auch um den energetischen Aspekt, um den Umgang mit Energie, den wir vom Kopf her steuern können. Dazu muß man wissen, daß wir hier die Schlüsselpunkte für energetische Stimulation und die Cross road für die Energiebahnen des Körpers haben. Es muß Ihnen klar sein, daß alles, was in der Peripherie des Körpers passiert, im Kopf registriert wird, gesteuert wird, beantwortet wird. Wenn Sie sich mit dem Finger in der Nase bohren, so ist das ein Bewegungsablauf, der von den Elementen des zentralen Nervensystems und des Gehirns von der Feinmotorik her reguliert wird. Wenn Sie aufstehen und sich auf Ihre Füße stellen, so wäre dies kopflos nicht möglich. Wollten Sie sich artikulieren oder zu einem Thema äußern, wäre es hirnlos ein unmögliches Unterfangen.

Wenn ich also solch eine Konzentration der Information und Regulation am Kopf habe, dann ist es sicherlich für jeden verständlich, daß ich umgekehrt Energie und Information über die Kanäle des Kopfes zum Körper senden kann. Genau das können Sie erreichen, wenn Sie lernen, mit den Energiepunkten des Kopfes umzugehen. Die langjährige Erfahrung, die ich im Umgang mit diesen Punkten habe, die Erfolge, die ich bei der Anwendung dieser Punkte hatte, lassen mich begeistert dieses Thema aufgreifen. Sie können für Ihre Gesundheit eine Menge tun und die unterschiedlichsten Störungen bessern, von der Arteriosklerose über Hörschädigungen, Sehschädigungen, Rückenschmerzen, Schulterschmerzen, Konzentrationsstörungen bis hin zu Störungen der Feinmotorik, der Durchblutung und des Stoffwechsels. Diese Energiepunkte sind gesicherte Erkenntnisse aus der jahrtausendealten Traditionellen Chinesischen Medizin. Sie sind nichts Neues, sie sind nicht von mir kreiert. Ich gebe Ihnen hier etwas weiter, was uraltes Wissen aus dem taoistischen Heilschatz ist. Was ich nur hinzu tue, sind Modulationen aufgrund eigener Erfahrungen. Es geht um Weiterentwicklungen durch Verbinden mit anderen Therapien, wie zum Beispiel der Kinesiologie, sowie praktischen Erfahrungen. Es geht um Veränderungen, um diese Punktwirkungen der Konstitution des Westeuropäers anzupassen.

Der Umgang mit den Energiepunkten des Kopfes ist Arbeit mit der Energie Qi. Wenn das theoretische Gebäude aus den Stützpfeilern Qi, Meridiansystem, Yin und Yang stimmt, dann muß es möglich sein, vom Kopf her die Zirkulation und die Qualität des Qis im ganzen Körper zu lenken. Und das ist der Fall. Schon recht bald fiel mir beim Arbeiten mit diesen Punkten auf, daß eine signifikante Übereinstimmung der Lokalisation zwischen den Akupunkturpunkten und den neurovaskulären Punkten der Kinesiologie zu finden war.

Die Kinesiologie ist ein Baby im Vergleich zu dem weisen alten Mann »Traditionelle Chinesische Medizin«. Was man mit den Muskeltesten der Kinesiologie bestätigt fand, deckt sich mit vielen Aussagen der Akupunktur. Viele neurovaskuläre Punkte sind neu und stimmen also nicht mit der Lokalisation von Akupunkturpunkten überein. Vielleicht, das möchte ich einmal in den Raum stellen, sind hier Akupunkturpunkte, die wir noch nicht entdeckt haben. Es kommen ständig neue Punkte hinzu. In den letzten 15 Jahren hat man ca. 400 neue Akupunkturpunkte gefunden, und ich bin sicher, man ist noch nicht am Ende. Es heißt ja auch in der Traditionellen Chinesischen Medizin: Wo ein Schmerzpunkt ist, ist ein Akupunkturpunkt. Auf jeden Fall können wir einmal feststellen, daß zwischen den Behandlungspunkten aus der Kinesiologie und der Akupunktur große Übereinstimmung besteht.

Sehen wir uns zunächst einmal die Punkte an. Es handelt sich um Punkte auf folgenden Meridianen:

Gallenblasenmeridian

Dieser Meridian stärkt die Funktion der Gallenblase. Er verläuft vom Kopf zum Fuß. Eine gesunde Funktion der Gallenblase stärkt die Entscheidungsfähigkeit. Über den Gallenblasenmeridian wirke ich auf die Leberfunktion ein. Die Leber reguliert die Augenfunktion und die Sehnenfunktion. Alle Emotionen belasten die Leber. Eine Aktivierung des Gallenblasenmeridians und damit der Leber reinigt diese. Die Leber sorgt über die Blutspeicherung mit für eine gute Durchblutung. Sie ist das Stoffwechselorgan schlechthin. Die Leber ist mitbeteiligt an einer gesunden Körperabwehr, speichert Blutzucker als Glykogen. Der Blutzucker ist ein wichtiger Energiebrennstoff. Eine gesunde Leber ist die Grundlage einer gesunden Psychohygiene. Sie sehen also, daß ich schon mit dieser Meridiantherapie über die Punkte des Gallenblasenmeridians sehr viel bewirken kann. Behandelt werden folgende Punkte:

1. GB 2 – Tinghui
Lokalisation: am Ohrrand in Höhe des Ohrlochs.
Indikation: Hörstörungen.

2. GB 8 – Shuaigu
Lokalisation: zwei Fingerbreit oberhalb der Ohrmuschelspitze innerhalb der Haare.
Indikation: Kopfschmerzen.

3. GB 14 – Yangbei
Lokalisation: einen Daumenbreit Richtung Schädel oberhalb des Augenbrauen-Mittelpunkts, genau oberhalb der Pupille bei Geradeausblick.
Indikation: Stirnkopfschmerzen, Augenkrankheiten, Gesichtslähmungen.

4. GB 20 – Fengchi
Lokalisation: an der Unterkante des Schädelrandes, links und rechts der Wirbelsäule auf der Hälfte der Strecke zwischen hinterem Ohransatz und der Grube am Schädelrand zwischen den beiden Muskeln (Kopfnicker).
Indikation: Kopfschmerzen, Augenerkrankungen, Schnupfen, Grippe, Zustand nach Schlaganfall, Lähmungserscheinungen, Taubheit und Ohrensausen.

Blasenmeridian

Der Blasenmeridian ist mit dem Nierenmeridian gekoppelt. Über die Therapie des Blasen-Meridians erreiche ich also auch die Niere. Der Blasenmeridian ist wichtig für die Energieversorgung des Rückens. Die Niere ist Speicherorgan für die Erbenergie und Sexualenergie. Die Energie der Niere regeneriert das Knochensystem, versorgt das Ohr mit Energie, sorgt für eine gesunde Lungenfunktion, steuert auch die Blutbildung. Therapie über den Blasenmeridian ist somit auch Nierentherapie und eine wichtige Energiestimulanz. Behandelt werden folgende Punkte:

1. Blase 10 – Tianzhu
Lokalisation: etwa zwei Fingerbreit seitlich der Nackenmitte auf einer Waagerechten, die etwa in einem Fingerbreit Höhe über dem hinteren Haaransatz verläuft.
Indikation: Kopfschmerzen, Nackensteife, Halsentzündungen, Neurasthenie, Hysterie.

2. Blase – Yingming
Lokalisation: innerer Augenwinkel zur Nase hin.
Indikation: Bindehautentzündung, Sehstörungen, Augentränen, Augennerv-Entzündungen.

Magenmeridian

Der Magen ist mit der Milz über den Meridian gekoppelt. Über die Therapie des Magenmeridians erreiche ich die Milz. Der Magen ist zuständig für die Nahrungsaufbereitung. Die Milz empfängt die aufbereiteten Nährstoffe und setzt sie stoffwechselmäßig um. Sie ist zuständig für die Blutbildung, für den Transport der Nährstoffe, für die Aufbereitung des Nahrungs-Qis. Sie aktiviert das Bindegewebe und hält die Organe in Position und auch das Blut in den Gefäßen, stellt die Nährstoffe für Gehirn, für alle Organe und für das Gewebe zur Verfügung. Sie reguliert den Flüssigkeitshaushalt. Die Behandlung dieser Punkte setzt im wahrsten Sinne des Wortes Energie frei. Behandelt werden folgende Punkte:

1. Magen 8 – Touwei
Lokalisation: vier Fingerbreit seitlich der Mittellinie am vorderen Haaransatz.
Indikation: Kopfschmerzen, Sehstörungen, Augenschmerzen, übermäßiges Tränen bei Zugbelastungen des Auges.

2. Magen 7 – Xiaguan
Lokalisation: Am Kiefergelenk unterhalb des Jochbogens in einer Vertiefung, die bei fest aufeinander gepreßten Kiefern tastbar ist.
Indikation: Zahnschmerzen, Taubheitsgefühl, Ohrensausen, Kiefergelenksbeschwerden, Gesichtslähmung.

3. Magen 6 – Jiache
Lokalisation: einen Fingerbreit oberhalb und vor dem Unterkieferwinkel, in einer Grube, die man beim Zusammenpressen von Ober- und Unterkiefer fühlt.
Indikation: Zahnschmerzen, Gesichtslähmungen.

Dickdarmmeridian

Der Dickdarmmeridian ist mit der Lunge gekoppelt. Die Lunge reguliert Atem und Nasenfunktion. Ihre Funktion ist eingebunden in die Regulierung des Flüssigkeitshaushaltes. Sie sorgt für die Zuführung von Atem-Qi, reguliert also auch den Sauerstoffhaushalt und den Gasaustausch. Massage der Dickdarmpunkte bedeutet somit auch Aktivierung der Lungenfunktion. Behandelt werden folgende Punkte:

1. Dickdarm 20 – Yingxiang
Lokalisation: einen Fingerbreit seitlich vom Mittelpunkt des Nasenflügels. Dieser Punkt liegt meistens in der Nasolabialfalte.
Indikation: verstopfte Nase, Schnupfen, Stirnhöhlen- und Kiefernhöhlenbelastungen, Gesichtslähmungen.

Dreifacherwärmermeridian

Er hat eine wichtige Stoffwechselfunktion. Er ist gekoppelt mit dem Kreislaufmeridian. Die Massage des Akupunkturpunktes aktiviert also Stoffwechsel und Kreislauffunktionen. Behandelt wird der Punkt:
Dreifacherwärmer 21 – Sizhukong
Lokalisation: äußeres Ende der Augenbraue.
Indikation: Augenkrankheiten, Lähmungserscheinungen.

Die nächsten beiden Meridiane fallen insofern aus dem Rahmen, als sie nicht paarig angelegt sind. Sie verlaufen auf der Vorderseite der Körpermitte (Konzeptionsgefäß) und auf der Rückseite der Körpermitte (Gouverneursgefäß). Das Konzeptionsgefäß läuft vom Damm zwischen den Beinen auf der Körpermittellinie zur Unterlippe. Das Gouverneursgefäß läuft vom After entlang der Wirbelsäulenmitte zur Oberlippe. Behandelt werden folgende Punkte:

Auf dem Konzeptionsgefäß:
KG 24 – Chengjiang
Lokalisation: einen Fingerbreit unterhalb der Unterlippenmitte.
Indikation: Gesichtslähmungen, Zahnschmerzen, Nackensteife, Speichelfluß.

Auf dem Gouverneursgefäß:

1. LG 16 – Fengfu
Lokalisation: auf der Mittellinie des Nackens, einen Fingerbreit oberhalb des Haaransatzes.
Indikation: Kopfschmerzen, Nackenschmerzen, Verwirrtheitszustände, Folgen von Schlaganfall

2. LG 19 – Baihui
Lokalisation: Ziehen Sie eine Verbindungslinie von Ohrspitze zu Ohrspitze. Der Schnittpunkt mit der Mittellinie des Kopfes ist der Punkt Baihui.
Indikation: Kopfschmerzen, Schwindel, psychovegetative Störungen, Organsenkungen.

3. LG 14 – Dazhui
Lokalisation: Er liegt zwischen dem Dornfortsatz des siebten Halswirbels und des ersten Brustwirbels. Den siebten Halswirbel sehen Sie besonders weit hervorstehen im unteren Nackenbereich, besonders bei nach vorn gebeugtem Kopf.
Indikation: Fieber, Wetterempfindlichkeit, Nackensteife, Rückenschmerzen, Lungenerkrankungen, Lähmungserscheinungen, Verwirrtheitszustände

Dünndarmmeridian

Der Dünndarmmeridian ist mit dem Herzen gekoppelt. Das Herz ist das Haus des Geistes, sorgt also für klares Denken und Bewußtsein. Mit dem Punkt Dünndarm 19, um den es hier geht, behandle ich also auch das Herz. Der Dünndarm selbst sorgt für die Ausscheidung der Stoffwechselprodukte aus der verdauten Nahrung. Das Herz sorgt für eine Blutumwälzung. Behandelt wird der Punkt:

Dünndarm 19 – Tingong
Lokalisation: dort, wo der Oberrrand der Ohrmuschel sich mit der Gesichtshaut verbindet, einen Fingerbreit darunter, vor der Ohrklappe oberhalb des Ohrlochs.
Indikation: Hörstörungen.

Jetzt folgen noch zwei heimatlose Gesellen. Sie gehören nämlich keinem Meridian an, sondern sind sogenannte Extrapunkte. Es geht hier um die Punkte:

Yintang
Lokalisation: auf der Mitte einer Verbindungslinie zwischen den beiden inneren Enden der Augenbrauen, dort, wo das dritte Auge liegt.
Indikation: Schwindel, verstopfte Nase, Augenerkrankungen, Stirnkopfschmerzen, Bluthochdruck. Macht den Kopf frei und sorgt für klares Denken.

Taiyang:
Lokalisation: genau in der Schläfenmitte.
Indikation: Kopfschmerzen, Augenerkrankungen.

Zusätzlich werden behandelt:

a) die gesamte Kopfhaut: durch Beklopfen mit beiden Handflächen.
b) beide Nasenflügel: durch Beklopfen mit den Fingerspitzen während laufender Atmung.
c) Ohrmuscheln: mit beiden Handinnenflächen andrücken und wieder lösen, mehrmals wiederholen.
d) Hinterkopf: durch Beklopfen und Trommeln. Zum Trommeln legt man beide Handinnenflächen auf die Ohrmuscheln, so daß die Fingerspitzen am Hinterkopf zueinander zeigen, sich aber nicht berühren. Dann legt man den Zeigefinger über den Mittelfinger und läßt ihn mit Druck abgleiten, so daß der Zeigefinger auf den Hinterkopf trommelt.
In den Abbildungen 62–78 auf den Seiten 265 bis 273 finden Sie die Lokalisation der hier genannten Akupunkturpunkte dargestellt.
Als ich mich mit Kinesiologie näher beschäftigte, fand ich die Übereinstimmung von neurovaskulären Haltepunkten mit einigen der hier genannten Akupunkturpunkten. Was aber ist nun wieder die Kinesiologie?

Ich will Ihnen die Kinesiologie kurz erklären. Es steht heute außer Frage, der Mensch ist ein Wesen aus Körper, Seele und Geist. Struktur, Biochemie und psychospirituelle Elemente wirken in ihm zusammen. Struktur beeinflußt Psyche, Psyche beeinflußt Struktur. Die Störungen dieser Innen-Außenbeziehungen schlagen sich nieder im Skelett- und Knochenbereich. Ein Kummer, der an der Seele frißt, findet seinen Niederschlag in Muskeln. Muskeln sind wiederum Halteelemente für Gelenke und für Knochen schlechthin. Immer ein Paar, ein Spieler und sein Gegenspieler, sorgen für ein funktionelles Gleichgewicht. Kommt es zu einer

Ungleichspannung zwischen diesen beiden Muskeln, so führt eine Verlängerung durch Erschlaffung auf der einen Seite zu einer Verkürzung durch Anspannung auf der anderen Seite. Der Chiropraktiker George Goodhart machte sich diese Entdeckung zu eigen und behandelte Wirbelsäulenveränderungen durch Muskelspannungsregulierung. Dr. Bennet und Dr. de Garnette waren dann die ersten, die über Reflexpunkte Muskeln stimulierten, um Knochendislokationen einzuregulieren. Um diese Reflexpunkte geht es hier. Die neurovaskulären Punkte sind ein Teil davon. Über sie kann man also Muskelspannungen regulieren und damit wieder ein harmonisches Zusammenspiel aller Muskeln erreichen. Dies führt dann zur Auflösung von krankhaften Symptomen.

Beschäftigen wir uns nunmehr mit den Übereinstimmungen. Sie führen uns zu interessanten Rückschlüssen. Der neurovaskuläre Reflexpunkt im Bereich der hinteren Fontanelle des Schädels entspricht dem Punkt Baihui – LG 20. Über diesen neurovaskulären Haltepunkt erreichen wir folgende Muskeln (siehe auch Abb. 56–61 auf Seite 263 und 264):

1. Sartorius-Muskel oder Schneidermuskel
Schwäche dieses Muskels führt zur Veränderung im Bereich der Beckenknochen, zur Fehlstellung der Beckenknochen zueinander. Die Folge können Knieschmerzen und Rückenschmerzen sein.

Der Sartorius-Muskel ist ein Anzeigemuskel für Schwäche der Nebenniere. Mit anderen Worten, er wird bei Nebennierenschwäche selbst geschwächt. Hinweise auf Nebennierenschwäche sind Anlaufschwierigkeiten morgens, niedriger Blutdruck, Schwankungen des Zuckerspiegels, Allergien. Eine Stärkung des Sartorius-Muskels verbessert zwar auch die Nebennierensituation. Diese muß aber gesondert über Nahrungsmittelsupplemente wie zum Beispiel Phosphorlipide (Biofried – Phosphorlipide) oder Lecithin-Präparate behandelt werden.

2. Gracilis-Muskel oder Schlanker Muskel
Er ist ebenfalls ein Anzeigemuskel für Nebennierenschwäche. Eine Schwäche dieses Muskels führt ebenfalls zu Knieschmerzen.

3. Soleus-Muskel oder Schollenmuskel
Er ist der Dritte im Bunde der Anzeigemuskeln für Nebennierenschwäche. Wenn er geschwächt ist, verlieren wir unseren direkten Kontakt zu der Stehfläche. Dies zeigt sich in Form von Haltungsfehlern. Durch Symptome, die denen der Nebennieren- und Nierenschwäche gleichen, wird der Muskel geschwächt. Solche

Symptome, wie Allergien, Zuckerschwankungen, Erschöpfungszustände, aber auch emotionale Belastungen, schwächen diesen Muskel und führen dann zu Haltungsveränderungen. Diese Haltungsveränderungen sind dann Grundlage weiterer Störungen. Sie sehen, dies ist ein Teufelskreis.

4. Gastrocnemius-Muskel oder Zwillingswadenmuskel
Um welchen Muskel es sich handelt, sagt vielleicht der deutsche Ausdruck Zwillingswadenmuskel. Er wird geschwächt durch emotionale Belastungen, durch Allergien, Müdigkeit und Erschöpfungszustände. Seine Stärkung wirkt sich positiv auf solche Störungen aus.

5. Unterschenkelbeuger
Ihre Schwäche führt zu O-Beinen und X-Beinen. Sie sind wichtige Laufmuskeln und reagieren bei Veränderungen im Kreuzbeingebiet.

6. Viereckiger Lendenmuskel
Er ist ein sehr wichtiger Muskel, der dem unteren Rücken Halt gibt. Bei einer Schwächung kommt es zu Wirbelsäulenbeschwerden.[24]

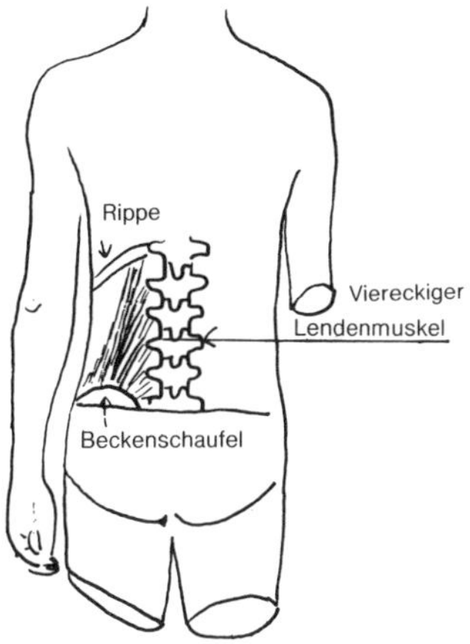

bb. 56: Viereckiger Lendenmuskel

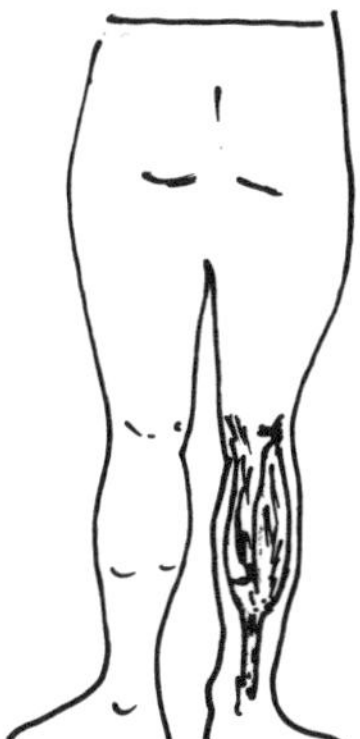

Abb. 58: Zwillingswadenmuskel

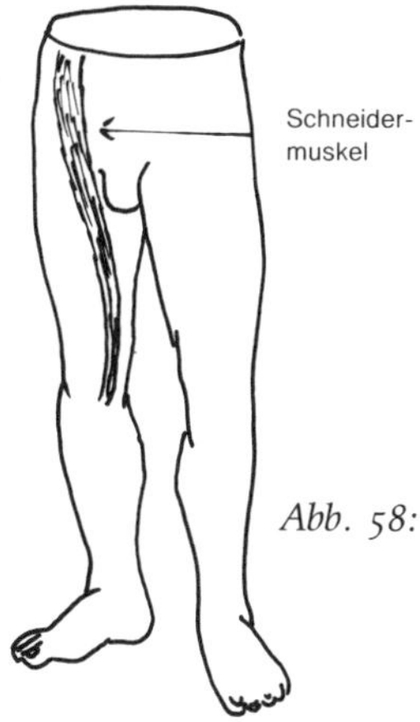

Abb. 57: Schneidermuskel

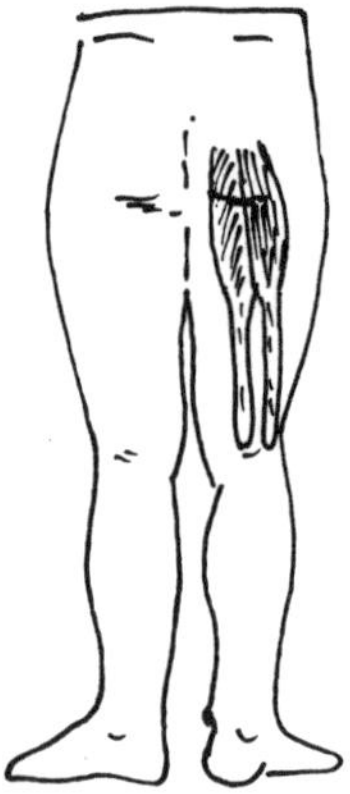

Abb. 59: Unterschenkelbeuger

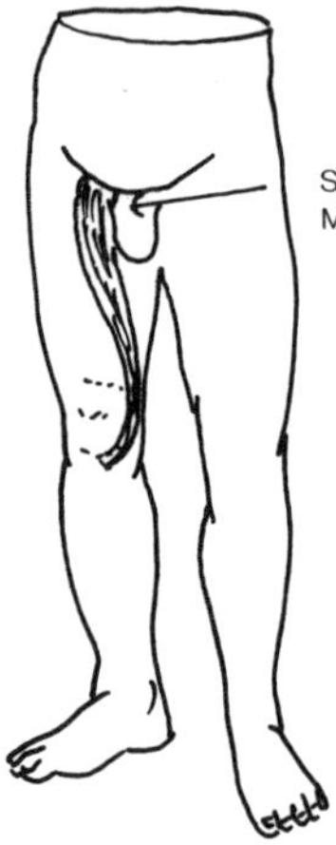

Abb. 60: Schlanker Muskel

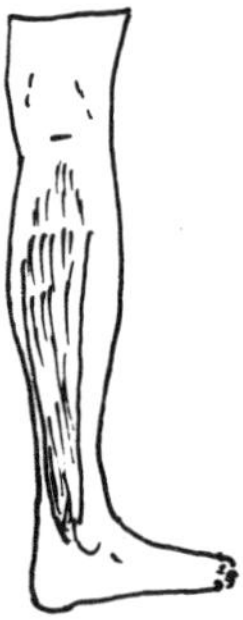

Abb. 61: Schollenmuskel

Belassen wir es bei diesen Beispielen. Ich wollte ja nur das Prinzip klarmachen: Kinesiologische Schalt- oder Reflexpunkte, über die man einen Muskel stärken kann, decken sich teilweise mit den Energiepunkten des Kopfes. Somit kann ich über diese Energiepunkte aus der Akupunktur ebenso eine Muskelstärkung erreichen. Das erklärt, warum ich zum Beispiel mit dem Punkt LG 20 auf der höchsten Stelle des Kopfes den Sartorius-Muskel erreiche und Rückenschmerzen positiv beeinflussen kann.

Ähnliche Übereinstimmungen mit Schaltpunkten aus der Kinesiologie bestehen mit den Akupunktur- bzw. Energiepunkten: Blase 2, Blase 10, Magen 36, Magen 7, Magen 8, Gallenblase 14.

Jetzt lassen Sie uns gemeinsam die Aktivierung der Energiepunkte durchführen.

a) Grundstellung
b) Energetisierende Atmung
c) Öffnungs- und Schließungsbewegungen
d) Handkugeltraining, ca. 5 Minuten

e) Legen Sie eine Kugel auf den Punkt Yintang (Mittelpunkt der Verbindungsstrecke zwischen den inneren Enden der beiden Augenbrauen, quer über den Nasensteg) und die Gegenkugel auf den Gegenpunkt Fengfu (Mittellinie des Nackens, einen Fingerbreit oberhalb der Haaransatzlinie). Das Ganze ist eine Querdurchflutung von Energie.
f) Handkugeltraining
g) Legen Sie je eine Kugel auf den Punkt Taiyang in Schläfenmitte, links und rechts (Kopfquerdurchflutung).
h) Massieren der in der folgenden Anleitung genannten Punkte a) links herum, b) rechts herum, c) dreimal drücken, langsam Druck aufbauen und langsam Druck wieder abbauen.
Massieren Sie mit dem sogenannten Daggerfinger. Hierzu legen Sie den Zeigefinger auf den Mittelfinger, so daß die Massage mit der Fingerkuppe des Mittelfingers geschieht. Sofern bilaterale Punkte zu behandeln sind, massieren Sie mit je einem Daggerfinger links und rechts. Bei Einzelpunkten wie Yintang legen Sie beide Daggerfinger übereinander. Nach Massage eines jeden Punktes beide Hände zum Dantien unterhalb des Nabels absenken und dann den nächsten Punkt wählen. Ausnahmen von dieser Technik finden Sie bei den jeweiligen Punkten angegeben.

Massage-Ablauf

1. *Yintang:*
In der Mitte der Verbindungslinie zwischen beiden inneren Augenbrauenenden.

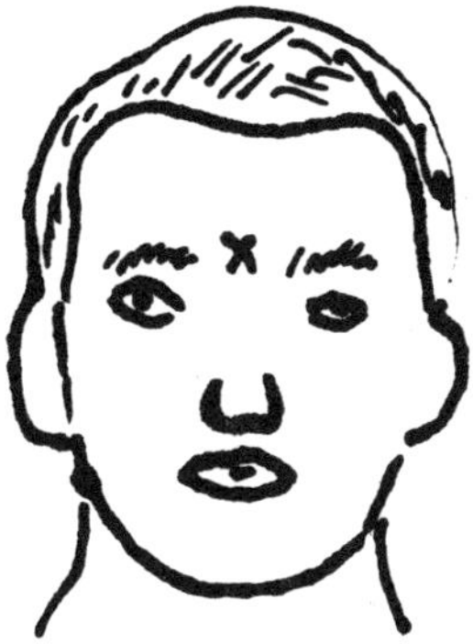

Abb. 62

2. Gallenblase 8 *Shuaigu*
gleichzeitig mit LG 19 *Baihui*

Gb 8: Einen Daumenbreit über der Ohrspitze.
LG 19: Am Schnittpunkt zwischen der Schädelmittellinie und der Verbindungslinie von Ohrspitze zu Ohrspitze. Massiert wird mit dem Handteller, den man auf das Ohr legt, so daß sich beide Daggerfinger auf dem Punkt LG 19 treffen (Schädeldachmitte).

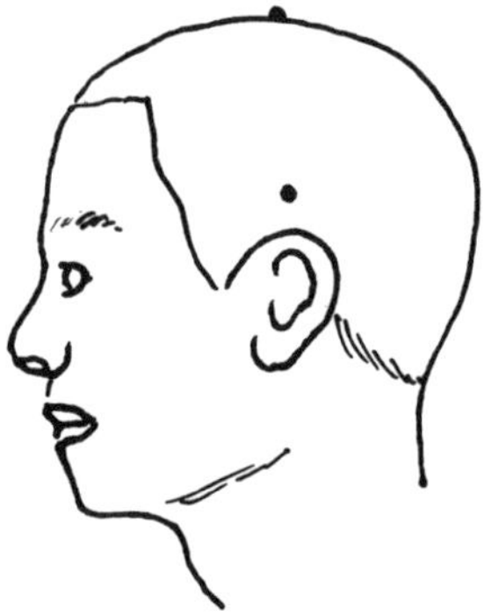

Abb. 63

3. Magen 8
Touwei

Vier Fingerbreit seitlich der Mittellinie des Schädels in Höhe des vorderen Haaransatzes.

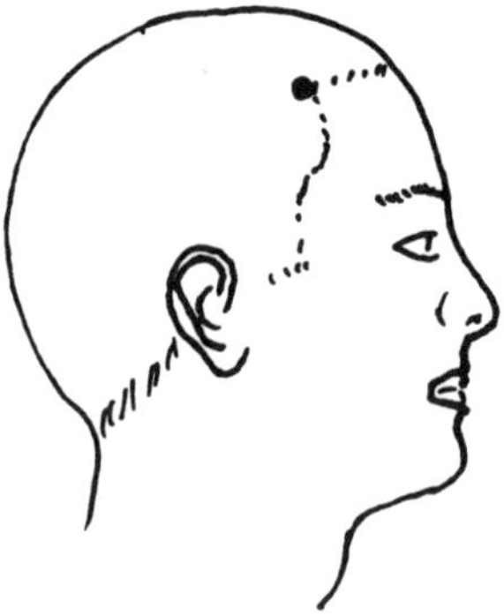

Abb. 64

4. Blase 10
Tianzhu

Kneifmassage mit Zeigefinger und Daumen entlang beider Nakkenmuskelstränge vom Kopf in Richtung Schulter, mehrmals von oben nach unten.

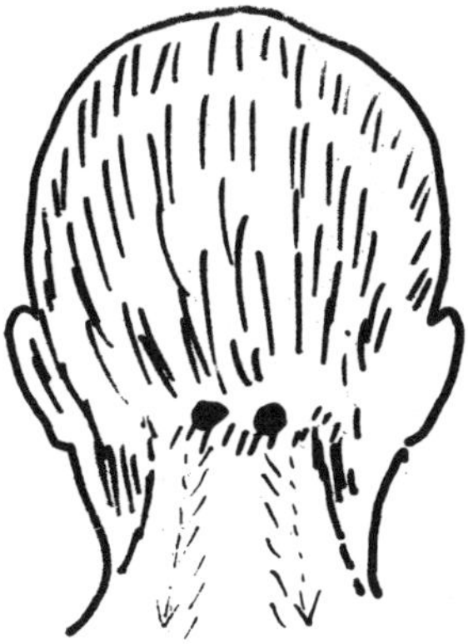

Abb. 65

5. Gallenblase 14
Yangbei

Einen Daumenbreit über Augenbrauenmitte.

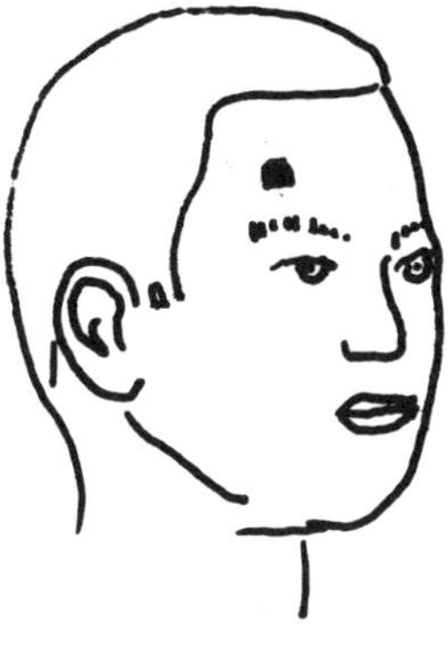

Abb. 66

6. LG 16
Fengfu

Nackenmittellinie, einen Fingerbreit über der Haaransatzlinie, anschließend dreimal Klopfen vom Nasensteg zum Ohrläppchen.

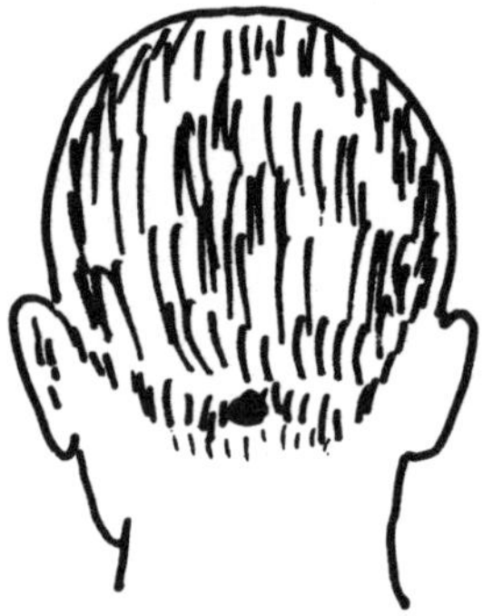

Abb. 67

7. LG 14
Dazhui

Zwischen dem siebten Hals- und dem ersten Brustwirbel.
Der 7. Halswirbel springt deutlich hervor. Die Massage kann hier auch mit einem Daggerfinger gemacht werden.

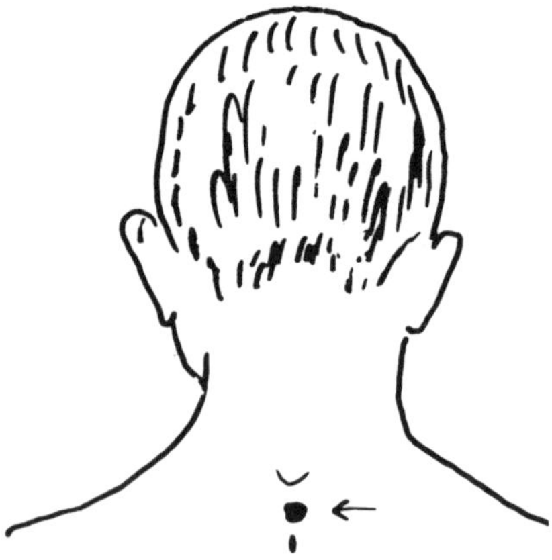

Abb. 68

8. *Taiyang*

Auf der Schläfenmitte. Anschließend die Wangen klopfen mit der flachen Hand.

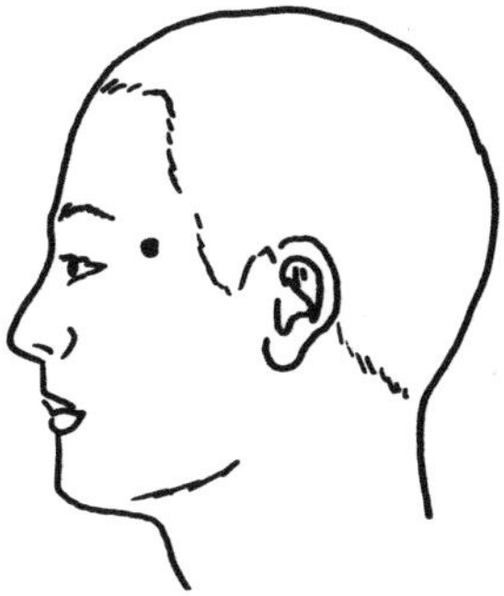

Abb. 69

9. Gallenblase 20
Fengchi

An der Unterkante Hinterkopf, in der Mitte zwischen Nackenmuskelstrang und Ohransatz. Anschließend dreimal die Wange mit den Fingerspitzen kneten.

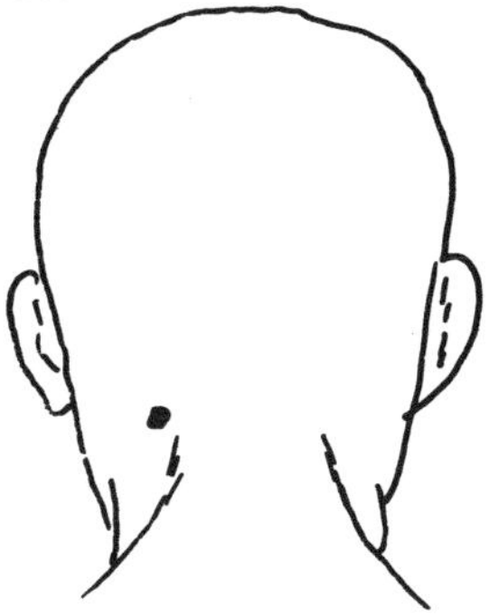

Abb. 70

10. Magen 7
Xiaguan
gleichzeitig mit
Gallenblase 2
Tinghui

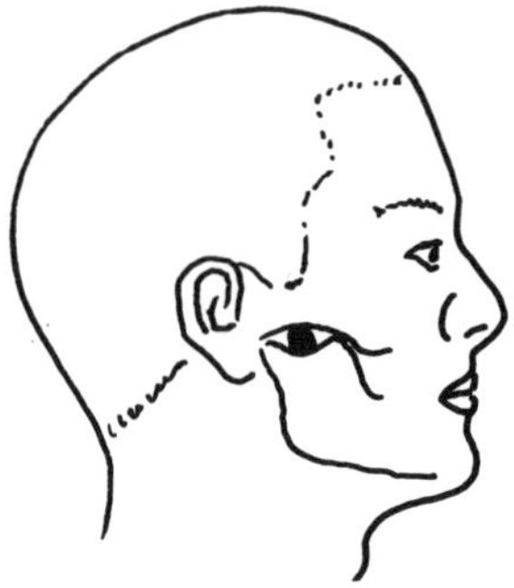

Abb. 71

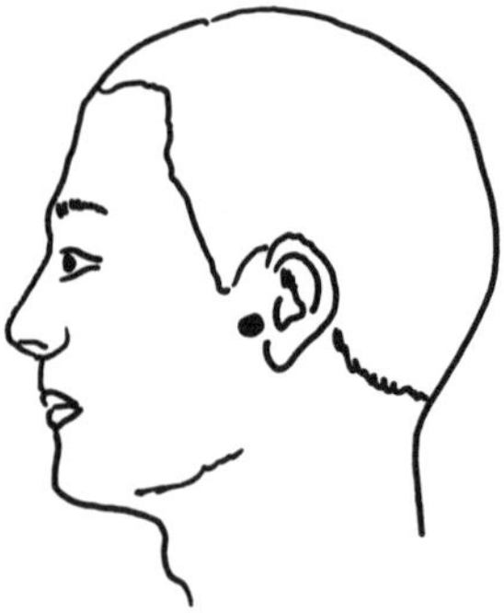

Abb. 72

M 7 in Ohrlochhöhe, vier Fingerbreit unterhalb des Jochbogens und zusätzlich Gb 2 direkt am Ohr, in Höhe des Ohrlochs. Beide Punkte zugleich mit den Fingerspitzen des gespreizten Zeige- und Mittelfingers massieren.

11. Blase 1
Yingming

Im innerer Augenwinkel. Mit den Fingerspitzen des Zeigefingers massieren. Anschließend am oberern Knochenrand der Augenhöhle entlangfahren und einen Kreis zurück zu Blase 1 beschreiben. Dann den Kreis wieder zurückfahren, also mit dem unteren Rand beginnend, zum Ausgangspunkt Blase 1. Dreimal klopfen.

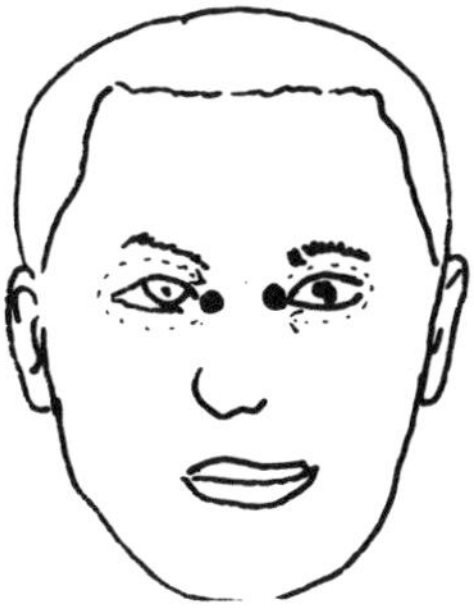

Abb. 73

12. Magen 6
Jiache

Oberhalb und vor dem Unterkieferwinkel.

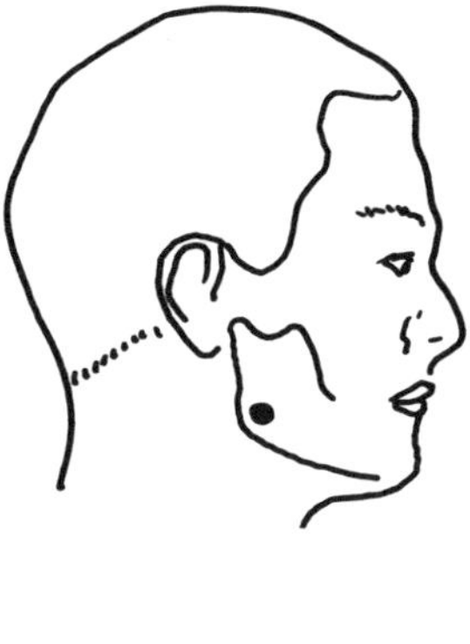

Abb. 74

13. Dickdarm 20
Yingxian

Einen Fingerbreit seitlich des Nasenflügels in der Nasen-Mund-Falte.

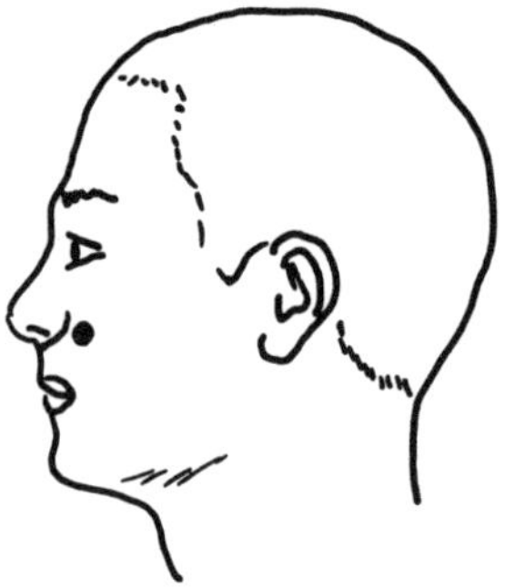

Abb. 75

14. DE 21
Sizhukong

Am äußeren Augenbrauenende.

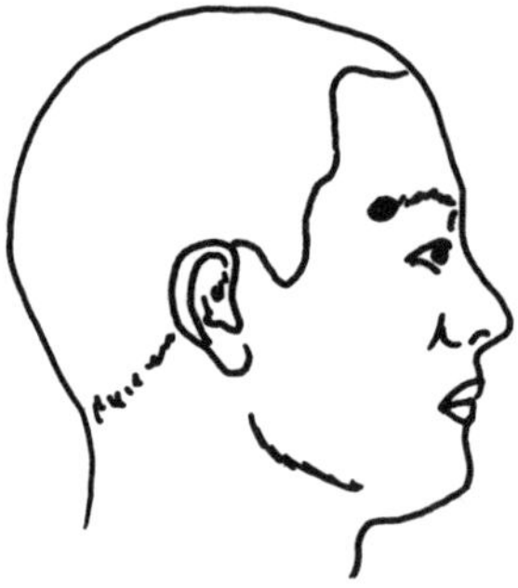

Abb. 76

15. Nasenflügel klopfen mit den Fingerspitzen bei laufender Nasenatmung.

16. KG 24
Chengjiang

Einen Fingerbreit unter der Unterlippenmitte.

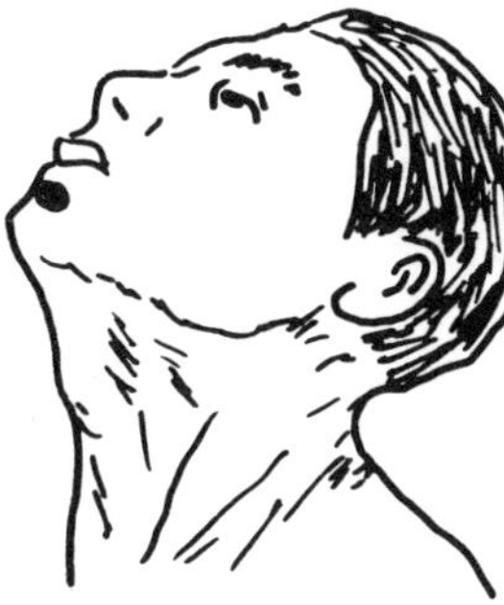

Abb. 77

17. DÜ 19
Tinggong

Einen Fingerbreit unter der Stelle, wo der Oberrand des Ohres sich mit der Gesichtshaut verbindet.

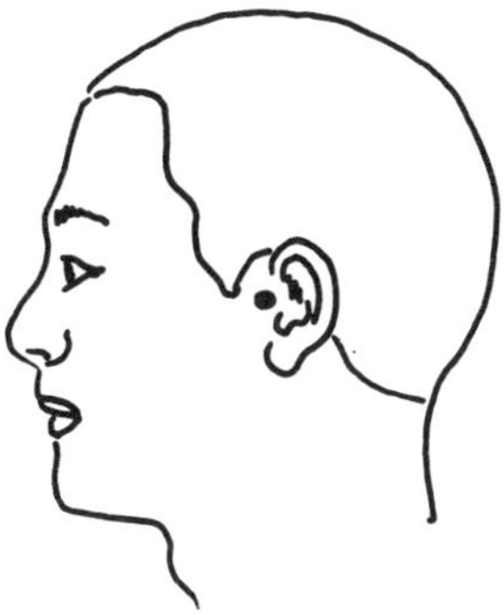

Abb. 78

18. Schädelklopfen von Stirn bis Nacken mit der ganzen Hand.

19. Ohrendrücken. Legen Sie die Handinnenfläche auf die Ohren. Pressen Sie an und lassen wieder locker.

20. Trommeln. Zum Trommeln legt man beide Handinnenflächen auf die Ohrmuscheln, so daß die Fingerspitzen am Hinterkopf zueinander zeigen. Dann legt man den Zeigefinger über den Mittelfinger und läßt ihn unter Druck abgleiten, so daß der Zeigefinger auf den Kopf trommelt.

21. Kugeldrehen

22. Öffnungs- und Schließungsbewegung

23. Ende der Übung

Nach dieser Übung haben Sie die Möglichkeit zu testen, ob die Punkte energetisch ausbalanciert sind. Als Test dient hier ein kinesiologischer Muskeltest mit Hilfe der Großzehe.

Stellen Sie Ihren nackten Fuß auf einen Stuhl, so daß die Großzehe über den Rand hinausragt. Jetzt drücken Sie von unten mit dem Zeigefinger gegen die Großzehe in Richtung Oberkörper. Die Kunst des Testens besteht darin, eine genügend große Spannung aufzubauen, die dem Druck des Zeigefingers einen Widerstand entgegensetzt, ohne aber die Bewegung zu blockieren. Es muß also ein Muskelspiel verbleiben. Wenn Sie jetzt anfangen zu drücken, muß die Zehe ein wenig nach oben gehen. Dann muß sich aber ein spürbarer Widerstand aufbauen. Sie müssen dies ein wenig üben, um das Zusammenspiel zwischen Fingerdruck und Muskelspannung der Großzehe zu erfühlen. In der Regel eignet sich die Großzehe am besten für diesen Test.

Wenn Sie dieses Muskelspiel erreicht haben, berühren Sie jetzt nacheinander noch mal die eben behandelten Kopfpunkte. Dort, wo ein Punkt nicht genügend ausgeglichen ist, wird ein vorher starker Zehenmuskel schwach werden, das heißt, der vorhandene spürbare Widerstand ist leicht zu überwinden, da er deutlich schwächer wird. Dieser Punkt muß noch mal massiert werden.

Jetzt suchen Sie sich bei der Berührung dieses Punktes ganz spontan eine Emotion aus. Versuchen Sie nicht, verstandesmäßig eine passende Emotion herauszufinden, sondern sie muß ganz intuitiv und spontan auftauchen. Solch eine Emotion kann zum

Beispiel Angst sein oder Traurigkeit. Der Körper sagt Ihnen, welches Gefühl die Energiebahnen hier blockt, so daß ein Energieaustausch nicht erreicht wurde. Löschen Sie jetzt diese strömende Emotion, indem Sie daran denken, während Sie gleichzeitig den Punkt massieren. Dann testen Sie nach. War es die richtige Emotion und eine genügend lange Massage, wird jetzt der Muskel stark sein.

Damit sind wir am Ende unserer Energie-Balancierung und Energie-Aktivierung. Ich habe Ihnen hier eine hochwirksame Therapie vorgestellt. Sie ermöglicht Ihnen, sich körperlich und geistig fit zu halten. Sie kennen den Wirkungsmechanismus, Sie wissen, wie Sie nachtesten und damit Ihre Arbeit kontrollieren können. Geben Sie nicht auf, auch wenn es am Anfang schwierig erscheint. Rom wurde auch nicht an einem Tag erbaut. Probieren Sie es immer wieder, bis Sie fit sind.

Ich wünsche Ihnen viel Spaß.

Qi Gong

oder
»Die Ringenden sind die Lebendigen«
(G. Hauptmann)

Über das Wesen des Qis haben Sie in diesem Buch schon viel erfahren. Deswegen bedarf es an dieser Stelle keiner weiteren Erklärung dazu.

Eine Verstärkung der Übungen mit der Qi-Gong-Kugel ergibt sich durch die Kombination der Qi-Gong-Kugel mit Qi-Gong-Übungen, ähnlich den im Kapitel »Zwillingskugeln« genannten Übungen. Dies soll kein Lehrbuch über Qi Gong sein. Ich will Ihnen aber wenigstens ein Verständnis für Qi Gong und dessen Grundzügen vermitteln.

Was ist Qi Gong?

Qi Gong ist ein Bestandteil der Traditionellen Chinesischen Medizin, genau wie Akupunktur, Moxa, Massage und Kräuterheilkunde. Es wird auch das asiatische Yoga genannt und hat in der Tat viel mit dem aus Indien kommenden Yoga gemein.

Die Geschichte des Qi Gong

Schon Lao Tse (6. Jahrhundert v. Chr.) schreibt man eine Äußerung zu, die sich auf Qi Gong bezieht. Er empfiehlt Gesundheitstraining durch Atemschulung. Konfuzius wird folgende Äußerung über Qi Gong zugeschrieben: »Das richtige Atmen nimmt uns die schlechte Atemluft und führt uns frische zu. Den Bewegungen der Tiere wie Bär und Vogel zu folgen, kann das Leben verlängern.«[9]

Auch Huato (220 bis 280 n. Chr.) machte Tierbewegungen zur Grundlage von Bewegungsübungen und schuf die Fünf-Tiere-Übung (Tiger, Hirsch, Bär, Affe, Vogel). Ihm wird die Äußerung zugeschrieben: »Türangeln rosten, wenn sie nicht bewegt werden. Rhythmische Bewegungen regen Verdauung und Blutzirkulation an und stärken die Gesundheit.« 1979 stieß man bei Ausgrabungen auf eine bildliche Darstellung des Qi Gong aus der Han-Dynastie (206 v. Chr. bis 24 n. Chr.). Der alte Akupunkturklassiker Huang Neiching widmet viele Kapitel dem Qi Gong.[9]

Insgesamt gibt es über 100 klassische Werke über Qi Gong.

Im 7. Jahrhundert kam Qi Gong in fremde Länder.

Allgemeine Wirkung

Qi Gong verbessert das körpereigene Qi. Es harmonisiert und koordiniert Atmung, Bewegung und mentale Aktivität. Es dient der Vorbeugung und auch der Heilung von Krankheiten. Es verbessert die Konstitution, hat eine gute vorbeugende Wirkung auf Körperalterung, stärkt die Widerstandskräfte des Körpers und verbessert so die Behandlungsergebnisse von Therapeuten, insbesondere von Akupunkteuren und Masseuren. Es dient der Unterstützung medizinisch notwendiger Therapien zur Abkürzung von Behandlungen, Verhütung von Komplikationen und Rückfällen bei schweren und chronischen Erkrankungen. Es harmonisiert Yin (Struktur) mit Yang (Energie). Es hält die Energiebahnen offen, wie zum Beispiel die Meridiane. Es aktiviert den Blutfluß und damit die Zirkulation von Qi im Körper. Es stärkt die Körperabwehr und die Organfunktionen.

Organische Wirkung

Es stärkt Atmung, Verdauung, Herz-Kreislauf-System, Gedächtnis, Konzentration und Kreativität. Es stärkt die Funktionen des zentralen Nervensystems, harmonisiert den Glukosehirnstoffwechsel, die Sauerstoffutilisation und den Energieträger »Camp«, reichert die Speichelbildung an und harmonisiert die Hirnaktivität.

Auffällig ist der gute körperliche Zustand von Senioren, die ständig Qi Gong praktizieren. Hier finden sich überwiegend normale Blutdruckwerte, Seh- und Hörfähigkeit sind überdurchschnittlich. Selbst die Stimmkapazität und die körperliche Belastungsfähigkeit sind überdurchschnittlich. Oft sind sogar die natürlichen Zähne vorhanden.

93% der Qi-Gong-Praktiker hatten nach Guorui im fortgeschrittenen Seniorenalter noch ein normales Hörvermögen und 92% ein überdurchschnittliches Gedächtnis.[10]

Wirksamkeitsnachweis des Qi Gong durch wissenschaftliche Untersuchungen bezogen auf bestimmte Erkrankungen:

Schlafstörung, chronische Müdigkeit, Leistungsminderung, Bluthochdruck: Am Shanghai Hypertension Research Center wurde bei 71,1% von 185 Probanten aufgrund von Qi Gong eine Besserung erzielt.[9]

Die Akademie für Traditionelle Chinesische Medizin in Peking konnte in 115 Fällen von *Bluthochdruck* eine Heilungsrate von 98,4% erzielen.[10]

Magen-Darm-Geschwüre: Am PLA Convaleszent Hospital Nr. 31 wurden von 100 Fällen 96,8% geheilt.[9]

Zhao Liming, Harbin berichten von 1278 Fällen mit Magen-Darm-Geschwüren, von denen 77,4% geheilt wurden.[10]

Gastroptose: Das Harbinsun Island Workers Hospital berichtet von 80 Fällen, von denen 63 Fälle geheilt wurden.[11]

Neurasthenie: Im PLA Convaleszent Hospital Nr. 33 wurden von 84 Fällen 53 geheilt.[10]

Hepatitis, chronische Hepatitis, Zhirrose, persistierende Hepatitis: Am Tianjin Convaleszent Hospital wurden 49 Fälle therapiert. 33 waren danach augenfällig gebessert.[11]

Herz-Kreislauf-Erkrankungen: Am Baoding Convaleszent Hospital konnten 12 Fälle geheilt werden. Unmittelbar nach Qi-Gong-Therapie war der Blutdruck um durchschnittlich 20 Teilstriche niedriger. Eine Gefäßerweiterung nach Qi Gong konnte nachgewiesen werden.[11]

Asthma bronchiale: Im Shanghai Peoples Hospital Nr. 6 wurden von 107 Fällen 34% auffällig durch Qi-Gong-Therapie gebessert. Das Atemvolumen besserte sich von 70,6 auf 93,4 Liter pro Minute.[10]

Verstopfung: Das Tangshan Qi Gong Convaleszent Hospital berichtet von 126 Fällen, von denen die meisten auffällig gebessert werden konnten. Nach Qi Gong erfolgte ein Anstieg der weißen Blutkörperchen zwischen 13 und 23%. Die Phagozytose-Aktivität der Zellen *(Abwehrfunktion)* stieg um 40–90%.[11]

Angina pectoris: Am Hospital of Peking Medical College konnten 90% der Fälle erfolgreich therapiert werden.[9]

Lungentuberkulose: Am Krimsanatorium der UdSSR konnte mit Qi-Techniken erfolgreich behandelt werden.[9]

Hypertonie: In Indien erfolgte eine erfolgreiche Anwendung des Qi Gong bei Hypertonie.[10]

In Amerika stellte man 1955 durch Oszillographie *Muskelentspannung* durch Qi Gong fest.[4]

Position beim Qi-Gong-Training

Liegen: sehr schwache Patienten.

Sitzen mit oder ohne Rückenlehne: empfehlenswert bei reduziertem Allgemeinzustand.

Stehen: bei belastbaren Patienten.

Gehen mit einfachen und komplizierten, langen und schnellen Bewegungen: bei belastbaren Patienten.

Diese Hinweise gelten auch für Qi-Gong-Kugel-Übungen.

Normale Reaktionen aufgrund des aktivierten Qis

Wärmegefühl, Gefühl des Fließens, Kältegefühl, Prickeln, Spannungsgefühl, Brennen, Muskelzucken, Fremdkörpergefühl auf der Haut, Jucken, Schwitzen, vermehrte Speichelsekretion, besseres Sehen, besserer Schlaf, innere Harmonie, Gelassenheit, vermehrter Appetit, Aufstoßen, Blähungsabgang, vermehrte Speichelsekretion. Einige dieser Reaktionen sind auch bei Qi-Gong-Kugel-Übungen möglich.[9]

Unnormale Reaktionen aufgrund des aktivierten Qis

Spannungsgefühl in der Brust, Oberbauchdruck, Schweregefühl des Körpers, Übelkeit, Schwindel, Kopfschmerz, erschwerte Atmung, Trockenheitsgefühl im Mund, unregelmäßiger oder beschleunigter Herzschlag, Schlaflosigkeit, Trägheit.[9]

Einige dieser Reaktionen sind auch bei Qi-Gong-Kugel-Übungen möglich.

Grundlegende Hinweise

Sie sollten, wenn Sie Qi-Gong-Übungen praktizieren, ausgeruht sein und keinen vollen Magen haben. Üben Sie an einem ruhigen, schattigen Platz mit viel frischer Luft. Sie sollten absolut entspannt und nicht akut krank sein. Sie sollten sich nach den Übungen keiner körperlichen und seelischen Belastung aussetzen. Vermeiden Sie Geschlechtsverkehr nach den Übungen.

Ruhen Sie am besten nach den Übungen, wobei die Hände auf Dantien liegen. Tragen Sie lockere Kleidung.

Vor dem Üben sollten Sie Wasserlassen. Frauen sollten während der Menstruation nur leichte Übungen praktizieren.

Sie sollten die Lebensführung ändern, mehr Gelassenheit praktizieren und nichts zu sich nehmen, was Ihnen Ihr Bewußtsein verändert, wie Alkohol, Drogen oder bewußtseinsverändernde Medikamente. Achten Sie auf den Wechsel von Arbeit und Muße.

Die verschiedenen Aspekte des Qi Gong und deren Zielrichtung

Körperaspekt: Die Festlegung des Bewegungsprogramms steuert die Körperhaltung und sorgt für Entspannung. Der natürliche Bewegungsablauf lockert die Gelenke.

Wichtig ist Gelenklabilität im oberen Körperabschnitt und entspannte Stabilität der Gelenke im unteren Körperabschnitt. Die Konzentration ist auf den unteren Körperteil, auf Dantien, zu richten.

Atemaspekt: Durch die Steuerung der Atemtechnik wird der Qi-Fluß aktiviert. Das Gedanken-»lassen« bringt innere Ruhe; über Gedankenkraft erfolgt eine Aktivierung des Qi-Flusses. Die Gedanken lenken ohne Willenszwang.

Innerer Aspekt der Übung: Die inneren Funktionen des Körpers (Organfunktion) werden gelenkt.

Äußerer Aspekt der Übung: Die äußeren Funktionen des Körpers (Muskeln und Extremitäten) werden gelenkt.

Qi-Gong-Arten

1. *Stilles Qi Gong*
Es erfolgen keine Bewegungen. Der Schwerpunkt liegt in der Gedankenlenkung, in der Atmung und Visualisierung.
Zielrichtung: Hemmung der Großhirnaktivität; Schwerpunktaktivität im Körperinnern und Ruheelement im Körperäußeren. Der Trainingseffekt ist auf Konstitution, Vorbeugung und Geist gerichtet.

2. *Dynamisches Qi Gong*
Der Schwerpunkt liegt in der Bewegung.
Das Ziel ist, Ruhe in der Bewegung, Harmonie der Gedanken und Bewegung in der Ruhe zu erlangen.
Der Trainingseffekt ist auf das Gewebe, die Sehnen und die Gelenke gerichtet.

3. *Stilles, dynamisches Qi Gong*
Es ist eine Kombination aus beidem. Wichtig ist die Ruhe vor der Übung, die innere gedankliche Harmonisierung und das Abschalten.

Die hier genannten Grundzüge des Qi Gongs gelten auch für das Praktizieren mit den Qi-Gong-Kugeln.

Die Praxis

oder *»Die Theorie träumt, die Praxis macht verständig«*

Wir nähern uns mit diesem Kapitel dem Ende einer Reise durch die Theorie der Qi-Gong-Kugeln.

Die Grundübung

Sie besteht im Kreisenlassen der Kugeln auf der Handinnenfläche. Die Kreisbewegung erfolgt im Uhrzeigersinn und entgegen dem Uhrzeigersinn. Das ist zunächst sicherlich etwas schwierig für Sie. Aber lassen Sie sich nicht entmutigen. Übung macht den Meister. Die Kugeln fallen Ihnen zunächst erst mal vor die Füße, hoffentlich nicht auf die Füße. Nur Mut! Achten Sie nur darauf, daß die Kugeln nicht auf eine harte, rauhe Unterlage fallen. Sie könnten Schaden nehmen. Die Oberfläche ist sehr empfindlich. Riefen reiben sich an der Gegenkugel und kratzen auch diese an. Ein angekratztes Image aber ist für niemanden gut, weder für den, der die Kugel dreht, noch für die Kugel selbst.

Das ist doch ganz natürlich, daß Ihnen am Anfang die Geschicklichkeit der Finger, ja der Hand an sich fehlt. Deshalb ist es gar nicht so leicht, dieses einfach aussehende Spiel mit den Kugeln zu treiben. Alles, was gekonnt dargeboten wird, erscheint so einfach. Einfach aber ist es erst, wenn man es beherrscht. Und dahin führt beharrliches Üben.

Gehen Sie ganz entspannt an die Sache heran. Üben Sie mit einem Lächeln. Dann geht es um so einfacher. Bald rotieren die Kugeln mühelos durch die Hand. Sie sehen dann den Unterschied und merken selbst, wie es am Anfang an der Koordination der Finger und Handmuskeln fehlte, wie unsicher und verkrampft Sie waren. Der Körper muß sich erst an diese ungewohnte Tätigkeit gewöhnen. Das Gehirn muß sich darauf einstellen, die richtigen Impulse an die Hand zu geben, die richtigen Muskeln anzusprechen, zum richtigen Zeitpunkt und in der richtigen Stärke. Dann klappt es. Die Zusammenarbeit zwischen Gehirn, Armmuskulatur und Handmuskulatur ist am Anfang nicht optimal. Aber die Geschicklichkeit der Hand nimmt zu. Hieran messen Sie den Fortschritt der Übung. Hierdurch wird Ihnen erst bewußt, wie sehr es an diesem feinen Zusammenspiel zwischen den Steuerungsorganen im Gehirn und der Peripherie der Muskeln haperte. Je mehr Sie üben, um so flüssiger werden sich Gedankenimpulse in richtige Nervenimpulse umsetzen und um so geschmeidiger werden die Muskeln und lassen sich besser koordinieren. Am Anfang steht der Wille. Der Wille führt zur Verkrampfung. Bis dieser Wille mit zunehmender Sicherheit hinter einer gewissen Gelassenheit und einem Selbstvertrauen zurücktritt, dauert es einige Zeit. Vielen wird erst durch diese Schwierigkeit am Anfang bewußt, wie sehr ihre Koordination doch nachgelassen hat. Sie hatten einfach mit diesem Zustand der Ungeschicklichkeit gelebt, als sei er selbstverständlich, Sie hatten ihn als normal akzeptiert. Doch dieser Mangel an Geschicklichkeit ist nicht normal. Je mehr man sich fordert, um so mehr kann man leisten. Oft ist solch eine Ungeschicklichkeit ein altersbedingter Koordinationsmangel und somit in gewissem Sinne Ausdruck für das biologische Altern.

Sie werden sich wundern, wie schnell und wie gelehrig der Körper auf das Training anspricht, wie die Geschicklichkeit von Tag zu Tag zunimmt. Aber eine richtige Anleitung ist wichtig, getreu dem Satz des großen Homöopathen und Begründers dieser medizinischen Therapieform, Samuel Hahnemann: »Machs nach, aber machs richtig nach.«

Sie werden bald auch in der Lage sein, die Kugeln nicht nur mit verkrampfter und gebeugter Haltung des Armes zu drehen, sondern sie in artistischer Weise in vielen Arm- und Handhaltungen rotieren zu lassen, zum Beispiel beim Strecken, beim Seitwärtsführen der Arme, beim Vorbeugen, bei Nachhintenführen der Arme. Ihrer Phantasie sind bei den Übungen keine Grenzen gesetzt. Es wird Ihnen mehr und mehr Spaß machen, ja, Sie werden bald begeistert sein und sich über Ihre eigene Geschicklichkeit freuen. Es wird Ihrem Selbstwertgefühl guttun. Sie lernen wieder, bewußt auf Herausforderungen einzugehen und sich ihnen zu stellen. Sie freuen sich über die Erkenntnis, Leistung noch steigern zu können. Das ist eine Selbstbestätigung, die das Selbstvertrauen stärkt. Sie werden Ihre Kugeln bald nicht mehr missen mögen.

Machen Sie sich aber nicht zum Sklaven der Kugeln, verordnen Sie sich nicht 3 × 20 Minuten am Tag, sondern gehen Sie gelassen an das Üben heran. Üben Sie, wann und wie lange es Ihnen Spaß macht. Wenn einmal ein Tag da ist, wo Sie überhaupt keine Lust auf die Kugeln haben, dann lassen Sie Ihre Finger davon. Spielerisch soll es bleiben. Drehen Sie so lange Sie wollen: Es gibt kein Zuviel, das Ihnen schaden könnte, es sei denn, Sie geben sich selbst die Sporen. Auch einem Pferd, das ausgepumpt ist, schaden die Sporen, wenn man es zwingt, das Letzte aus sich herauszuholen. Hören Sie auf, wenn Sie müde werden oder Schmerzen bekommen. Für das Üben gilt genau das gleiche wie für die Medizin. Dort heißt es: »Was ist Gift, was ist kein Gift? Allein die Dosis macht's, ob es zum Gift oder Heilmittel wird.« Es war Pasteur, der das gesagt hat.

Eine oft gestellte Frage ist, in welchem Lebensalter man damit aufhören sollte. Nun, es gibt keine Begrenzung vom Lebensalter her. Als Beweis zitiere ich hier das Schreiben einer Patientin: »Im Oktober 1990 habe ich mit den Qi-Gong-Kugeln begonnen. Ich besserte nicht nur mein Allgemeinbefinden damit auf, ich behandle auch die Schmerzen an meinem linken Oberarm nach einem doppelten Fraktur-(Platte-)Bruch. Ich bin kurz vor meinem 82. Lebensjahr. Nach der Anwendung der Kugeln tritt eine Besserung ein, mehr Beweglichkeit der Gelenke. Das gibt mir den Auftrieb, täglich mit den Kugeln Übungen zu machen. Auch meine Kniebeschwerden haben sich gebessert. Ich kann die Kugeln nur weiterempfehlen.«

Ich bin immer dankbar, wenn mich solche Briefe erreichen. Denn das sind unabhängige und objektive Berichte von Patienten, die andere motivieren können, es bei bestehenden Beschwerden auch mit den Kugeln zu versuchen.

Wenn Sie die Kugeln sicher paarweise drehen können, sind Sie in der Lage, sich der nächstschwierigeren Übung zuzuwenden. Die Meisterung der nächstschwierigeren Hürde ergibt einen noch größeren therapeutischen Effekt. Gehen Sie zunächst von der kleinen Ausführung aus. Wenn Sie sicher sind, steigern Sie sich mit der mittleren Kugelgröße oder aber, wenn Sie ganz viel Zutrauen haben und wenn Sie die entsprechende Handgröße besitzen, gehen Sie auf die großen Kugeln über. Sie können dann paarweise die Kugeln drehen, und wenn Sie es sich zutrauen, eine oder zwei von den kleinen Kugeln dazunehmen. Dann üben Sie mit drei oder vier Kugeln in der Hand. Je schwerer die Kugel, umso mehr Geschicklichkeit und Kraft erfordert es. Je höher die Anforderung, desto größer ist auch der Trainingseffekt. Je schwerer die

Kugeln sind, desto größer ist der Kompressionsdruck und somit auch der Massageeffekt. Parallel dazu wächst die Aktivierung des Kreislaufs und des zentralen Nervensystems. Die hier genannten Übungsgrundsätze gelten generell für alle Übungen.

1. Grundübung

Der Ablauf der Übung ist in den Abbildungen 79–84 auf den Seiten 286 bis 288 graphisch dargestellt. Legen Sie beide Kugeln in die rechte Hand. Die eine Kugel liegt jetzt mitten in der Handfläche, die zweite direkt davor auf dem Mittelfinger, seitlich gestützt vom Zeige- und Ringfinger. Der Mittelfinger ist etwas abgesenkt. Zeige-, Ring- sowie Kleinfinger stehen also etwas höher und verhindern, daß die Kugel nach links oder rechts bzw. aus der Hand herausrollen kann. Jetzt senken Sie den Ring- und Kleinfinger etwas ab. Gleichzeitig heben Sie den Zeige- und Mittelfinger jetzt. Die vordere Kugel kippt also bei der rechten Hand nach links ab. Jetzt drücken Sie mit dem kleinen Finger die Kugel nach hinten in Richtung Handballen oder, anders gesagt, in Richtung Handgelenk. Dadurch rollt die Kugel, die zunächst am Handballen in Handgelenksnähe lag, nach rechts in Richtung Daumen. Jetzt drücken Sie gleichzeitig mit dem kleinen Finger die eine Kugel nach hinten und die andere mit dem Daumen zur Kleinfingerseite. Und schon beginnt man von neuem. So fangen beide Kugeln an zu rotieren. Zeige-, Mittel- und Ringfinger können jetzt aufrecht gestellt werden, wenn Sie es wollen. Sie bilden mit der Handfläche einen rechten oder größeren Winkel, je nach Fingerneigung. Dadurch rollen die Kugeln an diesen Fingern entlang in Richtung Kleinfinger, jeweils vom Daumen in diese Richtung gedrückt. Je schneller Sie es machen, desto besser rotieren die Kugeln.

Was wir bislang besprochen haben, war die Rotation entgegen dem Uhrzeigersinn.

Als nächstes probieren Sie jetzt, die Kugeln *im Uhrzeigersinn* rotieren zu lassen, und zwar mit der rechten Hand. Sie nehmen wieder die Ausgangsstellung ein, eine Kugel in der Handinnenfläche, die zweite in Höhe der Fingergrundgelenke. Sie ruht auf Mittel- und Ringfinger. Beide Finger sind etwas abgesenkt. Kleinfinger und Zeigefinger halten die Kugeln seitlich. Jetzt heben Sie Mittel- und Ringfinger, senken gleichzeitig den Zeigefinger ab und drücken die vordere Kugel mit dem Mittelfinger und Zeigefinger in Richtung Daumen. Sobald der Daumen Kontakt zur Kugel hat,

Klein-, Ring- und Mittelfinger etwas absenken. Dadurch rollt die hintere Kugel aus der Handfläche in Richtung Ringfinger. Gleichzeitig drückt der Daumen die vordere Kugel in Richtung Handgelenk, während wiederum die jetzt vordere Kugel durch den Kleinfinger, Ring- und Zeigefinger in Richtung Daumen geführt wird. Diese Übung schneller werdend durchführen. Dadurch rotieren die Kugeln.

Wenn es noch nicht ganz geklappt hat, probieren Sie es noch mal. Das ist der sichere Weg zum Erfolg. Probieren Sie so lange, bis die Kugeln richtig durchwärmt sind und Ihnen die Wärme als umgesetzte kinetische Energie zurückgeben.

Drehen Sie nach Möglichkeit die Kugeln so, daß sie nicht jedesmal aneinanderschlagen. Sobald Sie einige Fingerfertigkeit entwickelt haben, wird Ihnen dies gelingen. Und elegant, ohne ständige Berührung miteinander, werden die Kugeln durch Ihre Hand kreisen. Dieses berührungslose Kreisenlassen ist die eigentlich anzustrebende Technik. Sie beginnen diese Übung genauso wie die Grundübung, nur daß Sie durch mehr Fingerkraft und Schnelligkeit beide Kugeln an der Hand-Peripherie im Abstand voneinander kreisen lassen. Das erfordert neben größerer Fingerkraft vor allem eine bessere Fingertechnik, mehr Konzentration und Handgeschicklichkeit. Dadurch ist diese Übung nicht nur wirkungsvoller, sie schont auch die Kugeln, weil diese nur noch selten aneinanderschlagen.

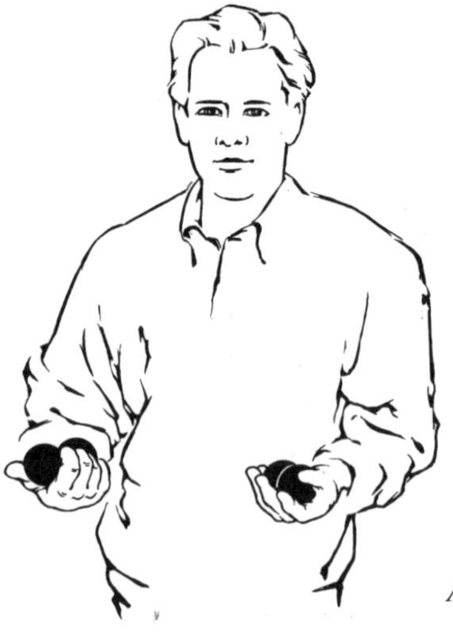

Abb. 79: Grundübung: Armhaltung

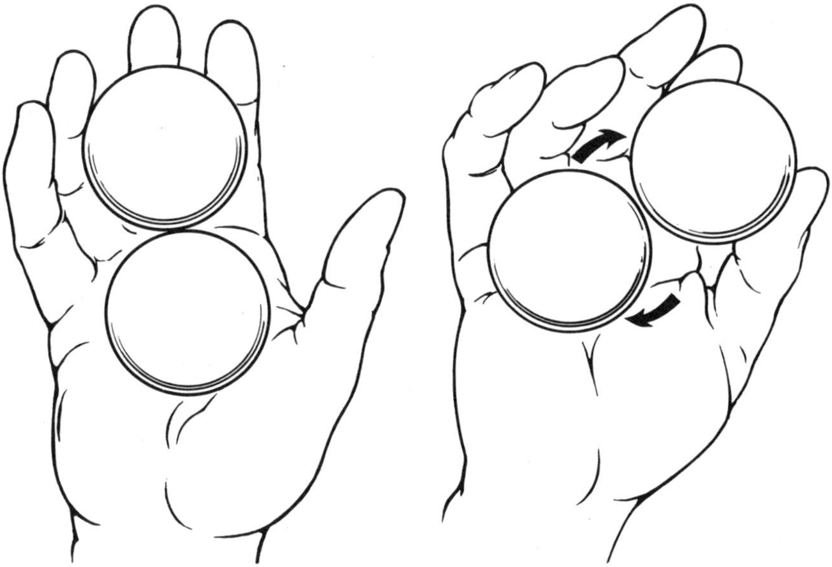

Abb. 80 und 81: Grundübung: Drehung im Uhrzeigersinn mit der rechten Hand

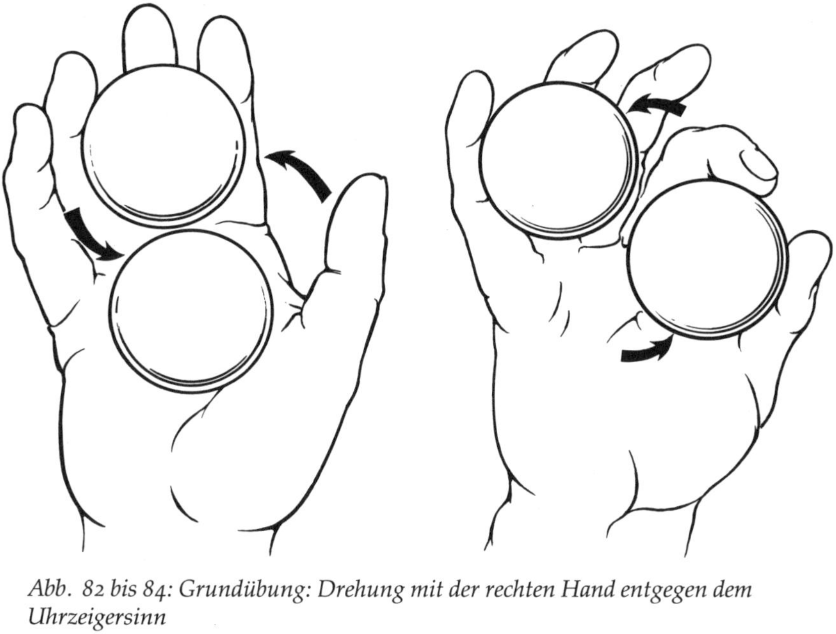

Abb. 82 bis 84: Grundübung: Drehung mit der rechten Hand entgegen dem Uhrzeigersinn

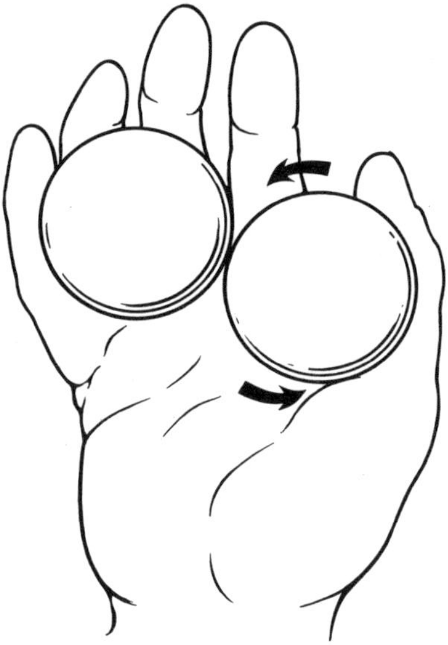

Abb. 84

Haben Sie einmal probiert, welche Richtung besser bei Ihnen klappt? Haben Sie vielleicht auch festgestellt, daß es mit einer Hand besser klappt als mit der anderen? Achten Sie auf solche Feinheiten. Drehen Sie die Kugeln bewußt. Am schwierigsten erweist sich nach statistischen Untersuchungen, die ich über eine längere Zeit durchführte, die Drehung entgegen dem Uhrzeigersinn und die Drehung mit der linken Hand. Ich höre jetzt den Einwand, sicherlich ist das verständlich, daß ein Rechtshänder mit der linken Hand schlechter dreht. Aber eigenartigerweise sind auch etliche Linkshänder darunter. Bei der Drehung entgegen dem Uhrzeigersinn müssen die Kugeln über die Anhöhe des Daumenballens gedrückt werden. Den Schwung geben jeweils Daumen und Kleinfinger. Bei dieser Drehung entgegen dem Uhrzeigersinn ist der Schwungweg relativ kurz und die Hauptarbeit müssen Kleinfinger und Ringfinger leisten. Der Daumen ist aber stärker. Deswegen gibt es hier manchmal Schwierigkeiten. Im Uhrzeigersinn ist es dagegen erheblich leichter. Hier ist der Schwungweg größer und gibt den Kugeln mehr Bewegungsenergie, um damit die Kugeln über den Daumenballen rollen lassen zu können. Aber Sie werden bald Ihre eigene Methode, ihre eigene Art, die Kugeln zu drehen, entwickeln. Und das ist gut so. Klammern Sie sich deswegen nicht sklavisch an diese Anweisung.

Machen Sie Ihre eigenen Erfahrungen. Kugeltraining ist ja nicht nur Muskeltraining. Es soll ja auch Kreativitätstraining sein.

Ich selbst drehe die Kugeln fast jeden Tag ein bis zwei Stunden. Glauben Sie aber nicht, daß ich es mir leisten könnte, im Lehnstuhl zu sitzen und die Kugeln zu drehen. Ich habe einen vollen Arbeitstag mit einer vollen Praxis. Ich will Ihnen meine Erfahrungen nur deswegen sagen, damit Sie daran ermessen können, daß es gar nicht eine Frage der Freizeit ist, sondern der bewußten Zeitgestaltung. Überlegen Sie einmal selbst, wie oft Sie doch einen Moment Zeit haben, Kugeln zu drehen, sei es, daß Sie vorm Fernseher sitzen, sei es, daß Sie spazierengehen, sei es, daß Sie wirklich einmal irgendwo einen Moment ruhig stehen und sich entspannen. Meine ein bis zwei Stunden setzen sich aus vielen zeitlichen Teiletappen zusammen. Wenn ich ein Problem habe und überlege, drehe ich die Kugeln. Wenn ich vor dem Fernseher sitze, drehe ich sie. Wenn ich spazierengehe, drehe ich sie. Drehen Sie die Kugeln am Abend vor dem Schlafengehen, dann, wenn Sie es für angebracht halten, wenn Ihre innere Stimme es Ihnen rät. Dann sind sie ein sehr gutes Schlafmittel. Putschen Sie sich nicht auf, indem Sie jetzt mit Gewalt Ihren letzten Minutenrekord übertrumpfen wollen. Das ist nicht Sinn der Qi-Gong-Kugeln und widerspräche dem Geist, der hinter diesen Übungen steht.

Beim Drehen der Kugeln sollten Sie nach Möglichkeit gleichmäßig ein- und ausatmen. Man sollte während fünf Herzschlägen einmal ein- und ausatmen. Das ist die normale Frequenz. Sie ist physiologisch. Sie dient der Entspannung und Beruhigung. Die Atemzüge sollten tief sein und Sie sollten die Zwerchfellatmung praktizieren. Machen Sie deswegen diese Kugelübungen nach Möglichkeit draußen beim Spazierengehen.

Vergessen Sie die Entspannung nicht und lassen Sie den Willen dabei aus dem Spiel. Drehen Sie die Kugeln mindestens zehn Minuten lang. Dann erst sind sie richtig erwärmt. Haben Sie zu der Massagewirkung die Wärmewirkung, erzielen Sie einen Doppeleffekt. Sie können die Kugeln drehen, wenn Sie spazierengehen, sagte ich. Aber dann seien Sie bitte sicher, daß Ihnen die Kugeln nicht aus der Hand fallen.

Sie können die Kugeln auch drehen, indem Sie die Hände auf dem Rücken halten. Das erfordert zwar eine größere Konzentration und Geschicklichkeit, aber es ist auch ein gutes Training. Je höher die Anforderung, um so mehr Spaß und Geschicklichkeit entsteht daraus. Je höher die Anforderung, je höher der Schwierigkeitsgrad, desto mehr schult es das Koordinationsvermögen, desto mehr aktiviert es die Steuerungsorgane des Zentralen Nervensystems.

Über die hier gemachten Erfahrungen berichtete eine Kugelbesitzerin: »Eine wesentliche Erfahrung kann ich jetzt schon nach kurzer Zeit sagen: Das Kugeltraining erfordert Disziplin. Man muß häufig und regelmäßig üben. Aber man darf es nicht sklavisch tun. Man muß es tun lassen. Man darf die Gelassenheit dabei nicht vergessen. Angenehm für mich ist, jedesmal hinterher die allgemeine Entspannung und die Wärme der Hand zu spüren.«

2. Übungen mit drei Kugeln

Hierfür eignen sich drei Kugeln in der kleinen Ausführung oder zwei Kugeln der mittleren Ausführung und eine kleine Kugel.

Man legt die drei Kugeln in die Handfläche und arbeitet nun ähnlich wie mit zwei Kugeln. Wichtig bei dieser Technik ist, daß Ring-, Mittel- und Zeigefinger möglichst weit nach außen gehalten werden, damit Daumen und Kleinfinger die Kugeln rotieren lassen können. Das heißt, man drückt einmal mit dem Daumen die Kugeln in Richtung Kleinfinger, oder umgekehrt mit dem Daumen jeweils eine Kugel in Richtung Daumenballen. Gleichzeitig führt man mit dem kleinen Finger die beiden anderen Kugeln wieder in Richtung Daumen. Für diese Übung eignet sich auch die Kombination der kleinen Kugeln mit der großen Kugel, sofern die Hand groß genug ist. Das erhöht den Schweregrad der Übung und den Trainingseffekt.

Die graphische Darstellung der Handhaltung zu dieser Übung finden Sie in den Abbildungen 85 und 86.

3. Übungen mit vier Kugeln

Hierfür eignen sich vier Kugeln der kleinen Ausführung, eventuell auch drei kleine Kugeln und eine mittlere. Legen Sie die vier Kugeln in die Hand. Drücken Sie jetzt mit dem Daumen die Kugeln in Richtung Kleinfinger. Gleichzeitig müssen Ring-, Mittel- und Zeigefinger die Kugelführung übernehmen, während der Kleinfinger die anrollende Kugel übernimmt und in Richtung Handgrundgelenk drückt. Hierbei kommt es in hohem Maße auf ein harmonisches Zusammenspiel zwischen Zeige-, Mittel-, Ringfinger sowie Daumen und Kleinfinger an. Das harmonische Zusam-

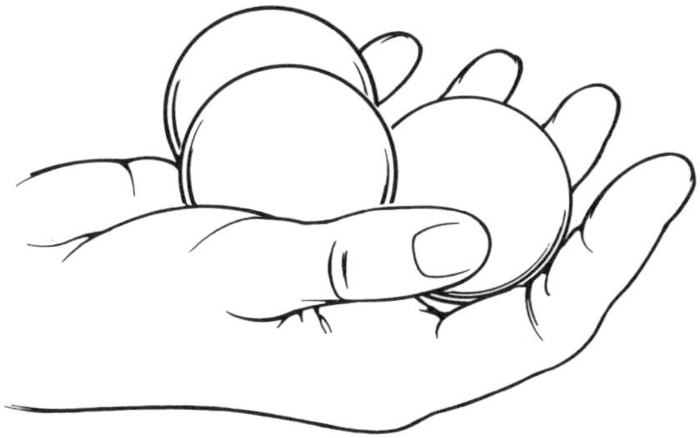

Abb. 85: Übung mit drei Kugeln

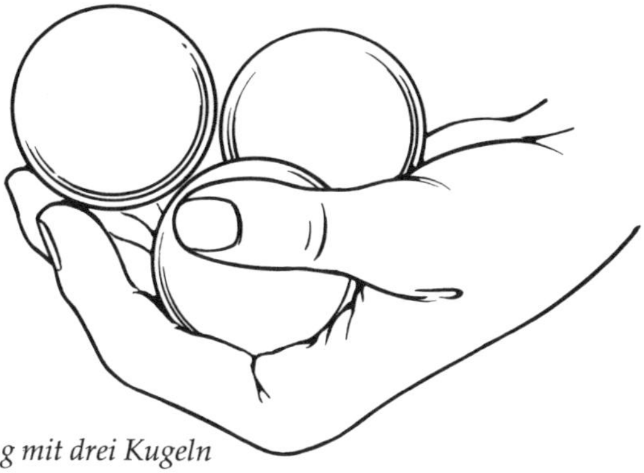

Abb. 86: Übung mit drei Kugeln

menspiel dieser Finger entscheidet über den Erfolg dieser Übung. Selbstverständlich wird bei der Übung mit vier Kugeln ebenfalls im Uhrzeigersinn und entgegen dem Uhrzeigersinn verfahren. Diese Übung erfordert ein weitaus höheres Maß an Koordinationsfähigkeit, Konzentration und Muskelkraft als die Übungen mit zwei oder drei Kugeln. Die Übung mit zwei Kugeln ist dagegen ein Kinderspiel.

Sie verbessern mit diesen Übungen in hohem Maße Ihre Konzentrationsfähigkeit, die Durchblutung im ganzen Körper, die Bewegungskoordination, aktivieren die nervliche Versorgung der Arm- und Handmuskulatur und die Funktion des Zentralen Nervensystems in verstärktem Maße, weil diese Übungen mehr als jene zuvor die Elemente der zentralen Steuerung fordern. Auch das höhere Gewicht von vier Kugeln bewirkt eine intensivere Massagewirkung, ein intensiveres isometrisches Training, eine bessere Kompressionswirkung und dadurch einen intensiveren Effekt auf das Kreislaufgeschehen. Das tut den Muskeln gut.

Übrigens, Chinesen üben mit fünf Kugeln, vier in der Handfläche und noch eine obendrauf. Wohl dem, der kann. Probieren Sie es. Sie werden aber bald merken, daß dies verteufelt schwer ist.

4. Die Fußübungen

Hierfür empfiehlt sich eine Unterlage, am besten eine Gummimatte. Es geht aber auch ohne. Man rollt die Kugel auf dieser Unterlage mit nackten Füßen vorwärts, rückwärts und im Kreis und massiert damit die Fußsohle. Je Fuß wird eine Kugel benötigt. Dies erfordert eine größere Geschicklichkeit und bedarf einiger Übung zunächst mit einem Fuß und einer Kugel.

Geeignet hierfür sind alle Kugelgrößen. Diese Übung trainiert die Sensibilität der Füße, verbessert die Fuß- und Beindurchblutung, erhöht die Konzentration, stärkt die Beinmuskulatur, deren nervliche Versorgung, ebenso die nervliche Versorgung der Fuß-

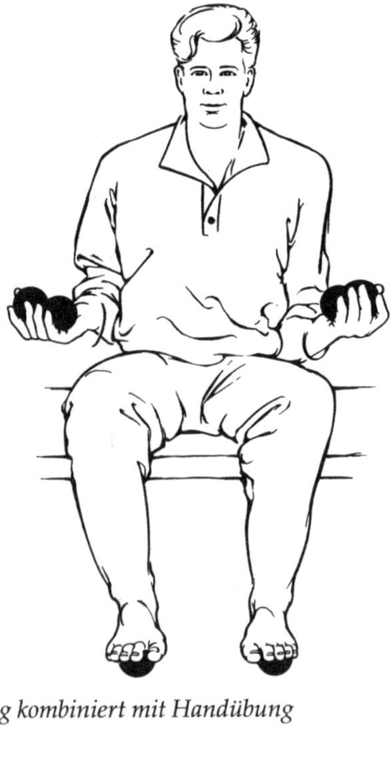

Abb. 87: Fußübung kombiniert mit Handübung

muskulatur. Diese Übung verbessert auch die Motorik und die Bewegungskoordination der Beine. Sie schult den Gleichgewichtssinn. Man kann sie mit Handübungen koordinieren (siehe Abbildung 87).

5. Kugelstoßen per Fuß mit einer Kugel

Hierzu legt man zwei Kugeln auf den Fußboden und versucht sie mit den Füßen in Richtung eines beliebigen Ziels zu treiben. Bewegt wird jeweils nur eine Kugel. Man kann auch versuchen, mit einer Kugel eine zweite Kugel zu treffen. Das ist eine hervorragende Geschicklichkeitsübung. Aber seien Sie vorsichtig. Ihre Möbel sind nicht unbedingt ideale Rammböcke bei dieser Übung im Zimmer. Der Mieter der unteren Etage hat unter Umständen noch nichts von Qi-Gong-Kugeln gehört oder wenig Verständnis für Ihre Begeisterung.

6. Kugelstoßen per Fuß mit zwei Kugeln

Hierbei werden zwei Kugeln abwechselnd mit dem linken und mit dem rechten Fuß als Impulsgeber durch das Zimmer bewegt. Diese Übung ist ähnlich dem Fußballspielen, wo der Fußballspieler den Ball mit den Füßen über das Fußballfeld treibt. Bei dieser Übung empfiehlt es sich aber, immer nur kleine Distanzen zu stoßen, um sowohl die Möbel als auch die Kugeln zu schonen. Kleine Schritte intensivieren auch hier den Trainingseffekt. Dies ist eine hervorragende Übung bei rheumatischen Beschwerden im Beinbereich und bei Durchblutungsstörungen, bei Koordinationsstörungen und zur Stärkung der Beinmuskulatur und Feinmotorik.

7. Fußbäder mit Kugelunterstützung

Man legt die Kugel auf den Grund einer Fußwanne und rollt sie in der gefüllten Wanne mit den Füßen hin und her. Diese Übung eignet sich besonders beim ansteigenden Fußbad, wo die Wärme ja vor allen Dingen an die Fußsohle herangeführt werden soll. Dadurch, daß man mit der Fußsohle die Kugel führt, liegt diese Fußsohle frei im Wasser und die Wärme kann von unten an die Fußsohle heran.

Die Reflexzonen der Füße werden so besser therapiert. Diese Übung verstärkt enorm die Wirkung des ansteigenden Fußbades.

Ich praktiziere dies in der Heilpraxis. Die Rückmeldungen der Patienten sind erheblich positiver gegenüber dem normalen Fußbad. Die Durchblutung wird noch mehr intensiviert.

Vorsicht! Die Kugeln müssen hinterher unbedingt gut abgetrocknet und wieder eingefettet werden. Auf keinen Fall die Kugeln benutzen, falls Sie ein ansteigendes Fußbad mit Salz machen. Salz wäre zu aggressiv für die Kugeloberfläche.

8. Partnerschaftsübungen mit Kugeln

Hierbei nimmt der eine Partner eine Kugel in die Hand und berollt damit die Körperoberfläche des anderen Partners. Geeignet ist hier besonders der Rückenbereich, um Verspannungen zu lösen. Ein zweiter idealer Anwendungsbereich ist der Schultergürtel. Hier verhärten die Schultermuskeln sehr leicht. Mit der Kugel lassen sie sich hervorragend lösen. Dabei soll die Kugel nicht geschoben werden, sondern sie soll mit der flachen Hand gerollt werden. Ungefähr zwei Fingerbreit links und rechts der Wirbelsäule verläuft der Blasen-Meridian. Die Qi-Zirkulation im Blasen-Meridian wird dadurch verbessert. Es fließt mehr Qi-Energie, der Patient spürt Wärme. Er bekommt wieder die Kraft, sich aufzurichten. Diese Massage eignet sich also deswegen sehr gut für Patienten mit Rückenbeschwerden. In meiner Praxis führen wir diese Kugelmassage mit großem Erfolg durch, um die Muskulatur zu lockern und um die Durchblutung zu verbessern.

Die gleiche Technik kann angewendet werden im Schulter-Nacken-Bereich, bei Verspannungen. Hierbei rollt man von der Halswirbelsäule über die Schulter weg zu den Armgelenken.

Bei Beschwerden im Halswirbelsäulen-Bereich läßt sich sehr gut links und rechts der Nackenmuskulatur massieren. Dabei vergessen Sie bitte den Unterrand des Schädels nicht. Bei Hals-Wirbelsäulen-Beschwerden auch immer den gesamten Blasen-Meridian entlang dem Rücken bis zum Gesäß massieren, damit Sie Energie zur Halswirbelsäule führen.

Bei Oberbauchbeschwerden berollt man mit der Kugel den Bereich unterhalb der Rippen von der Mittellinie nach außen und den sogenannten epigastrischen Winkel. Das ist das Dreieck, gebildet aus den beiden von der Oberbauchmitte nach links und rechts verlaufenden Rippenbögen und der Verbindungslinie der beiden Unterkanten des Brustkorbes. Diese Verbindungslinie verläuft quer über den Bauch. Die Dreiecksspitze bildet der Schwertfortsatz des Brustbeines. Hier findet man oft hartnäckige Verspannungen. Dies ist eine Reflexzone für den gesamten Magen-Darm-Bereich. Deswegen legt man hier ja auch eine heiße Wärmflasche auf, wenn man Bauchgrimmen hat. Durch das Berollen der Muskulatur mit den Kugeln wird ein sogenannter cutiviszeraler Reiz erzeugt. Dies ist ein Reiz, der von der Cutis (Haut) in die Tiefe zu den Viszera-Organen geht. Die inneren Organe erfahren eine Entspannung, eine bessere Durchblutung.

9. Greifübungen mit der Kugel

Hierfür werden am besten die großen Kugeln genommen. Man nimmt je eine Kugel in die linke und rechte Hand. Die Handflächen sind nach unten gerichtet und umschließen von oben die Kugeln. Mit anderen Worten: Wenn man jetzt die Hand öffnen würde, würden die Kugeln nach unten fallen (siehe Abbildung 88). Genau das wollen wir erreichen. Wir öffnen die Hand, lassen die Kugel fallen und greifen sofort wieder nach, um sie im freien Fall wieder aufzufangen. Das müssen wir zunächst mit einer Kugel trainieren. Dann wechseln wir auf die andere Hand. Wenn man eine gewisse Geschicklichkeit erreicht hat, kann man mit je einer Kugel in jeder Hand zur gleichen Zeit arbeiten. Aber – machen Sie diese Übung nur auf einer weichen Unterlage, damit die Kugeln beim Aufschlagen nicht beschädigt werden.

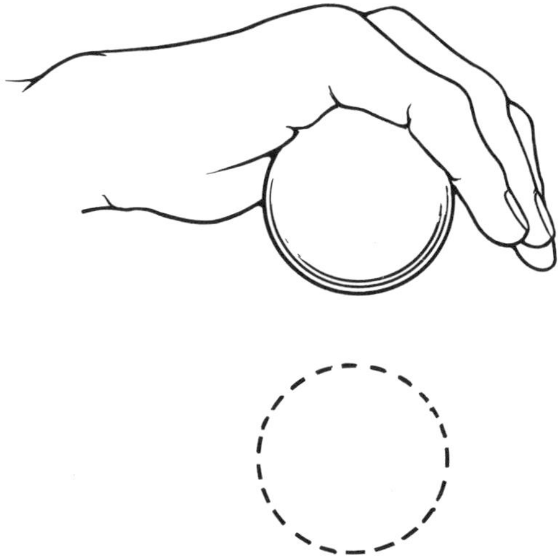

Abb. 88: Greifübung

10. Tänzerische Gymnastik

Hierfür werden die großen Kugeln verwendet. Ich will hierauf nicht weiter eingehen, da die choreographischen Details und somit die Anwendung der Kugeln im Rahmen der tänzerischen Gymnastik dem Tanz- oder Gymnastiklehrer bzw. der Lehrerin überlassen bleiben muß. Der Fantasie sind keine Grenzen gesetzt. Es ist eine Übung, die überleitet zu einer Form der Musiktherapie mit der Kugel.

11. Übungen mit Musik

Sie haben zwar schon Ihre Begleitmusik beim Üben. Aber was hier gemeint ist, ist die richtige Musik. Sie kennen auch den Ausdruck »mit Musik«. Damit meint man mit Pfiff, mit Pfeffer, mit Schwung, mitreißend, ansprechend, motivierend. Das sind die Kugeln ohnehin. Aber wenn Sie jetzt noch mit Musik üben, werden Sie um so mehr mitgerissen sein. Es gibt eine spezielle Kassette für die Qi-Gong-Kugeln von der Firma Saiama-Musik, Mühldorf/Inn. Die Musik wurde extra für Übungen komponiert. Diese Musik gibt Ihnen den richtigen Schwung für die Übungen. Sie trägt Sie in die Übung hinein. Sie aktiviert Ihre Kreativität, sie löst innere Verspannungen, führt zu einer euphorischen Stimmung, gibt Ihnen eine Leichtigkeit, psychisch und physisch. Sie inspiriert Sie zu neuen Bewegungen. Sie ist ein Mittel, um Ihre eigenen Übungen zu kreieren. Ich halte sie für eine wunderbare Ergänzung. Aber grundsätzlich können Sie sich jede geeignete Musik aus dem klassischen oder modernen Bereich wählen. Dann versuchen Sie, in den Rhythmus und Takt dieser Musik Ihre Übungen zu integrieren. Halten Sie auch ruhig einmal inne, lauschen Sie der Musik, um sich dann langsam schneller werdend wieder der Musik anzupassen. Dieses Zusammenspiel von Kugeln und Musik führt Sie auf eine andere Ebene der Empfindungen, ja, manchmal bis hin zum tranceähnlichen Zustand. Sie werden eine Begeisterung spüren bei dieser Form der Übung, die Sie vorher allein mit den Kugeln nie gekannt haben. Sie können sich ausleben. Sie können während der Musik am Ort üben oder sich in tänzerischer Weise bewegen und dabei die Kugeln schwingen, ganz wie Sie es mögen.

12. Qi-Gong-Kugeln und Tai-Chi/Qi-Gong-Übungen

Die Qi-Gong-Kugeln lassen sich hervorragend in Tai-Chi- und Qi-Gong-Übungen einbauen. Es würde den Rahmen dieses Buches sprengen, wollte man hierauf detailliert eingehen. Ich kann deswegen nur empfehlen, sich in Kursen Kenntnisse von Tai-Chi- und Qi-Gong-Techniken anzueignen.

Ich selbst praktiziere diese Übungen. Ich kann aus eigener Erfahrung nur bestätigen, wie sehr die Wirkung von Tai Chi und Qi Gong durch gleichzeitigen Gebrauch der Kugeln bei den Übungen verstärkt wird.

Man kann sich umgekehrt auch zur Vorbereitung von Tai-Chi- und Qi-Gong-Übungen warm trainieren mit den Kugeln oder nach diesen Übungen den Trainingseffekt langsam ausklingen lassen mit abschließendem Kugeltraining.

Ich gebe hier eine Übung an für Interessenten, die noch keine Erfahrungen mit Tai Chi oder Qi Gong haben. Es ist gleichzeitig eine Grundtechnik, die allen Übungen vorweggestellt werden kann, da sie das zentrale Energiegefäß öffnet. Das gilt auch für die Qi-Gong-Übungen mit den Kugeln. Sie sollten generell, bevor Sie mit den Kugeln arbeiten, diese Grundtechnik praktizieren und erst dann Ihre Übungen machen. Am Schluß erfolgt dann das Öffnen und Schließen. Das führt dazu, daß die durch die Kugeln aktivierte Energie sich im Punkt Dantien, unterhalb des Bauchnabels, sammelt (siehe Abb. 89, Seite 298).

Grundstellung wie auf Seite 236 beschrieben.

Energetisierende Atmung.

Entspanntes Einatmen ohne Willenssteuerung zum Punkt Dantien, zwei Fingerbreit unter dem Nabel. Die Hände liegen auf Dantien, wobei jeweils die männliche bzw. weibliche Haltung eingenommen wird (siehe Seite 235). Dann einatmen zum Punkt Huiyin zwischen den Beinen, vor dem After.

Ausatmen.

Einatmen zum Punkt Niere 1, unterhalb der Fußsohle.

Ausatmen zum Punkt Mingmen im oberen Lendenwirbelbereich zwischen dem 2. und 3. Lendenwirbel.

Einatmen zum Punkt Dazhui, siebter Halswirbel.

Ausatmen zum Punkt Laogong, Handfläche.

Jetzt einatmen und gleichzeitig die Kugeln vom Punkt Dantien zum Punkt KG 17 in Höhe Brustbeinmitte anheben, wobei man die Kugeln rotieren läßt.

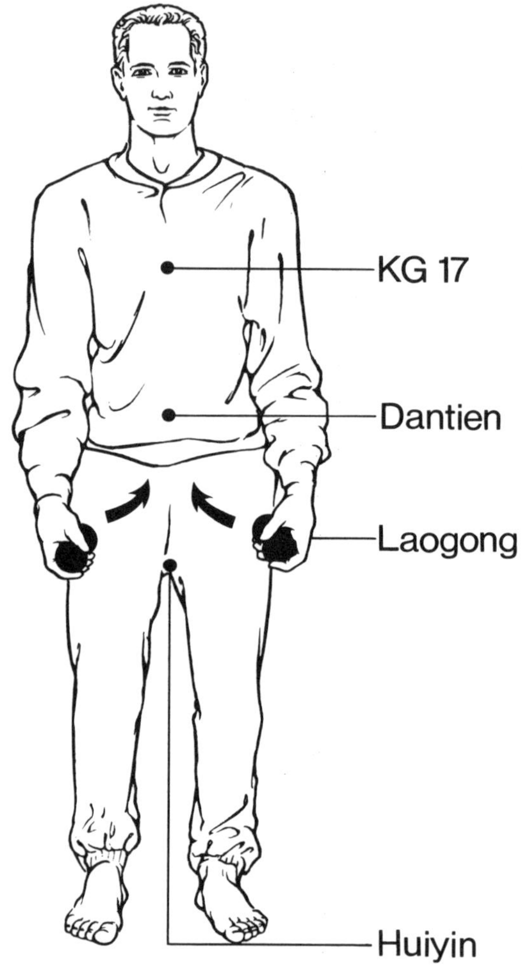

Abb. 89: Qi-Gong-Kugel- und Tai-Chi/Qi-Gong-Übungen

Wieder absenken in die Ausgangsstellung, gleichzeitig ausatmen.

Übung wiederholen. Anheben der Kugel mit gleichzeitiger Einatmung und Absenken unter gleichzeitiger Ausatmung zum Dantien.

Ein drittes Mal denselben Übungszyklus: Anheben bis zum Punkt KG 17. Jetzt aber werden die Hände vom KG 17 aus seitwärts geführt.

Aus der Stellung »Arme seitwärts ausgestreckt« langsam wieder absenken und die Ausgangsstellung Dantien einnehmen.

Wiederholung derselben Übung dreimal.

Dann Ausgangsstellung, Anheben der Kugeln zum Punkt KG 17 in Brustbeinmitte. Ausstrecken der Hände seitwärts. Gleichzeitig Verlagerung auf das rechte Standbein.

Ausstrecken des linken Beines nach hinten.

Linkes ausgestrecktes Bein wieder zurückführen zum Standbein. Wieder Ausgangsstellung.

Dann Wiederholung der Übung mit dem rechten Bein. Das rechte Bein nach hinten führen. Standbein ist das linke Bein. Das Ganze dreimal wiederholen.

Zum Schluß wieder in die Ausgangsstellung. Hierin noch ca. ein bis zwei Minuten verharren, Männer legen die linke Hand auf den Bauch, die rechte Hand darüber, Frauen umgekehrt. Dabei den Atem in Gedanken zum Punkt Dantien führen.

Dann folgt die Öffnungs- und Schließungsbewegung zum Abschluß.

Dann die Kugeln ablegen.

Die rechte Hand klopft das linke Schultergelenk.

Die rechte Hand klopft vor dem linken Schultergelenk unterhalb des Schlüsselbeines.

Die linke Hand verfährt gleichermaßen mit dem rechten Schultergelenk.

Dann klopft die rechte Hand Brustbeinmitte, Oberbauch und Nierenlager.

Beide Hände klopfen rechtes Bein und dann linkes Bein ab in Richtung Fuß.

Rechte Hand klopft linken Schultermuskel.

Linke Hand klopft rechten Schultermuskel.

Beide Hände beklopfen die Kopfhaut.

Beide Handflächen und das Gesicht reiben.

Dies ist die Schlußübung.

All diese Übungen sind dazu geeignet, sich seines Körpers wieder bewußt zu werden. Wie vielen Menschen ist überhaupt bewußt, daß sie atmen, daß sie durch den Atem den Brustkorb weiten? Das stellen sie erst dann fest, wenn die Atmung einmal streikt, wie zum Beispiel beim Asthma.

Ein Kugelbegeisterter machte diese Erfahrung, als er mir folgendes schrieb: »Das Üben mit der Kugel ist wie eine Schau nach innen. Man wird sich seines Körpers bewußt dabei. Die Übung mit der Kugel ist für mich nicht nur ein Muskel- und Handtraining, sondern sensibilisiert mich für meinen Körper. Es inspiriert mich und vermittelt neue Ideen und Kreativität.«

Die Kugeln vermitteln uns auch die Lebensweisheit, daß wir gegenseitig aufeinander angewiesen sind, daß es zusammen viel besser geht als jeder für sich allein, daß immer zwei Gegensätze im Leben ein Ganzes bilden. Denn es ist nur möglich, mit zwei oder mehr Kugeln zu arbeiten, die sich gegenseitig durch die Hand drücken und dadurch Rotieren ermöglichen. Eine Kugel allein könnte nicht rotieren. Sie würde ihren Weg nicht schaffen.

Die nächsten Übungen führen Sie mit den sechs Heiligen Lauten durch.[31] Es sind Qi-Gong-Übungen, die die Wirkung der Heiligen Laute verstärken.

Praktizieren der sechs Heiligen Laute

1. Leberlaut

Grundstellung.

Energetisierende Atmung.

Öffnungs-/Schließungsbewegung.

Indem Sie jetzt die Arme langsam nach vorne anheben, sagen Sie leise den Leberlaut »Schü«.

Arme überkreuzen vor dem Brustkorb in Höhe des Punktes KG 17 in Brustbeinmitte. Dabei richten Sie die Handflächen nach unten.

Gedanken auf den Punkt Dantien richten, während Sie einatmen.

Kurze Pause.

Arme zum Punkt Dantien absenken und mit Zeigefinger und Daumen einen Kreis vor dem Punkt Dantien formen; dabei atmen Sie aus und konzentrieren sich auf das Wort »Entspannung«. Beim Ausatmen lassen Sie sozusagen gefühlsmäßig die Spannung heraus.

Kurze Pause.

Dann Einatmung und Praktizieren des Lautes »Schü«.

Grundstellung.

2. Herzlaut

Grundstellung.

Sie führen die Hände über dem Kopf zusammen, atmen aus und sagen dabei den Herzlaut »Ho«.

Kurze Pause – die Gedanken richten sich dabei wieder auf den Punkt Dantien.

Einatmen während der kurzen Pause.

Dann Absenken der Arme zum Punkt Dantien. Die Hände berühren sich vor dem Punkt Dantien. Kurze Pause.

Ausatmen und dabei den Herzlaut praktizieren.

Einatmen.

Grundstellung.

3. Milzlaut

Grundstellung.

Sie klicken vor dem Punkt Dantien die Kugeln siebenmal zusammen, atmen dabei aus und praktizieren den Milzlaut »Hu«.

Einatmen.

Kurze Pause – Hände ruhen dabei auf dem Punkt Dantien. In der Pause reiben Sie mit der Zunge den Gaumen und bilden Speichel, schlucken ihn langsam und atmen aus.

Einatmen und den Bauch anspannen.

Pause – ausatmen und den Milzlaut »Hu« praktizieren.

Grundstellung einnehmen.

4. Lungenlaut

Grundstellung.

Hände bis zur Stirnhöhe anheben und die Stirn berühren. Dabei den Lungenlaut »Schö« praktizieren und ausatmen.

Kurze Pause.

Einatmen und dabei die Hände bis zum Punkt KG 17 in Brustbeinmitte absenken.

Ausatmen und den Lungenlaut »Schö« sagen.

In dieser Stellung wieder einatmen. Konzentration auf Dantien.

Kurze Pause – ausatmen und dabei »Schö« sagen.

Grundstellung.

5. Nierenlaut

Grundstellung.

Aus der Grundstellung gehen Sie in die Hocke und sagen dabei laut den Nierenlaut »Tschui«. Die Hände legen Sie auf die Knie.

Einatmen – kurze Pause.

Ausatmen und die Taille nach außen drücken.

Einatmen und die Taille einziehen. Diese Flankenatmung dreimal durchführen.

Einatmen.

Pause – dabei an Dantien denken.

Ausatmen. Aufrichten und dabei den Nierenlaut »Tschui« praktizieren.

Grundstellung.

6. Dreifacherwärmer

Grundstellung.

An Dantien denken und ausatmen.

Kurze Pause – einatmen.

Ausatmen und Dreifacherwärmer-Laut »Schi« praktizieren. Ellbogen gehen dabei seitlich leicht nach außen.

Kurze Pause – an Dantien denken.

Einatmen – ausatmen und die Ellbogen zurückführen.

Grundstellung einnehmen.

Öffnen und schließen.

Die energetisierende Atmung wird also nur am Anfang praktiziert.

Übungen zur Verbesserung der Sehfähigkeit

a) Legen Sie die beiden Kugeln in Sichthöhe auf eine Unterlage, und zwar hintereinander versetzt. Schauen Sie sich jetzt diese Kugeln an, zunächst mit einem Auge. Das andere Auge wird geschlossen. Dann wechseln Sie das Sichtauge. Zum Schluß schauen Sie sich diese beiden hintereinander versetzt liegenden Kugeln mit beiden Augen an. Empfehlenswert ist, diese Übung in entspannter Atmosphäre durchzuführen mit meditativer Musik. Diese Übung stärkt Ihr Tiefensehvermögen.

b) Die gleiche Übung führen Sie im Dunkeln durch und stellen hinter beide Kugeln ein Teelicht. Es ist wichtig, daß die Lichtquelle nicht oberhalb der Kugel ist. Hiermit stärken Sie ebenfalls Ihr Sehvermögen und Ihre Sehschärfe.

c) Sie stellen sich mit dem Gesicht in Richtung Sonne, schließen dabei die Augen, legen eine Kugel in eine Augenhöhle, wechseln dann die Augenhöhle, legen danach beide Kugeln in je eine Augenhöhle, führen sie wieder weg, legen sie wieder auf die Augen. Als Abschluß führen Sie die Übung nochmals mit einer Kugel durch, so daß immer ein Auge durch die Kugel abgedeckt ist. Die Sonnenstrahlen erreichen Sie durch das geschlossene Auge hindurch. Durch das Praktizieren mit der Kugel wird immer ein Hell-Dunkel-Effekt erzielt. Summen Sie dabei ein Lied Ihrer Wahl. Dadurch aktivieren Sie die rechte Gehirnhälfte. Durch den Hell-Dunkel-Effekt stärken und trainieren Sie die Lichtadaption des Auges. Achtung: niemals mit geöffnetem Auge in die Sonne schauen!

d) Legen Sie die Kugel in Sichthöhe auf eine Unterlage, die zweite Kugel etwas nach hinten versetzt. Richten Sie Ihren Blick zunächst auf die vordere Kugel, die in etwa 20 cm Abstand vom Auge plaziert ist, dann auf die zweite Kugel, die etwa 50 cm vom Auge entfernt sein sollte. Trainieren Sie jetzt, indem Sie immer wieder den Blick wechseln von der vorderen Kugel zur hinteren und wieder zur vorderen. Hiermit trainieren Sie die Adaptionsfähigkeit des Auges im Fern- und Nahsehen. Auch diese Übung ist mit Musik- bzw. Gesangsbegleitung effektiver.

e) Legen Sie die Kugel in Sichthöhe auf eine Unterlage. Die eine Kugel etwas näher, die andere Kugel etwas weiter zurück. Konzentrieren Sie sich jetzt auf das Spiegelbild auf der Oberfläche der Kugeln. Öffnen Sie die Augen, schließen Sie die Augen. Diese Übung stärkt die Sehschärfe und ebenfalls die Adaptionsfähigkeit des Auges im Fern- und Nahsehen.

f) Legen Sie zwei Kugeln nebeneinander, etwa im Abstand von 15 cm. Eine dritte Kugel legen Sie genau mittig, aber etwas weiter zurück. Die Kugeln sollten in Sichthöhe liegen. Schauen Sie jetzt so auf die Kugeln, daß Sie alle drei Kugeln im Blickfeld haben. Es ist zu Anfang etwas schwierig, sich auf drei Gegenstände zugleich zu konzentrieren, ohne daß Sie die Augen hin- und herbewegen müssen. Sie sollten sich aber geradeausblickend auf alle drei

Kugeln konzentrieren und ihnen gleiche Aufmerksamkeit schenken. Diese Übung stärkt nicht nur das seitliche Sehvermögen, sie erhöht auch Ihre Konzentrationsfähigkeit.

g) Bei der vorstehenden Übung ersetzen Sie die dritte, in der Mitte liegende Kugel durch ein Teelicht. Sie müssen sich jetzt auf einen hellen Fleck in der Mitte und die etwas im Dunkeln liegenden Kugeln konzentrieren. Diese Übung fördert die Sehfähigkeit und das Seitensichtvermögen. Sie sollten sie im halbdunklen Zimmer durchführen.

h) Diesmal verwenden Sie fünf Kugeln; zwei vorne nebeneinander liegend im Abstand von etwa 20 cm, eine Kugel in der Mitte, im Abstand von ca. 15 cm zu den vorderen Kugeln und dahinter noch mal zwei Kugeln nebeneinander, im seitlichen Abstand von ca. 10 cm, wieder im Abstand von ca. 15 cm zu der Kugel in der Mitte.

Versuchen Sie jetzt, sich auf alle Kugeln gleichmäßig zu konzentrieren. Mit einer Augenhaltung sollen Sie alle Kugeln im Blick haben. Diese Übung erhöht die Konzentrationsfähigkeit, die Adaption und die Sehschärfe.

i) Machen Sie die gleiche Übung wie zuvor, nur ersetzen Sie die mittlere Kugel wieder durch ein Teelicht. Auch diese Übung stärkt die Lichtadaption und die Sehschärfe.

j) Stellen Sie eine farbige Wand vor sich auf, zum Beispiel einen mit verschiedenfarbigem Buntpapier beklebten Karton. An der Unterkante malen Sie einen schwarzen Fleck. Davor legen Sie zwei Kugeln, so daß Sie zwischen diesen beiden Kugeln den Fleck sehen können. Jetzt konzentrieren Sie sich auf den schwarzen Fleck und rollen dabei die Kugeln langsam zu sich her und versuchen, gleichzeitig Fleck und Kugeln scharf zu sehen. Diese Übung stärkt das Farbsehvermögen, die Adaption und die Lichtadaption.

Schulung von Konzentration, Handsensibilität, Gleichgewichtsempfindung

Drehen Sie die Kugeln mit geschlossenen Augen. Lassen Sie die Kugeln rotieren. Konzentrieren Sie sich so auf die Kugeln, daß Sie mit geschlossenen Augen genau wissen, an welcher Stelle gerade jetzt die Kugel in der Hand rotiert. Dies erfordert eine sehr hohe Konzentration und Handsensibilität. Gleichermaßen werden diese Fähigkeiten geschult. Besonders aber ist das Gleichgewichtsempfinden beansprucht, da Sie jetzt nur mit Ihren Empfindungen arbeiten und der Sichtreflex als Kontrolle ausfällt. Dies ist eine Übung mit höherem Schwierigkeitsgrad.

Stärkung der Fußmuskulatur

Setzen Sie sich auf einen Stuhl, legen Sie die Kugeln vor sich hin. Versuchen Sie jetzt, die kleine Kinderkugel mit Ihren Zehen zu greifen, indem Sie die Zehen krallen; mit gekrallten Zehen bewegen Sie die Kugeln jetzt hin und hern.

Greifübung zur Stärkung der Bein- und Fußmuskulatur, Fußsensibilität

Legen Sie wieder eine Kugel vor sich hin. Sie sitzen auf dem Stuhl. Indem Sie jetzt diese Kugel zwischen beide Füße nehmen, versuchen Sie, sie gleichzeitig anzuheben. Anschließend die Kugel wieder ablegen.

Stärkung der Zehen, Fußsensibilität und Fußmuskulatur

Die Übung wird vor einem Hindernis durchgeführt. Dies kann zum Beispiel die Zimmerwand sein. Sie sitzen auf einem Stuhl und versuchen, mit einem Fuß unter die Kugel zu kommen, die vor einem Hindernis liegt. Mit dem anderen Fuß führen Sie die Kugel und versuchen, diese auf den Fußrücken des ersten Fußes zu bekommen. Gelingt Ihnen dies, legen Sie die Kugel wieder ab.

Übung zur Stärkung von Bauch- und Beinmuskulatur

Legen Sie sich auf den Fußboden. Versuchen Sie jetzt im Liegen die Kugel mit beiden Füßen zu greifen, indem Sie von beiden Seiten die Füße gegen die Kugel drücken und versuchen, sie dabei anzuheben.

Therapeutisches Kugeltraining

Behandlung von Kopfschmerzen

Massieren Sie mit den Kugeln die Punkte Taiyang (Schläfenmitte), Gallenblase 14 (einen Daumenbreit über Augenbrauenmitte auf der Stirn), Gallenblase 10 (auf halber Strecke zwischen Ohransatz und Halswirbelsäule an der Schädelrandunterkante). Berollen Sie die hintere Nackenmuskulatur.

Behandlung von Rückenschmerzen

Lassen Sie den Kreuzbereich von einer zweiten Person berollen. Massieren Sie den Punkt Blase 23 zwischen dem zweiten und dritten Lendenwirbel, den Punkt Blase 25 jeweils zwei Fingerbreit seitlich der Wirbelsäule zwischen dem vierten und fünften Lendenwirbel und den Punkt Blase 54 in den Kniekehlen.

Behandlung von Schlaflosigkeit

Behandeln Sie den Punkt Yintang zwischen den Augenbrauen, oberhalb der Nase. Massieren Sie den Oberbauch mit der Kugel. Drehen Sie die Kugeln in der Hand, langsam und entspannt, und summen Sie dabei nach eigener Melodie die Silben »Om-Mani-Padme-Hum«. Visualisieren Sie bei einzulegenden Gesangspausen einen Wasserfall. Spüren Sie die Leichtigkeit des Wassers, das nach unten fließt, das Gefühl des Schwebens, hören Sie im Geiste das Rauschen. Spüren Sie, wie sich Wassertröpfchen der Gischt auf der Gesichtshaut niederschlagen.

Übung zur Stärkung der Kreativität

Die Hände halten die Kugeln. Beschreiben Sie mit beiden Händen gleichzeitig folgende Figuren: eine liegende »8«, eine stehende »8«, einen Kreis, ein Viereck, eine Diagonale, ein Dreieck. Lassen Sie sich eigene Gebilde einfallen.

Muskeltraining

Muskelentspannungs-Training

Sie liegen auf dem Rücken und haben in jeder Hand eine Kugel. Die Hände liegen auf dem Boden, Sie atmen ein und spannen die Handmuskulatur an, indem Sie die Kugeln fest umklammern. Sie stellen sich jetzt vor, wie diese Muskelspannung sich fortsetzt über Unterarm, Oberarm, Schulter, Kopf, Brustkorb, Bauch, Oberschenkel und Unterschenkel bis zum Fuß. Dann atmen Sie aus und lassen jetzt in umgekehrter Reihenfolge die Muskeln sich wieder entspannen, vom Fuß, Unterschenkel, Oberschenkel, Bauch, Brust, Kopf, Schulter, Oberarm, Unterarm zur Hand. Lockern Sie dabei den Kugelgriff. Führen Sie dies 15–20mal durch.

Übung zur Stärkung der Rückenmuskulatur

Sie stehen senkrecht, Füße etwas auseinander, Blick geradeaus. Sie haben in jeder Hand eine Kugel. Jetzt bewegen Sie den rechten Arm seitwärts, so daß er mit der Schulteroberkante eine Waagerechte bildet. Sie blicken nach rechts. Sie heben den linken Arm und führen die linke Kugel bis in Gesichtshöhe und schauen diese an. Sie senken den linken Arm und senken den rechten Arm bis in die Ausgangsstellung. Jetzt heben Sie den linken Arm in die Waagerechte, führen den rechten Arm mit der Kugel wieder in Gesichtshöhe und schauen diese an. Sie gehen wieder in die senkrechte Ausgangsstellung, die Arme hängen seitlich. Sie beugen sich leicht vor, führen einen Arm an den Oberschenkel, machen eine leichte Drehbewegung und berühren mit der linken Hand das rechte Knie, dann mit der rechten Hand das linke Knie. Wechseln Sie mehrmals. Dann mit beiden Händen an der Außenseite der Unterschenkel so weit nach unten fahren (rechte Hand rechte Seite, linke Hand linke Seite), wie der Rücken es zuläßt. Sie spüren einen Muskelzug im Unterschenkel. Versuchen Sie, die Grenze des Möglichen weiter zu verschieben, ohne mit Gewalt vorzugehen. Wieder zurück in die Ausgangsstellung. Beide Arme hängen seitlich. Sie heben den linken Arm und führen ihn zum rechten Schultergelenk und fahren jetzt unter Andruck der Kugel entlang dem rechten Oberarm, Unterarm bis zur Hand. Hier berühren sich beide Kugeln. Fahren Sie dann zurück über Unterarm, Oberarm bis zum Armgelenk und wechseln die Seite.

Übung für Kopf-, Hals- und Rumpfmuskulatur

Sie nehmen wieder die Grundstellung ein.

Aus der Grundstellung beide Arme seitlich heben, so daß der Körper ein Kreuz bildet. Dann führen Sie die Hände in Brustwarzenhöhe zusammen, genau auf dem Brustbein und fahren jetzt mit beiden Kugeln entlang der Körpermitte auf der Vorderseite über Brust und Bauch; in Höhe des Schambeins teilen sich die Kugeln, die rechte fährt entlang dem rechten Oberschenkel, die linke entlang dem linken Oberschenkel in Richtung Knie, so weit wie Sie herunter kommen. Dann auf demselben Weg wieder zurück. Arme seitwärts schwenken und wieder anlegen.

Führen Sie diese Übungen locker durch und verkrampfen sich nicht dabei. Folgen Sie mit Ihrem Blick immer der Kugel. Sie schulen mit diesen Übungen Kopf-, Hals- und Rumpfmuskulatur und lockern Ihr Kreuz.

Übung zur Schulung des Bewegungsablaufs, Stärkung der Rückenmuskeln, der Bauch-, Arm- und Nackenmuskulatur

Nehmen Sie bitte wieder die Grundstellung ein. Die Arme etwas seitlich halten. Die Füße stehen schulterbreit. Führen Sie die Handflächen nach hinten. Der Kopf wird nach vorne gebeugt. Die Arme noch weiter nach hinten führen, so weit wie möglich, so daß Sie einen Zug in den Oberarmmuskeln verspüren. Führen Sie die Hände wieder zurück. Machen Sie eine Faust. Der Handrücken zeigt nach unten. Führen Sie die Arme über den Kopf und kreuzen Sie sie über dem Kopf. Folgen Sie mit Ihrem Blick den Kugeln. Aus dieser Stellung die Arme trennen und über dem Kopf wieder zusammenführen, so daß Sie das Klick der sich berührenden Kugeln deutlich hören. Insgesamt dreimal ausführen.

Dann die Arme vorne absenken, in Hüfthöhe wieder nach hinten führen, um das Becken herum, und hinter dem Rücken beide Kugeln zusammenführen. Dann die Arme wieder nach vorne holen, vor dem Bauch kreuzen. Die Kugeln berühren die Bauchdecke. Aus dieser Stellung beide Arme etwas seitwärts über den Kopf führen. Dies entspricht der Anbetungshaltung. Von hier aus wieder die Kugeln über dem Kopf zusammenführen und dann die Arme seitwärts führen, bis sich die Kugeln vor dem Bauch in Höhe Dantien wieder berühren. Grundstellung einnehmen.

Übung zur Schulung des Bewegungsablaufs, Stärkung von Ober- und Unterarmmuskulatur, Nackenmuskulatur und Schultermuskulatur

Grundstellung einnehmen. Arme und Hände in Richtung Schultergelenk der Gegenseite führen, das heißt, die Arme anbeugen. Die Kugeln berühren das Schultergelenk. Von hier aus die Hände mit gekreuzten Armen über den Kopf führen. Die Arme auseinander führen und wieder zusammen, so daß die Kugeln sich berühren. Anschließend wieder die Arme kreuzen und zum Schultergelenk zurückführen. Die Kugeln berühren jeweils das Schultergelenk der Gegenseite. Die Hände zeigen nach unten, gehen an den Flanken, an den Seitenflächen des Oberkörpers nach unten in Richtung Becken und überkreuzen sich in Nabelhöhe. Die Hände seitwärts führen und wieder zusammenbringen, so daß sich die Kugeln berühren. Beide Hände drücken die Kugeln zusammen, überkreuzen sich wieder und heben sich bis zur Schultergelenkshöhe – rechte Hand berührt linkes Schultergelenk, linke Hand berührt rechtes Schultergelenk. Wieder die Hände absenken, vorm Nabel überkreuzen, seitwärts führen, wieder zurück. Beide Kugeln berühren sich und drücken gegeneinander. Wieder die Grundstellung einnehmen.

Übung zur Stärkung von Schultermuskulatur, Armmuskulatur und Bauchmuskulatur

Sie legen sich auf den Rücken, die Arme seitwärts ausgestreckt. Jede Hand hält eine Kugel. Die Handflächen zeigen nach unten. Jetzt drücken Sie mit den Handflächen nach unten, spannen die Armmuskulatur an und lockern sie wieder. Sie führen beide Kugeln zum Nacken, legen beide Kugeln unter den Nacken und drücken jetzt mit den Händen den Kopf nach vorne, das heißt, der Oberkörper richtet sich auf, so weit wie Sie können. Anschließend den Oberkörper wieder zurücklegen und die Hände seitwärts führen, Handflächen wieder nach unten. Sie drücken jetzt mit Ober- und Unterarm die Kugeln in Richtung Unterlage und heben dabei wieder Kopf und Nacken und Schultern an.

Übung zur Stärkung des Gleichgewichts

Sie strecken aus der Grundstellung die Hände nach vorne, so daß sie parallel zum Fußboden stehen und mit den Handflächen nach unten die Kugeln halten. Jetzt heben Sie den linken Fuß an und führen ihn nach hinten, so daß der Unterschenkel parallel zum Fußboden steht und mit dem Oberschenkel einen rechten Winkel bildet. Den linken Fuß wieder zurücksetzen. Führen Sie dasselbe jetzt mit dem rechten Unterschenkel durch. Anschließend nehmen Sie wieder die Grundstellung ein.

Übung zur Stärkung des Gleichgewichts, der Arm- und Beinmuskeln

Aus der Grundstellung stellen Sie sich auf ein Bein und führen das andere parallel zum Fußboden nach vorn. Sie gehen mit dem Standbein etwas in die Hocke, beugen sich nach vorne, heben die Arme etwas an, so als würden Sie links und rechts zwei Eimer tragen, beugen den Kopf etwas nach vorne und stellen sich wieder hin. Dieselbe Übung dann mit dem anderen Bein durchführen.

Übung zur Stärkung des Gleichgewichts, und des Rhythmusgefühls, Stabilisierung des Rückens

Grundstellung einnehmen.

Sie heben die Arme an und führen sie nach vorne. Die Kugeln in der Hand zeigen nach unten. Die Arme stehen parallel zum Fußboden. Jetzt schwingen Sie aus der waagerechten Haltung der Arme, den Oberkörper leicht drehend, nach links. Dabei wird der linke Fuß etwas nach hinten gesetzt. Jetzt führen Sie die Arme wieder in die Waagerechte und schwingen anschließend nach rechts, wobei der rechte Fuß etwas nach hinten gesetzt wird und der Körper sich jeweils zu der Seite dreht, an der die Kugeln zur Hüfte geführt werden.

Folgen Sie den Kugeln bei diesen Übungen auch immer mit dem Blick.

Es ist wichtig, daß die Übungen entspannt und nicht verkrampft durchgeführt werden.

Übung zur Stärkung der Arm-, Rumpf- und Schultergürtelmuskulatur

Aus der Grundstellung schwingen Sie den linken Arm nach hinten. Sie folgen mit Ihrem Blick diesem nach hinten weggestreckten Arm und stützen auf der Gegenseite das Knie. Der Oberkörper dreht sich dabei und Sie gehen etwas in die Knie.

Die Übungen h) bis j) werden vorzugsweise mit der großen Kugel, besser noch mit den größeren Cloisonné-Kugeln durchgeführt.

Übung zur Stärkung des Rückens und des Gleichgewichts

Nehmen Sie die Grundstellung ein.

Heben Sie beide Arme seitwärts, so daß die etwas gegrätschten Beine und die erhobenen Arme ein X formen. Schwingen Sie jetzt mit den Händen durch die gegrätschten Beine und richten sich anschließend wieder auf.

Arme wieder in V-Haltung.

Übung zur Stärkung von Rücken und Armmuskeln

Knien Sie nieder, stützen Sie sich mit beiden Händen auf und bilden Sie sozusagen mit Oberschenkeln und Stützarmen ein Tor. In jeder Hand haben Sie eine Kugel. Schieben Sie mit einer Hand die Kugel etwas vor und richten Sie den anderen Arm nach hinten, so als würden Sie nach hinten jemandem zuwinken. Folgen Sie mit Ihrem Blick dieser Handbewegung.

Anschließend gehen Sie wieder zurück in Ausgangsstellung, rutschen mit der anderen Hand etwas nach vorne, heben den Gegenarm und führen ihn nach hinten.

Übung zur Stärkung des Rückens und der Beweglichkeit der Wirbelsäule

Sie knien nieder und stützen sich mit beiden Händen ab. Beide Hände halten eine Kugel. Sie bilden also sozusagen aus Oberschenkeln, Oberkörper und den Armen eine Brücke. Dann stellen Sie sich auf die Füße, bilden also mit den gestreckten Beinen, dem Oberkörper und den sich stützenden Armen einen Torbogen. Sie führen die Beine nach hinten und legen sich auf den Bauch. Ober- und Unterschenkel liegen auf dem Fußboden auf. Sie schieben jetzt die Arme vor und anschließend wieder zurück, das heißt, Sie richten sich jetzt wieder mit den Armen auf. Die Arme sind aufgestützt. Der Kopf ist geradeaus gerichtet. Beginnen Sie die Übung wieder von vorne.

Achtung! Diese Übung nicht bei stark geschädigter Wirbelsäule machen!

Übung zur Stärkung der Rücken- und Beinmuskeln sowie des Gleichgewichts

Grundstellung einnehmen.

Aus der Grundstellung schwingen Sie jetzt, indem Sie dabei in die Hocke gehen, die Arme. Diese werden bis über den Kopf geführt. Sie gehen dabei aus der Hocke heraus, gehen wieder in die Hocke und schwingen mit den Armen nach hinten. Durch das Gewicht der Kugeln erfolgt dabei jeweils ein Zug auf Arm- und Schultergelenk sowie auf das Handgelenk.

Übung zur Stärkung der Beweglichkeit des Schultergelenks und zur Stärkung der Schulter- und Nackenmuskeln

Grundstellung einnehmen.

Oberkörper nach vorne beugen. Die Arme hinten am Rücken zusammenführen. Die Arme zurückführen vom Kreuz über den Kopf und dabei aufrichten. Wiederholen Sie diese Übung mehrmals.

Während Sie die Arme nach hinten führen, richten Sie den Kopf geradeaus und schauen nach vorne.

Übung zur Stärkung der Rückenbeweglichkeit und Bauchmuskeln

Setzen Sie sich. Oberschenkel und Unterschenkel bilden einen rechten Winkel. Versuchen Sie jetzt, aus der Sitzposition mit Ihren Kugeln die Zehenspitzen zu berühren.

Führen Sie diese Übung weiter, indem Sie aus der Sitzposition die Beine anheben, sich dabei etwas nach hinten lehnen, um das Gleichgewicht zu halten. Durch diese zusätzliche Variante stärken

Sie Ihre Bauchmuskulatur. Durch das Gewicht der Kugeln wird gegenüber der Übung ohne diese Kugeln eine deutliche Wirkungsverstärkung ermöglicht.

Übung zur Lockerung des Kreuzes und Stärkung der Lendenwirbel

Nehmen Sie die Grundstellung ein.

Heben Sie die Arme in Richtung Schultergelenk. Beugen Sie sich nach vorne, so daß die Brust parallel zum Fußboden ist. Versuchen Sie, mit der linken Hand den rechten Fuß zu erreichen und mit der rechten Hand den linken Fuß. Anschließend wieder zurück in die Ausgangsstellung gehen.

Übung zur Stärkung von Bein- und Fußmuskeln

Grundstellung einnehmen.

Die Füße parallel stellen und dazwischen eine Kugel legen. Die Füße müssen mit Schuhwerk bekleidet sein. Führen Sie jetzt Hüpfbewegungen durch und pressen Sie die Beine zusammen, so daß Sie die Kugeln zwischen den Füßen halten können, während Sie hüpfen.

Übung zur Stärkung des Gleichgewichts

Nehmen Sie die Grundstellung ein.

Heben Sie das rechte Bein an. Führen Sie die Arme nach hinten. Mit dem linken Bein gehen Sie in den Zehenstand. Führen Sie das rechte Bein jetzt nach hinten und die Arme über dem Kopf zusammen. Senken Sie die gestreckten Arme und den Kopf nach vorne ab. Anschließend führen Sie Arme und Kopf aus der Beugung nach vorne in eine Rückwärtsbeugung. Senken Sie dann die Arme seitwärts, stellen sich wieder auf beide Beine und gehen Sie in die Grundstellung. Wechseln Sie das Standbein.

Halten Sie dabei in beiden Händen jeweils eine Kugel. Durch die Griffhaltung wird der Effekt dieser Übung noch wesentlich intensiviert.

Übung zur Mobilisation des Schultergelenks

Nehmen Sie die Grundstellung ein. In jeder Hand haben Sie eine Kugel. Führen Sie nacheinander den linken Arm und den rechten Arm seitwärts. Dann senken Sie beide Arme wieder ab und führen sie in Höhe der Schambeingegend zusammen. Wiederholen Sie dies mehrere Male.

Übung zur Mobilisation der Wirbelsäule

Stellen Sie sich breitbeinig hin, das linke Bein etwas weiter zurück, das rechte etwas weiter nach vorne. So sind beide Beine also nach der Seite und nach der Tiefe hin gegeneinander versetzt. Schwingen Sie jetzt aus dieser Stellung mit jeweils einer Kugel in der Hand aus der Überkopfhaltung nach links, führen Sie also beide Arme beim Abschwung an der linken Körperseite vorbei. Anschließend stellen Sie das rechte Bein zurück und schwingen aus der Überkopfhaltung an der rechten Hüftseite vorbei. Das hintere Bein ist immer das Standbein, beim Schwingen dreht der Oberkörper mit; machen Sie die Übung in schneller Wechselfolge.

Übung zur Stärkung der Rückenmuskeln

Sie legen sich auf den Bauch. Aus dieser Stellung strecken Sie mit nach vorn gehaltenen Armen die Kugeln vor, führen sie seitwärts und strecken sie anschließend nach hinten in Richtung Gesäß. Dann führen Sie die Arme hinten am Rücken zusammen.

Übung zur Stärkung der Bauchmuskeln und zur Aktivierung des Qi-Flusses im Blasen- und Magenmeridian

Gehen Sie auf die Knie. Halten Sie mit jeder Hand eine Kugel und führen Sie die Arme parallel zueinander über den Kopf. Beugen Sie sich zurück, gehen Sie mit dem Gesäß zurück, setzen Sie sich auf die Hacken und beugen Sie sich jetzt nach vorne. Strecken Sie die Hände weit nach vorne und versuchen Sie, mit den Händen den Boden zu erreichen.

Aktivieren Sie Ihre Nieren

... indem Sie mit einer auf dem Boden liegenden Kugel den Punkt Niere 1 unterhalb der Fußsohle massieren. Wenn Sie die Zehen etwas nach vorne einrollen, bildet sich unterhalb der Großzehe und der zweiten Zehe ein leichtes Grübchen. Dort liegt der Punkt Niere 1. Niere 1 ist ein ganz besonders sensibler Punkt, der die Niere aktiviert.

Bringen Sie Ihr Energie-Meer in Wallung

Drehen Sie die Kugeln in der Hand und denken Sie dabei an den Punkt Dantien. Er liegt zwei Fingerbreit direkt unterhalb des Nabels und gilt als Zentrum der Energie.

Trainieren Sie Ihre Fingerkraft

Halten Sie die Kugel nur mit den Fingerspitzen. Drücken Sie und lassen Sie langsam wieder los und wiederholen dies mehrmals. Das gleiche machen Sie nur mit Daumen und Zeigefinger und halten dabei die Kugeln nur mit diesen beiden Fingern. Der Daumen hat Bezug zum Willen, der Zeigefinger nur zur Gedankenführung; beides wird durch diese Übung aktiviert.

Handflächen-Übungen

a) Nehmen Sie eine Kugel zwischen zwei Handflächen und berollen Sie diese, indem Sie die Handflächen gegeneinander verschieben.
b) Üben Sie mit je zwei Kugeln in jeder Hand und berollen Sie die Handflächen.
c) Legen Sie drei Kugeln in die Handfläche und heben eine Kugel über die zwei anderen. Wechseln Sie jeweils die Kugel, das heißt, nehmen Sie nicht immer die außen liegende zum Heben, sondern auch mal die innen, zum Daumen hin liegende.

Aktivieren Sie Ihre Konzentration

... indem Sie mit jeweils zwei Kugeln in jeder Hand üben, aber mit jeder Hand gleichzeitig verschiedene Übungen bzw. verschiedene Drehrichtungen ausführen.

Qi Gong kreativ
Diese Übung machen Sie mit den Doppelsteg-Kugeln. Kreieren Sie Ihre eigene Gymnastik. Lassen Sie Ihre Phantasie spielen.

Komponieren Sie
...indem Sie die Normal- oder Doppelstegkugeln rhythmisch bewegen und dabei unterschiedliche Akkorde erzeugen.

Streckübungen für den Rücken

Knien Sie und stützen Sie sich vorne mit den Händen ab, in denen Sie jeweils eine Kugel halten. Schieben Sie jetzt die Hände langsam vor. Mit den Kugeln gleiten Sie leicht über den Teppichboden. Anschließend wieder den Oberkörper und die Hände zurückziehen. Vorsicht für Rückengeschädigte: Übertreiben Sie nicht, machen Sie zunächst nur ganz kleine Vorwärtsbewegungen.

Kräftigen Sie Arm- und Rückenmuskulatur

Knien Sie nieder und nehmen Sie in jede Hand eine Kugel. Sie stützen sich mit einer Hand auf, strecken die andere Hand nach vorn und nehmen sie wieder zurück in Ausgangsstellung. Dann wechseln Sie. Eine Hand stützt jeweils, eine wird aus der knienden Position nach vorne gestreckt. Sie können die Übung noch verstärken, indem Sie gleichzeitig mit dem Vorstrecken der Hand das gegenüberliegende Bein anheben und in Rückenhöhe parallel zum Fußboden nach hinten strecken.

Geschicklichkeitsübungen

Nehmen Sie eine Kugel in die linke und eine in die rechte Hand. Werfen Sie die Kugeln jeweils in die andere Hand und fangen Sie sie auf.

Legen Sie beide Kugeln in eine Hand, werfen Sie sie hoch und fangen Sie beide zusammen mit der Wurfhand wieder auf.

Werfen Sie mit einer Hand beide Kugeln gleichzeitig hoch und fangen Sie sie mit der anderen Hand auf.

Eine Kugel in die Handfläche legen, festhalten und den Arm anheben. Jetzt die Finger lockern, die Kugel über den Arm abrollen lassen und mit der anderen Hand auffangen.

Halten Sie die Kugeln mit den Handflächen nach unten. Beim Gehen jetzt die Handflächen öffnen und blitzschnell nachgreifen, jeweils links und rechts wechseln, im Rhythmus des Gehens.

Armkreisen

Nehmen Sie eine Kugel in eine Hand und kreisen Sie, immer schneller werdend, mit dem Arm. Durch die Zentrifugalkraft wird jetzt eine Zugkraft auf die Muskulatur ausgeübt und stärkt diese. Auch die Gelenke werden durch die Zugkraft gelockert.

Stärken Sie Ihr Yang

Man hält die Kugeln in der geschlossenen Hand, jeweils links und rechts eine, und bewegt sie kräftig im Rhythmus des Gehens.

Stärken Sie Ihr Yin

Legen Sie je eine Kugel in die offenen Handflächen. In dieser Stellung marschieren Sie und bewegen die Hände im Schritt-Rhythmus leicht auf und ab.

So aktivieren Sie Ihre Organe

Drehen Sie die Kugel in der Hand und rezitieren Sie die Heiligen Laute (siehe Kapitel Die Fünf Elemente, die sechs Heiligen Laute und Qi Gong) und legen Sie anschließend die Kugel auf das entsprechende Organ. Zum Beispiel können Sie den Leberlaut rezitieren. Dadurch bringen Sie die Kugel in die Leberfrequenz. Anschließend legen Sie sie dorthin, wo die Leber lokalisiert ist, das heißt unter den rechten Rippenbogen. Sie können auch die Kugel auf den Anfangs- oder Endpunkt des Lebermeridians legen oder auf den Nieren-, Herz-, Milzmeridian etc., wenn Sie vorher den entsprechenden Laut praktiziert und die Kugel mit den Organschwingungen aufgeladen haben.

Drehen Sie die Kugeln im Schritt-Rhythmus

Während eines Schrittes dreimal die Kugeln in der Hand drehen und dabei einatmen. Während des zweiten Schrittes dreimal die Kugeln drehen und dabei ausatmen.

Aktivierung des Gehörs

Legen Sie die Kugeln während des Spazierengehens auf beide Ohren, so daß sie die Gehörgänge abdecken. Die leichten Schwingungsfrequenzen der Kugeln aktivieren das Gehör.

Sensibilisierung der Hand

Halten Sie beim Gehen die Kugeln in der geschlossenen Hand. Die leichten Vibrationen auf Finger und Innenhand aktivieren die Handsensibilität. Konzentrieren Sie sich auf dieses Gefühl des Vibrierens.

Den »Palast der Mühen« stärken

Laogong heißt der Mittelpunkt der Handinnenfläche, und ins Deutsche übersetzt bedeutet das »Palast der Mühen«. Legen Sie die Qi-Gong-Kugel auf eine weiche Unterlage und drücken Sie jetzt mit der Handinnenfläche am Laogong (KS 8) auf die Kugel, wobei Sie langsam den Druck aufbauen und wieder abbauen. Nach dem Buch »Neue chinesische Akupunktur« von König/Wancura hilft dieser Punkt bei psychischen Verstimmungen, lindert Lähmungen nach Schlaganfall, hilft bei Krampfzuständen und verbessert die Durchblutung im Hand- und Armbereich. Sie erreichen diesen Punkt natürlich auch beim Berollen der Handinnenfläche. Aber diese Druckbehandlung ist noch intensiver. Am besten führen Sie diese Übung jedoch mit der Zwillingskugel aus.

Übereinander wegrollen

Hierbei rollen Sie die eine Kugel unter der anderen Kugel hindurch oder über diese hinweg auf die andere Seite der zweiten Kugel (siehe Abb. 90–95, Seite 319 bis 320). Legen Sie die Kugeln nebeneinander auf die nach vorne gerichteten Finger der waagerecht gehaltenen Hand und spreizen Sie die Finger. Die eine Kugel liegt zwischen Kleinfinger und Ringfinger, die andere Kugel zwischen Zeigefinger und Mittelfinger. Jetzt heben Sie etwas den Ring- und Kleinfinger und damit die an der Handkante liegende Kugel. Gleichzeitig nehmen Sie Daumenkontakt mit der daumenseitig liegenden Kugel auf und drücken die Kugel unter die Kleinfinger-Ringfinger-Kugel. Die unten hindurchgeführte Kugel erreicht dann Kleinfinger und Ringfinger, die andere rollt jetzt daumenwärts. Sobald sie von der unten hinwegrollenden Kugel angehoben wird und von der Spitze der unteren Kugel zur anderen Seite sinkt, berühren Sie sie mit dem Daumen und wiederholen den Vorgang. Sie können diese Übung zu Anfang dadurch etwas erleichtern, daß Sie die Hand nach unten abwinkeln und mit dem Handballen als Widerlager arbeiten. Führen Sie die Übung auch in die andere Richtung durch, indem Sie die daumenseitige Kugel nicht unter der anderen hindurchschieben, sondern über sie hinwegheben in Richtung Kleinfinger/Ringfinger. Drehen Sie die obere Kugel auf der unteren und führen Sie die Kugel beim Drehen zwischen Zeigefinger und Daumen wie in Abbildung 101 dargestellt.

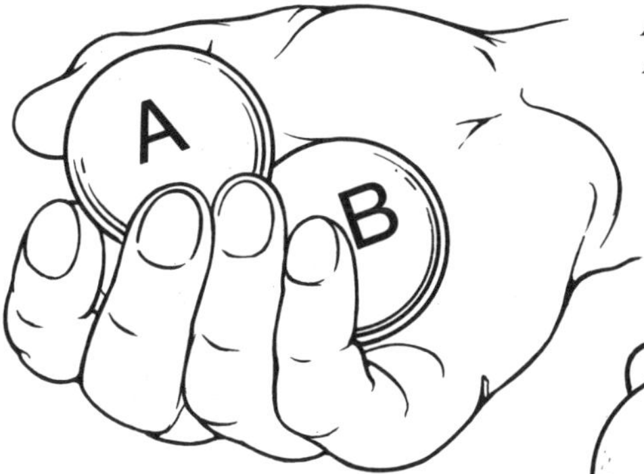

Abb. 90: Übereinander heben. A überquert B

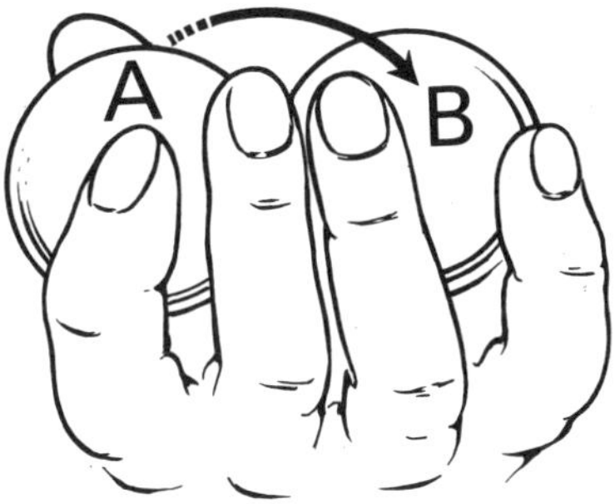

Abb. 91: Übereinander heben. A überquert B

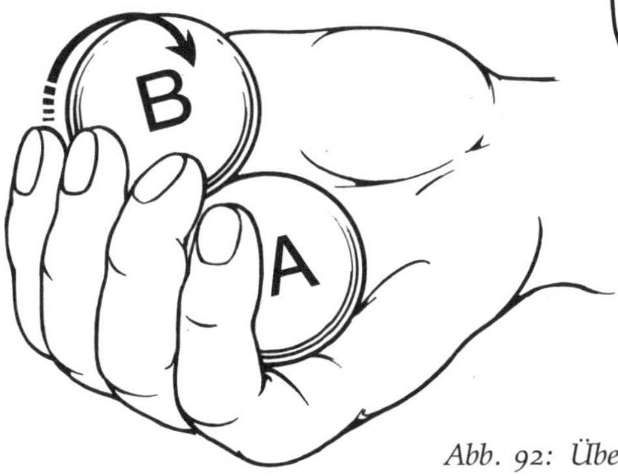

Abb. 92: Übereinander heben. B auf A heben

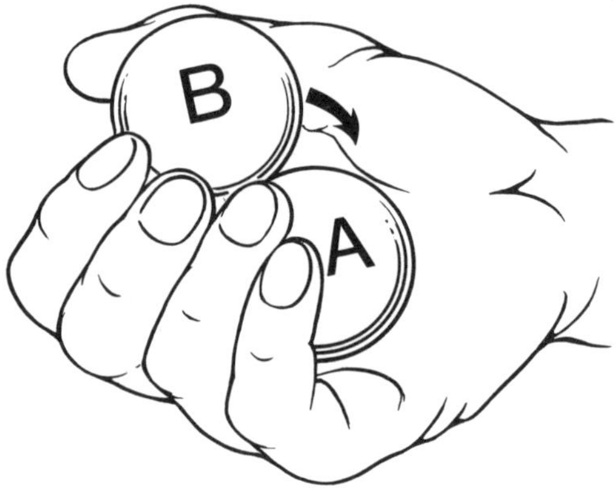

Abb. 93: Übereinander heben. B rollt über A weg

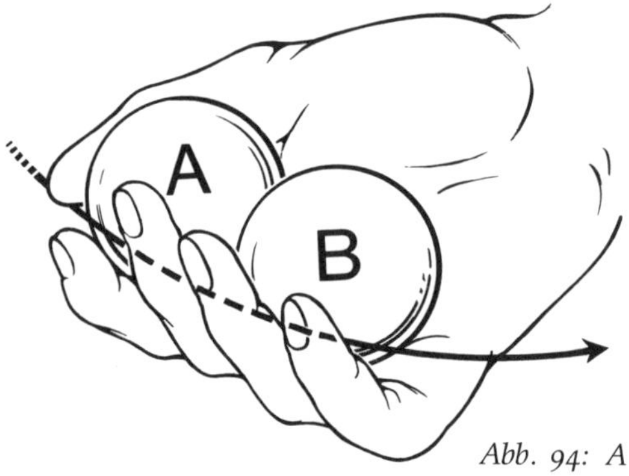

Abb. 94: A rollt unter B durch (1)

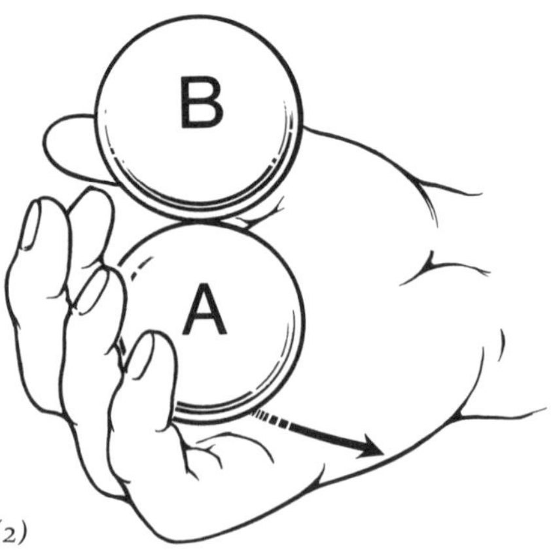

Abb. 95: A rollt unter B durch (2)

Lassen Sie die Kugeln springen

Legen Sie beide Kugeln in die flach ausgestreckte Hand. Eine Kugel (B) liegt in der Handfläche, die zweite (A) zwischen Ring- und Mittelfinger. Beide Finger sind etwas abgesenkt. Jetzt heben Sie blitzschnell Ring- und Mittelfinger und werfen die darauf liegende Kugel über die Kugel in der Handfläche weg in Richtung Handgelenk. Nun liegt Kugel A hinter Kugel B, rollt aus der Handfläche in Richtung Mittel- und Ringfinger. Der Vorgang wiederholt sich (siehe Abb. 96 bis 100).

Sie erleichtern sich die Übung, wenn Sie dabei nicht nur den Stoß durch Ring- und Mittelfinger führen, sondern die Stoßbewegung durch Hand und Arm in der Weise unterstützen, daß Sie beim Hochschnellen des Ring- und Mittelfingers auch Arm und Hand nach oben bewegen. Sie können so die Kugel besser führen und bekommen mehr Schwung für die zu hebende Kugel.

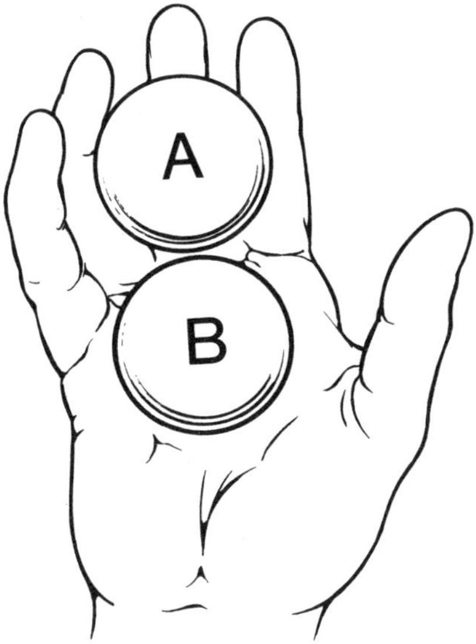

Abb. 96: Springenlassen der Kugel, 1. Schritt

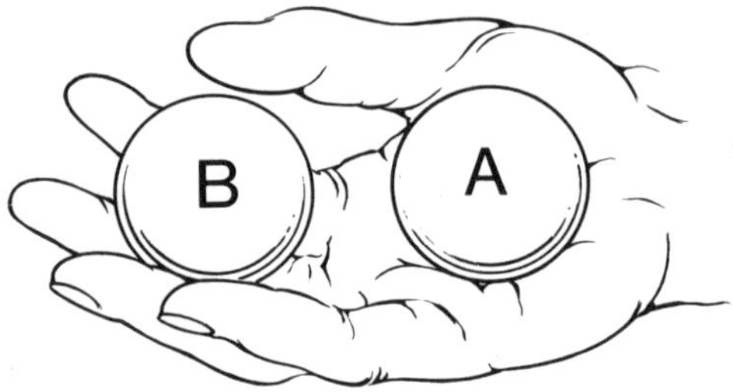

Abb. 97: Springenlassen der Kugel, 2. Schritt

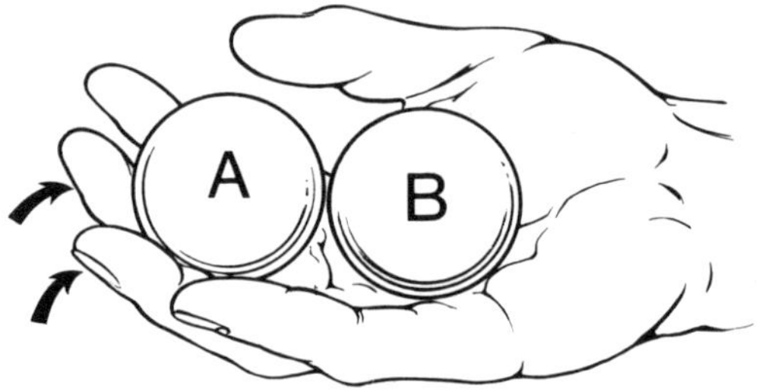

Abb. 98: Springenlassen der Kugel, 3. Schritt

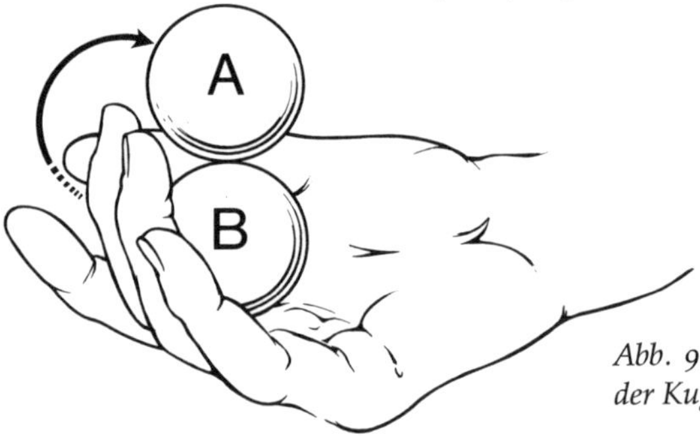

Abb. 99: Springenlassen der Kugel, 4. Schritt

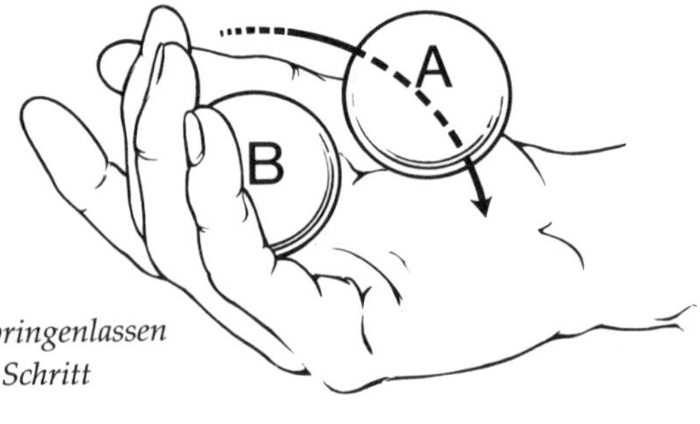

Abb. 100: Springenlassen der Kugel, 5. Schritt

Meditationsübung/Konzentrationsübung

Bilden Sie mit Daumen und Zeigefinger einen Ring. Halten Sie damit eine Kugel jeweils in der linken und in der rechten Hand. Halten Sie die mit der Spitze von Zeigefinger und Daumen zueinander gerichteten Hände in etwa 30 cm Abstand vor Ihrem Gesicht in Nasenhöhe. Versuchen Sie jetzt, zwischen den Fingerspitzen beider Hände, die etwa 5 cm voneinander entfernt sind, hindurchzusehen und trotzdem gleichzeitig beide Kugeln zu sehen. Dies fördert die Konzentrationsfähigkeit. Machen Sie sich gedanklich leer und meditieren Sie über die Bedeutung des Kreises (Unendlichkeit, Symbol der Leere, Leere = unendliche Fülle, die Kugel als Symbol multidimensionaler Unendlichkeit, jeder Punkt auf der Kugel ist jeweils Anfang und Ende einer gedachten Kreisbahn etc.).

Meditationsübung

Legen Sie die Kugeln vor sich auf einen Tisch auf eine samtene, farbige Unterlage und nutzen Sie sie als Meditationsgegenstand. Fixieren Sie diese Kugeln und machen Sie sich gedanklich leer.

Trance-Tanz mit den Kugeln

Tanzen Sie auf der Stelle und halten Sie in jeder Hand eine Kugel. Durch die rhythmische Bewegung der Hand kommt es zu einer Tam-Tam-Melodie, die entspannend und tranceauslösend wirkt.

Übung zur Verbesserung der Handgeschicklichkeit

Drehen Sie die eine Kugel, die auf der anderen liegt, mit den Fingern um ihre Längsachse (siehe Abbildung 101).

Schritt-Übung

Halten Sie in beiden Händen eine Kugel, die Sie im Schritt-Takt rhythmisch erklingen lassen. Die Tam-Tam-ähnlichen Töne kann man durch Veränderung der Schlagmodulation regulieren. Lassen Sie den ganzen Körper in diesem Takt mitschwingen. Sie erreichen eine euphorisierende, entspannende Wirkung.

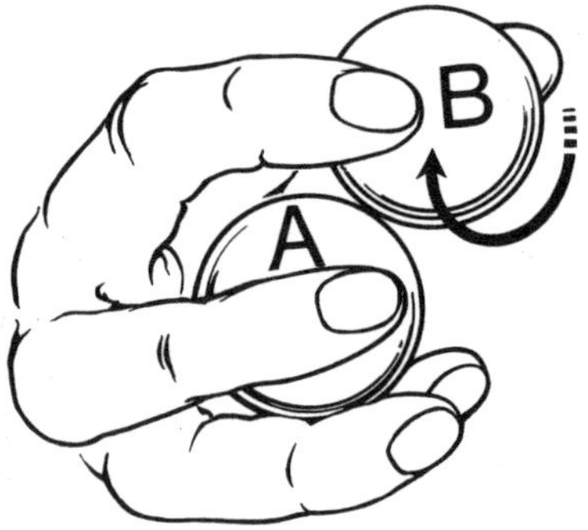

Abb. 101: Drehen der Kugeln aufeinander. B wird auf A gedreht

Greifübung im Takt des Gehens

Halten Sie die Handflächen nach oben. Legen Sie die Kugeln darauf, umfassen Sie sie und drehen Sie die Handfläche nach unten. Jetzt beim Gehen die Handflächen öffnen, und zwar die rechte, wenn Sie den rechten Fuß vorsetzen, und die linke, wenn Sie den linken Fuß vorsetzen. Die Kugel entgleitet der Hand. Sie greifen nach und fangen die Kugel im Fallen wieder ein. Diese Übung mit der linken Hand und mit der rechten Hand wechselweise praktizieren. Diese Übung hat eine rhythmisierende Wirkung auf den ganzen Körper, ist also eine weitergehende Greifübung gegenüber den bereits geschilderten Geschicklichkeits- und Greifübungen. Der Körper beginnt in diesem Rhythmus zu schwingen. Wenn Sie die Kugel fallen lassen, lassen Sie die Hand ein wenig nach oben ausweichen und greifen Sie erst dann nach und fangen die nach unten fallende Kugel wieder auf. Während die Kugel aus der Hand fällt und die Hand nach oben gezogen wird, ziehen Sie die Schulter der Übungshand nach hinten und die andere Schulter dadurch nach vorne. So schwingt der ganze Schultergürtel in einer Ebene um eine waagerechte Achse rotierend nach vorne.

Übung für die Halswirbelsäule

Der Patient liegt mit dem Rücken auf dem Fußboden. Eine Kugel wird in die Halsgrube gelegt und der Patient versucht, mit dem Kinn nach unten zu drücken. Dabei wird das Kinn in Richtung Kugel gedrückt und die Halswirbelsäule in Richtung Fußboden.

Der Hinterkopf bleibt auf dem Fußboden liegen, das Kinn sinkt in Richtung Brustbein. So wird die Halswirbelsäule gestreckt.

Übung für die Halswirbelsäule

Beide Kugeln unter den Nacken schieben. Der Patient liegt in Rückenlage, eine Kugel auf der linken Seite des Nackens, die andere auf der rechten Seite. Beide Kugeln berühren einander. Jetzt die Halswirbel nach unten in Richtung Fußboden drücken, indem das Kinn nach vorne gestreckt wird. Achtung: Der Hinterkopf bleibt auf dem Fußboden liegen. Durch die nach unten gedrückte Nackenmuskulatur trennen sich beide Kugeln voneinander.

Übung für die Lendenwirbelsäule

Der Patient nimmt Knie-Ellenbogen-Lage ein und führt das Gesäß nach hinten, bis es die Hacken berührt. Die Kugeln liegen senkrecht unter der Nase. Die Augen schauen die Knie an, indem der Kopf nach vorne abgesenkt wird. Jetzt den Kopf dicht über dem Fußboden nach vorne führen; der ganze Oberkörper zieht mit nach vorn. Dabei die Kugeln mit dem Kopf nach vorne schieben. Dann den Kopf anheben, Rücken zum Katzenbuckel machen und wieder zurück auf die Hacken gehen. Anschließend umgekehrt verfahren: Parallel mit Abstand zum Fußboden den Oberkörper nach vorne richten, Hände aufstützen, dann den Kopf absenken und dicht über dem Fußboden zurückführen, bis das Gesäß die Hacken berührt. Dabei mit der Stirn die Kugeln nach hinten schieben. Diese Übung dehnt die Wirbelsäule und macht sie gelenkig.

Übung zur Stärkung der Bauchmuskulatur

Die Kugeln auf den Bauch legen. Beide Hände umschließen die Kugeln, lassen aber genügend Freiraum, so daß die Kugeln auf dem Bauch rollen können. Jetzt die Bauchdecke durch Einatmen nach vorne schnellen lassen und anschließend den Bauch einziehen beim Ausatmen. Mehrmals wiederholen! Durch diese Bewegung rollen die Kugeln und schlagen aneinander und erzeugen dabei rhythmische Töne, die sich auf die Bauchdecke übertragen. Es ist empfehlenswert, diese Übungen auf der nackten Haut zu machen. Man bringt durch die rhythmische Atmung die Kugeln zum Springen und übt so die wichtige Bauchatmung. Den Kopf beim Springenlassen ablegen und nach dem Springenlassen anheben, so als wollten Sie auf Ihre Füße schauen.

Übung zur Stärkung der Rückenmuskulatur

Sie liegen in Rückenlage und winkeln die Beine an, bis Ober- und Unterschenkel einen Winkel von etwa 30° bilden. Die Fußspitzen aufrichten und die Hacken gegen den Boden pressen. Bauchdecke einziehen, Lendenwirbelsäule in Richtung Fußboden drücken und das Gesäß dabei anspannen. Beide Hände halten eine Kugel. Den Kopf etwas anheben, die Hände drücken mit den Kugeln gegen den Fußboden. Anschließend ein Bein anwinkeln und in Richtung Kopf führen. Mit einer Kugel gegen das angewinkelte Bein drükken. Der Arm drückt nach vorne, das Bein nach hinten, das heißt, die Hand drückt das Bein nach vorn weg. Anschließend wieder absenken. Entspannen.

Stärkung des Rückens

Rückenlage einnehmen und die Beine anwinkeln. Die Fußspitzen aufrichten, die Hacken drücken gegen den Boden. Das Gesäß anspannen, die Bauchdecke einziehen und die Lendenwirbelsäule fest auf den Fußboden drücken. Den Kopf anheben. Die linke Hand drückt jetzt mit der Kugel auf den rechten Oberschenkel. Anschließend drückt die rechte Hand gegen den linken Oberschenkel. Den Kopf wieder ablegen, Wirbelsäule, Bauch und Beine entspannen, Beine und Füße absenken. Dies ist ebenfalls eine Übung zur Stärkung des Rückens.

Lockerung der Muskulatur

Massieren Sie mit beiden Kugeln in den Händen den Nacken und den Schultergürtel sowie die Muskulatur des Kreuzbereichs. Auch als Partnerschaftsübung für die gesamte Rückenmuskulatur geeignet.

Spezielle Übungen mit der Stollenkugel

Die Stollenkugel eignet sich insbesondere zur Kräftigung der Hand- und Armmuskulatur. Durch die Noppen wird eine besonders intensive Wirkung auf die Handreflexzonen erzielt. Da das Material der Kugel elastisch ist, weicht sie dem Druck der Hand zunächst aus, verformt sich plastisch und paßt sich somit der Hand an, baut aber gleichzeitig einen Gegendruck auf, der mit zunehmendem Zusammenpressen größer wird. Im Vergleich zum starren Material der Qi-Gong-Kugeln gibt die Stollenkugel also nach. Somit ist ein intensives Training der Beugemuskulatur der Finger möglich. Die eindrückenden Noppen verursachen einen starken Reiz und verbessern die Durchblutung. Die Noppenkugel eignet sich besonders für Patienten mit Lähmungserscheinungen nach einem Schlaganfall und für Rheumatiker mit eingeschränkter Handfunktion. Geübt wird immer nur mit jeweils einer Kugel pro Hand.

Fußreflexzonen-Therapie mit der Stollenkugel

Legen Sie zwei Stollenkugeln auf den Fußboden und bewegen Sie jetzt die Kugeln mit Ihrer nackten Fußsohle hin und her. Sie erreichen somit eine intensive Bearbeitung und Kräftigung der Fußsohlen-Muskulatur. Besonders bei Senkfüßen ist diese Übung angebracht.
Hier bewährt sich auch wieder das elastische Material. Die Kugel paßt sich beim Berollen der Fußform an. Die Stollenkugel läßt sich auch besser führen als die Qi-Gong-Kugel. Dafür ist das Berollen der Fußsohle mit der Qi-Gong-Kugel ein größeres Geschicklichkeitstraining.

Verspannungen lockern

Berollen Sie mit der Stollenkugel die Nacken- und Schulterpartie. Die anschließende Lockerung und Durchwärmung durch die bessere Durchblutung wird Ihnen guttun.

Lassen Sie durch eine Hilfsperson den ganzen Rücken mit der Stollenkugel berollen.

Übung zur Stärkung des Kreuzes, Qi-Mobilisation

Nehmen Sie die Grundstellung ein. Die rechte Hand liegt auf dem rechten Oberschenkel. Der rechte Fuß wird vorgestellt. Der Körper dreht sich nach links. Die rechte Hand wird in Richtung des linken

Schultergelenks geführt und von hier aus zum Schädeldach. Dabei geht die linke Hand zum linken Oberschenkel. Die rechte Hand wird jetzt abwärts geführt. Dabei dreht sich der Körper nach rechts. Der linke Fuß wird vorgesetzt, und die linke Hand geht über das rechte Schultergelenk zum Schädeldach, während die rechte Hand wieder die Ausgangsposition erreicht. Jetzt wird das Standbein wieder gewechselt, der rechte Fuß geht vor, der linke Fuß zurück und die Übung beginnt wieder von vorne – ein ständiger Kreislauf. Durch diese Bewegung wird nicht nur das Kreuz gestärkt, sondern auch das Qi zum Fließen gebracht.

Übung zur Verbesserung der Magensekretion und Magenmobilität

Durch Berollen der Fußsohle und Kugelmassage der Akupunkturpunkte Magen 36 und KG 12 sowie der Bauchdecke im Verlauf des aufsteigenden und absteigenden Dickdarms wird die Magenfunktion verbessert.

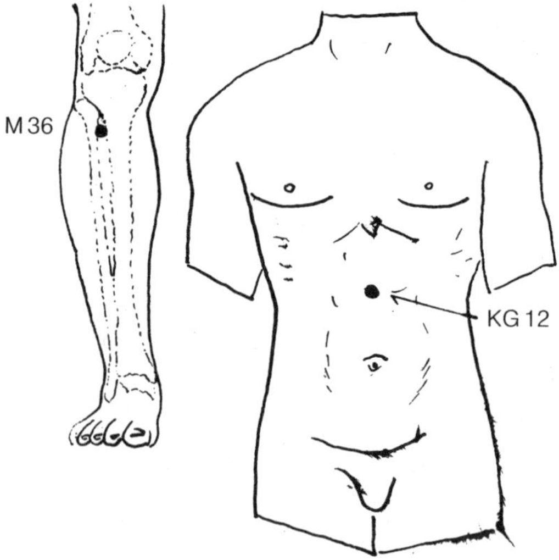

Abb. 102: Lage der Akupunkturpunkte M36 und KG12

Übung zur Verbesserung der Kondition über die Fußsohle

Die Übung erfolgt im Sitzen. Der Oberschenkel bildet dabei zum Unterschenkel einen rechten Winkel.
Zunächst wird mit einer auf dem Fußboden liegenden Kugel eine Fußsohle bearbeitet, später werden mit je einer Kugel beide Fußsohlen gleichzeitig berollt, indem man die Füße hin- und herbewegt, dann wieder mit einer Kugel abwechselnd den linken und rechten Fuß. Dann übt man wieder mit beiden Füßen gleichzeitig und dreht auch noch zusätzlich in den Händen die Kugeln. Der Vorteil dieser Übung gegenüber den herkömmlichen Fußrollern liegt darin, daß erstens eine wesentlich höhere Anforderung an Gleichgewichtssinn, Bewegungskoordination und Konzentration gestellt wird. Dadurch werden diese mehr aktiviert und gestärkt. Zweitens werden fast alle Muskeln angesprochen und trainiert, insbesondere im Bein-, Becken-, Hand-, Arm-, Schulter- und Nackenbereich. Drittens ist eine intensivere Durchblutung die Folge. Wichtig: Vor Übungsbeginn müssen die Füße warm sein. Notfalls vorher ein Fußbad nehmen.
Übungsdauer: zehn bis fünfzehn Minuten.
Der Unterschied zu der ähnlichen Übung auf Seite 292 liegt im Schwierigkeitsgrad und in der intensiveren Wirkung.

Mehrdimensionale Übungen

Was besagt dieser Begriff?
Bei den meisten Übungen arbeiten Sie auf einer Ebene. Sie trainieren innerhalb des in diesem Buch aufgezeigten neuronalen Schaltkreises. Die mehrdimensionalen Übungen sind dagegen so aufgebaut, daß sie Einzelelemente des neuronalen Schaltkreises verstärkt ansprechen bzw. auf verschiedenen Schaltkreis-Ebenen arbeiten. So können Sie in diesem Falle einmal den normalen neuronalen Schaltkreis und gleichzeitig die eine oder andere Hirnhälfte gezielt ansprechen. Oder aber Sie können den normalen Schaltkreis beim Qi-Gong-Kugel-Training ansprechen und gleichzeitig die Kreativität wecken. Indem Sie auf mehreren Ebenen arbeiten, wird natürlich ein viel höherer Einsatz an Konzentration und Koordinationsfähigkeit gefordert. Sie schulen Ihre geistigen Kräfte damit multidimensional.

Es ist ganz wichtig, bei diesen Übungen nichts erzwingen zu wollen. Dies galt schon für die einfachen Übungen, hier aber ganz besonders. Lassen Sie Ihre Fähigkeiten langsam wachsen. Versuchen Sie nicht, das Haus vom Schornstein her aufzubauen, sondern bauen Sie erst ein Fundament und stocken von daher auf. Sonst blockieren Sie die Entwicklung zur multidimensionalen Ebene.

Das bei den nachfolgenden Übungen erwähnte »normale Kugeldrehen« bedeutet, daß Sie mit zwei Kugeln in einer Hand arbeiten, die erst im und dann gegen den Uhrzeigersinn gedreht werden.

1. Übung – Normales Kugeldrehen
Dazu richten Sie Ihre Aufmerksamkeit auf einen beliebigen Gegenstand und versuchen, ihn im Detail zu erfassen.

2. Übung – Normales Kugeldrehen
Zusätzlich richten Sie Ihre Aufmerksamkeit auf ein Geräusch und versuchen, es im Detail zu definieren.

3. Übung – Normales Kugeldrehen
Singen Sie dabei. Singen aktiviert die rechte Hirnhälfte.

4. Übung – Normales Kugeldrehen
Lösen Sie Rechenoperationen dabei. Der Umgang mit Zahlen aktiviert das linke Gehirn.

5. Übung – Kugeldrehen im Gehen
Sie gehen im Rhythmus: zwei Schritte vor – einen zurück.

6. Übung – Kugeldrehen im Gehen
Sie beginnen mit dem linken Fuß und gehen im Rhythmus: zwei Schritte vor – einen zur Seite.

7. Übung – Kugeldrehen im Gehen
Sie ist genau wie die vorherige Übung, nur beginnen Sie jetzt mit dem rechten Fuß.

8. Übung – Normales Kugeldrehen
Sie erzählen dabei eine Ihnen bekannte oder erdachte Geschichte.

9. Übung – Normales Kugeldrehen
Dabei denken Sie sich fünf oder mehr beliebige Stichworte aus. Diese behalten Sie im Gedächtnis und verbinden sie zu einer Geschichte.

10. Übung – Normales Kugeldrehen
Sie stellen sich auf das linke oder rechte Bein, strecken das andere Bein nach hinten und drehen die Kugel dabei.

11. Übung – Normales Kugeldrehen
Sie stellen sich auf das linke oder rechte Bein, strecken das andere Bein nach hinten weg, drehen die Kugel dabei und hüpfen jetzt mit dem Standbein im Kreis.

12. Übung – Normales Kugeldrehen
Kugeln drehen, während Sie rückwärts im Kreis gehen.

13. Übung – Normales Kugeldrehen
Kugeln drehen, während Sie rückwärts im Kreis gehen und dabei singen.

14. Übung – Normales Kugeldrehen
Kugeln drehen, während Sie rückwärts im Kreis gehen und dabei Rechenoperationen lösen.

15. Übung – Normales Kugeldrehen
Kugeln drehen, während Sie rückwärts im Kreis gehen, eine Geschichte erzählen und gleichzeitig beim Drehen die Hände aufwärts und abwärts bewegen. Dies gilt ausdrücklich für beide Hände, für die leere Hand und für die Hand mit den Kugeln.

16. Übung – Normales Kugeldrehen
Kugeln drehen, rückwärts gehen, ein Lied singen und gleichzeitig zwei Zahlen im Gedächtnis behalten.

17. Übung – Normales Kugeldrehen
Sie heben das linke Bein und singen dabei. Anschließend heben Sie das rechte Bein und lösen Rechenoperationen. Mehrmals wechseln!

18. Übung – Normales Kugeldrehen
Kugeln drehen und mit der anderen Hand einen Kreis beschreiben.

19. Übung – Normales Kugeldrehen
Kugeln drehen und gleichzeitig mit der anderen Hand ein Rechteck zeichnen.

20. Übung
Die Kugeln rechtsherum drehen. Dabei heben Sie die leere Hand und singen. Die Kugeln linksherum drehen. Dabei senken Sie die leere Hand und zählen laut. Mehrmals wechseln.

21. Übung
Die Kugeln drehen. Dabei heben Sie die leere Hand und lösen Rechenoperationen.

22. Übung
Die Kugeln drehen. Gleichzeitig mit der leeren Hand, die zur Faust geballt ist, eine Bewegung zum Brustkorb hin und wieder weg durchführen und zusätzlich den Kopf seitlich neigen. Dabei einen gleichmäßigen Rhythmus finden, zum Beispiel bei der Bewegung zum Brustkorb hin den Kopf nach rechts neigen und bei der Bewegung vom Brustkorb weg den Kopf nach links neigen.

Diese Übungen erfordern sicherlich ein längeres Training. Geben Sie also nicht auf, wenn es beim ersten Mal nicht klappt. Versuchen Sie, auch mal eigene Übungen zu kreieren mit unterschiedlichsten Bewegungselementen. Auch das ist eine Form des mehrdimensionalen Übens. So können Sie die Übungen mit je zwei Kugeln in jeder Hand durchführen, mit verschiedener Drehrichtung in linker und rechter Hand.

Qi-Gong-Kugeln in der Schwangerschaft und bei der Geburt

Sie fördern die Entwicklung des Kindes vor und nach der Geburt, erleichtern die Schwangerschaft, unterstützen den Geburtsvorgang im Sinne der Qi-Lenkung.

1. Sanfte Bauchmassage während der Schwangerschaft

Das ungeborene Kind hört und reagiert auf die Yin-Yang-Töne. Der Tonreiz fördert über Anregung der Hör- und Hirnfunktion die Entwicklung des Kindes. Töne, Massage und Kugelvibration wirken entspannend auf Mutter und Kinder und über die Bauchreflexzonen stimulierend auf die Organe beider.

2. Handtraining

Es aktiviert das Qi von Mutter und Kind, entspannt und beruhigt. In diesem Sinne kann es den Geburtsvorgang erleichtern. Zusätzlich empfiehlt sich die Fußreflexzonenmassage per Kugel von Becken, Gebärmutter und Nieren während der Geburt.

3. Qi-Gong-Kugel für das Kind

Sie beruhigen in der Hand der Mutter das Kind, stimulieren über die Töne Hör- und Hirnfunktion, die Reaktionsfähigkeit und Augenfunktion. Berollung von Fußsohle und Bauchdecke des Kindes entspannt und regt zugleich die Organfunktion an. Kugeln sind ein gutes rollendes Spielzeug zur Verbesserung der Motorik und Bewegungskoordination. Sie eignen sich gut als Schlaflied bzw. als behutsamer Wecker.

Die Armada der Klang- und Qi-Gong-Kugeln

Aus dem Kapitel *Geschichte der Qi-Gong-Kugeln* wissen Sie es bereits: Angefangen hat einmal alles mit der Wildwalnuß. Von der Wildwalnuß aus grauer Vorzeit über Vollkugeln aus Stein sowie Edelmetallkugeln, über die ersten Hohlkugeln der Ming-Zeit bis hin zu den kunstvoll gefertigten Schatzkugeln der Tsching-Dynastie und den Schmuckstücken lackierter und cloisonnierter Kugeln der Gegenwart ist es ein weiter Weg. Die heutige Kugel-Armada ist ein gutes Beispiel, was der ewig forschende und nimmer ruhende Geist des Menschen zu schaffen vermag.

Obwohl einige der Kugeln schon beschrieben wurden, möchte ich hier zur schnelleren Orientierung des Lesers eine Aufstellung der einzelnen Kugelarten geben. Die Chinesen nennen diese Kugeln »Baici« (Schatzkugeln) oder »Bao Di-jan Tschou« (Gesundheitskugeln).

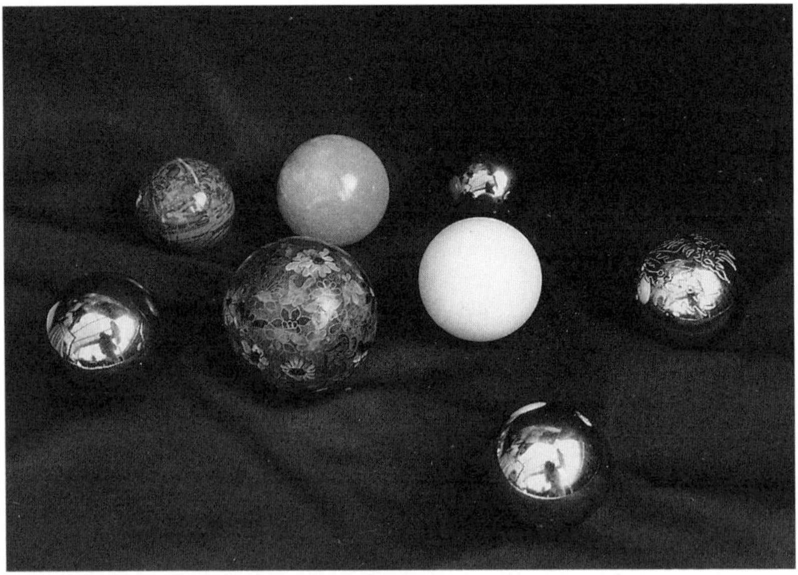

Abb. 103: Kugeln in verschiedenen Ausführungen

1. Die Standard-Qi-Gong-Kugeln

Es ist die Silberkugel, wie sie eingangs schon beschrieben wurde. Geliefert wird sie in vier Ausführungen

a) Als Mini-Kugel mit einem Durchmesser von 40 mm je Kugel und einem Gewicht von 250 g pro Paar.

Gedacht ist sie, wie der Name schon sagt, für die Kinderhand. Aber auch eine zarte Erwachsenenhand kann zunächst einmal mit der kleinen Kinderkugel das Training beginnen.

b) Die kleine Kugel
Sie hat einen Durchmesser von 45 mm und wiegt als Paar ca. 330 g. Diese Kugel ist in der Regel der Einstieg, egal, welche Handgröße der Käufer hat. Sie ist griffig und stellt vom Gewicht und von der Größe her keine Belastung für die noch unsichere Hand des Anfängers dar. Wie heißt es doch so schön: »In der Bescheidenheit liegt die Weisheit«. Auch im Training ist es besser, mit zu kleinen Kugeln anzufangen, als sich mit zu großen zu überanstrengen, um dabei dann die Lust an der Sache ganz zu verlieren.

c) Die mittlere Kugel
Sie hat einen Durchmesser von 50 mm und wiegt als Paar ca. 460 g. Nachdem man nun sicher in der Anwendung der kleinen Kugel ist, kann man je nach Handgröße auf die mittlere oder auf die große Kugel übergehen. Je größer die Kugel wird, um so schöner wird auch, aufgrund der größeren Resonanzmasse, der Klang. Allein der Klang ist also schon ein Grund, auf größere Kugeln umzusteigen. Je größer die Kugel wird, um so größer wird auch der therapeutische Effekt.

d) Die große Kugel
Das Paar wiegt mehr als ein halbes Kilo, nämlich etwa 580 g. Die Kugel hat einen Durchmesser von 55 mm. Ein wunderbarer Klang begleitet Sie beim Training. Die Kugel liegt gut in der Hand und massiert kräftig die Unterlage. Sie hat also einen hohen therapeutischen Wert. Sie läßt sich auch gut für die vielen gezielten Übungen bei gesundheitlichen Störungen einsetzen. Hier bedarf es in erster Linie einer großen Kugel. Manchmal empfiehlt sich dabei die noch größere Cloisonné-Kugel. Aber davon später.

Alle Kugelmaße unterliegen Schwankungen, bedingt durch den Herstellungsprozeß.

2. Die goldene Qi-Gong-Kugel

Mancher mag's golden. Eine Titan-Oxyd-Beschichtung macht es möglich, sie auch auf Dauer golden zu halten, trotz aller Reibung der Kugeln untereinander beim Training, trotz manchem unsanften Aufprall. Die goldene Kugel symbolisiert mehr das Yin, die silberne Kugel mehr das Yang. Inwieweit sich dieser Yin- oder Yang-Charakter aber in eine therapeutische Wirkung umsetzt, darüber konnte ich bislang noch nichts in Erfahrung bringen. Somit darf wohl zu Recht gesagt werden, daß Gold oder Silber in erster Linie eine optische Wirkung haben, aber für den therapeutischen Wert doch eher eine fragliche Nuance darstellen. Lassen Sie also bei der Auswahl Ihren Geschmack und Ihre Intuition sprechen.

Die goldenen Kugeln sind in den gleichen Abmessungen wie die silbernen lieferbar.

3. Marmor-, Jade- und andere Steinkugeln

Sie zählen zur edlen Rasse der Qi-Gong-Kugeln. Während die Stahlkugeln mehr ein Gebrauchsgegenstand sind, hat man in den Marmor-, Stein- und Jadekugeln mehr eine Kugel zum Anschauen. Der Nachteil ist nämlich ihre Empfindlichkeit. Fallen sie einmal auf eine harte Unterlage, brechen sie leicht. Die Marmor-, Stein- und Jadekugeln sind alle Vollkugeln. Optisch bestechen sie durch eine edle Maserung. Dies trifft vor allen Dingen für die Jade-Kugeln zu. Sie haben keinen Klang, sie vibrieren nicht. Mancher, der sich am Klingeln der Qi-Gong-Kugeln stört, mag sich deswegen eher zu den Marmor-, Stein- und Jadekugeln hingezogen fühlen.

Aber man sollte beim Kauf bedenken, daß die Kugeln empfindlich sind, was das Gegeneinanderschlagen beim Rotieren in der Handfläche betrifft. Sie rauhen sich deswegen leichter auf. Sie bekommen Riefen. Je sicherer man im Training ist und die Kunst des berührungslosen Rotierens beherrscht, um so mehr kann man mit den Marmor-, Stein- oder Jadekugeln arbeiten. Aber für einen Anfänger halte ich sie nicht für geeignet.

Andererseits ist die materialbedingte Rauhigkeit wiederum ein Vorteil. Die Kugel liegt dadurch besser in der Hand, und sie haftet intensiver an der Hautoberfläche. Dadurch rutscht sie nicht so leicht aus der Hand beim Rotieren.

Im Vergleich zu Qi-Gong-Kugeln aus Metall fühlen sich die Steinkugeln wärmer an. Auch die Jadekugel wird als warm empfunden. Beim Training erwärmen sie sich langsamer, halten dafür aber länger die Wärme als die Stahlkugeln. Den Edelsteinen schreibt man eine magische Heilkraft zu und nutzt dieses uralte Wissen inzwischen wieder in Form der Edelstein-Therapie. Dabei werden Edelsteine auch zum Auflegen auf bestimmte Körperteile verordnet. Warum sollen nicht auch die Qi-Gong-Kugeln aus Edelstein vom Material her einen zusätzlichen Heileffekt entfalten? Ich konnte jedenfalls feststellen durch Messungen mit dem EAP-Gerät, daß sich einige Meßwerte nach Auflegen von Jadekugeln in Richtung Normalwert verbesserten. Vergleichsmessungen mit Stahlkugeln vorher hatten nach Auflegen keine Meßwertveränderungen gebracht. Der Durchmesser dieser Kugeln beträgt ca. 50 mm. Ihr Gewicht variiert je nach Materialart und Qualität und beträgt im Durchschnitt 360 g.

4. Die Qi-Gong-Kugel mit Gravur

Die Chinesen sind Meister der Symbolik. Deswegen hat der in die Kugeln eingravierte Phönix und Drache seine Bedeutung. Der Phönix ist das Symbol für die Auferstehung, Erneuerung und Unsterblichkeit. Der Drache steht als Symbol für Materie, Geist und für das Weltliche. Wenn beide zusammen dargestellt sind, symbolisieren sie die Polarität des Lebens. Dabei bedeutet der Phönix Yin und der Drache Yang.

Wenn ein Paar heiratet, so kommen Yin und Yang zusammen. Deswegen schenkt man in China auch frisch vermählten Paaren Gaben, die das Zeichen des Phönix und des Drachens tragen. Damit will man sagen: »Bildet von nun an ein harmonisches Ganzes, habt Erfolg, und Euer Glück sei ewig.« Die so gravierten Kugeln sollen sagen: »Bildet ein Ganzes aus Gegensätzlichem. Sucht das Verbindende über die Grenzen des Gegensätzlichen hinweg.« Was sich als Gegensatz in einer Gemeinschaft zeigt, fordert durch Selbstüberwindung, Verständnis und Verzicht den Schritt zur Gemeinsamkeit. So wird der Gegensatz eine Chance zu mehr Gemeinsamkeit, zur Lebensschule.

Denken Sie auch einmal daran, wenn Sie die Kugeln mit Gravur durch die Hand gleiten lassen. Vielleicht wird Ihnen dann bewußt, daß das Qi-Gong-Kugel-Training mehr ist als Umgang mit Energie und Körpertraining. Es ist auch Bewußtseinstraining.

Die Gravur von Phönix und Drache stellt somit zunächst ein Symbol dar. Als Symbol bieten sie einen optischen Effekt. Aber die Gravur hat auch noch einen praktischen Effekt. Beim Rotierenlassen kratzen die Riefen der Gravur kaum merklich auf der Haut und erzielen so einen stärkeren sensorischen Reiz. Dieser stärkere sensorische Reiz bedingt einen größeren therapeutischen Effekt im Sinne der Hautreflexwirkung. Außerdem bringt die Gravur eine bessere Hauthaftung, und die Kugeln gleiten nicht so leicht aus der Hand.

5. Magnet-Qi-Gong-Kugel

Die Oberfläche der Magnet-Qi-Gong-Kugel trägt kleine Magnete. Diese strahlen beim Training auf die Haut ab. Insofern hat man zu der üblichen Wirkung der Qi-Gong-Kugeln noch eine relevante Magnetwirkung. Sie ist durch wissenschaftliche Untersuchungen gesichert. Gewicht und Durchmesser entsprechen dem der normalen Kugeln.

6. Cloisonné-Kugeln

Sie sind eine Augenweide, optisch-meditativ und phantasieanregend. Cloisonné-Kugeln sind edle Kugeln. Sie sind eigentlich zu schade zum Arbeiten. Sie sind mehr für die innere Erbauung. Es gibt sie als eigentliche Cloisonné-Kugeln in Form von Hohlkugeln ohne Inhalt, meist mit größerem Durchmesser. Diese Form klingt nicht und vibriert auch nicht. Es gibt sie aber auch als normale Qi-Gong-Kugeln in der mittleren Abmessung mit Cloisonné-Oberfläche. Diese klingen und vibrieren etwas. Ihr Klang ist harmonisch und warm. Ihre Oberfläche fühlt sich rauh und warm an. Dadurch hat man ein angenehmes Gefühl, beim Training rutscht sie nicht leicht aus der Hand. Das ist ein Vorteil gegenüber der normalen Qi-Gong-Kugel, die sich zunächst beißend kalt anfühlt und auch leichter rutscht. Aber genau dies ist wiederum für manchen eine Herausforderung, diesen erhöhten Schwierigkeitsgrad als willkommene Trainingsmöglichkeit anzunehmen. Durch die Oberflächenbearbeitung der Cloisonné-Kugel wird der Vibrationseffekt etwas gedämpft.

Cloisonné-Kugeln sind natürlich von der Oberfläche her sehr empfindlich gegen Schlag und Stoß. Daher empfiehlt es sich beim Üben, vorsichtig zu sein. Sie sollten auf keinen Fall herunterfallen

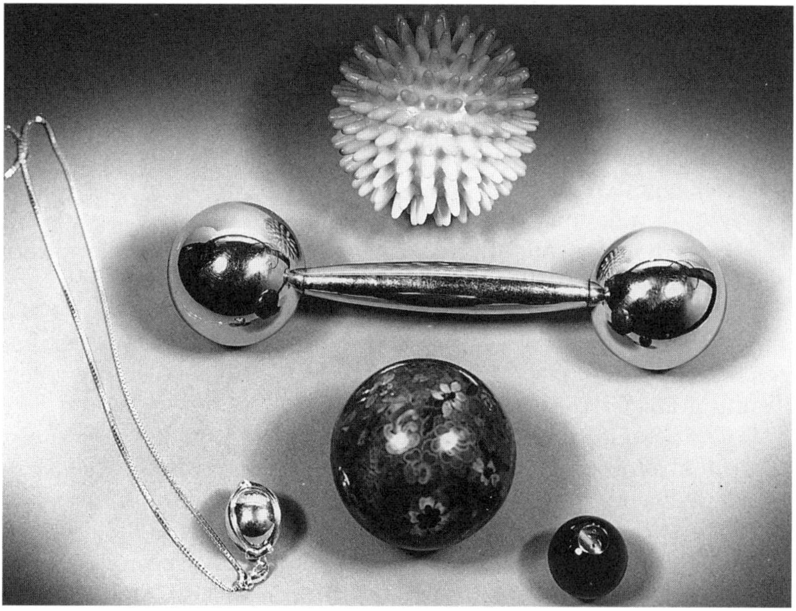

Abb. 104: Verschiedene Kugelarten

auf eine harte Unterlage. Beim Training sollten sie sich nicht berühren. Cloisonné-Kugeln sind ein Beispiel für das Bemühen des Kaisers Qian Long der Tsching-Dynastie, die Kugeln zum Kunstgegenstand zu machen. Für die Therapie eignen sich diese einfachen Hohlkugeln weniger.

Die normalen Qi-Gong-Kugeln in Cloisonné-Arbeit eignen sich zwar für die Therapie, sind aber wegen ihrer empfindlichen Oberfläche mit Vorsicht einzusetzen. Lieferbar sind sie in den drei Größen der normalen Kugel. Die normale Hohlkugel ohne Klang in Cloisonné-Ausführung ist leichter. Sie wiegt 180 bis 220 g. Sie hat die Größe eines kleinen Balles und eignet sich von der Größe her sehr gut zum Handtraining mit jeweils einer Kugel in jeder Hand. Durch Drücken und Rolltraining auf der Tischplatte läßt sich so eine Funktionsschwäche der Hand wie zum Beispiel nach Schlaganfall günstig beeinflussen.

7. Die Zwillingskugel

Zwei Kugeln sind mit einem Griffsteg verbunden. Sie eignen sich für gymnastische Übungen, sportliche Aktivitäten, Tanzübungen, intensives Hand- und Geschicklichkeitstraining, für Qi-Gong- und Tai-Chi-Gruppen, asiatisches Sporttraining und Bewegungstherapie. Sie eigenen sich vor allen Dingen aber für ein besonderes Energie-Stimulationstraining über die Punkte KS 8 (Laogong) und H 8 (Herz 8) in der Innenhand. Näheres hierüber finden Sie in dem Kapitel über die Zwillingskugeln.

Das Arbeiten mit der Zwillingskugel hat auch einen speziellen Effekt auf die Rückenmuskulatur und die Wirbelsäule im Kreuzbereich. Auch hier läßt sich mit dieser Kugel ein wirkungsvolles Training absolvieren.

Einen besonderen Reiz haben diese Kugeln im Rahmen eines Gruppentrainings. Die vielen unterschiedlichen Klänge der Zwillingskugeln mischen sich wärend der Übung zu einem harmonischen Akkord. Man muß es einmal erlebt haben – es ist ein unvergeßlicher akustischer Eindruck. Aber auch wenn Sie alleine üben, werden Sie sich an dem handlichen Trainingsgerät und den Klangakkorden der Kugeln erfreuen. Die Länge einer Hanteleinheit von Kugel zu Kugel beträgt 20 cm, das Gewicht ca. 620 g. Ein Satz aus zwei Hanteln wiegt also 1240 g. Der Kugeldurchmesser beträgt jeweils 50 mm.

8. Sonderkugeln

Sieben Kugelarten seien hier erwähnt:

1. Lackierte Kugeln
Künstler haben die Oberfläche farbig gestaltet. Anschließend wurden die Kugeln mit einem schützenden Lack überzogen.

2. Changierende Kugeln
Die Oberfläche ist mit einem Farbgemisch, das changiert, überzogen. Die changierenden Farben regen die Phantasie an und sind wohltuend für die Augen.

3. Schwarze Kugeln
Eine wunderbare anthrazitfarbene, dunkle Färbung gibt diesen Kugeln einen geheimnisvollen Reiz. Sie haben eine sich warm anfühlende, samtene Oberfläche. Für diese Kugeln trifft das

gleiche zu wie für die Cloisonné-Kugeln: Die Oberfläche ist empfindlich. Man muß also beim Training aufpassen, daß man sie nicht beschädigt.

4. Zwitter-Kugel
Ich nenne sie einmal so, weil sie ein Zwischending ist zwischen Klangkugel und Qi-Gong-Kugel. Sie hat einen Durchmesser von ca. 30 mm und besticht akustisch durch einen besonders schönen Klang. Dieser Klang ist anders als der Ton der Klangkugel und auch anders als der üblichen Qi-Gong-Kugel. Er steht in der Tonqualität zwischen diesen beiden. Er ist edler als der Ton der Qi-Gong-Kugel und nicht so melodisch wie der Ton der Klangkugel.

5. Die Klangkugel
Die Klangkugel hat nur die Aufgabe, den Menschen durch ihren Klang zu erfreuen. Sie ist klein und ein Zwerg vom Gewicht her. Bei jeder Bewegung läßt sie einen zarten melodischen Klang ertönen. Man kann sie auch mit einer Kette um den Hals tragen. Dann erinnert sie uns bei jeder Bewegung an ihre Existenz.

6. Die Yin-Yang-Kugel
Sie hat eine edle Oberfläche und hat einen wunderbaren, weichen, angenehmen Klang, wenn man sie in der Hand rotieren läßt. Auch sie hat nichts gemein mit der Qi-Gong-Kugel. Sie wirkt nur über den Klang und hat als Kugel, was Kompression und Massagewirkung betrifft, keinerlei Effekt. Es ist mehr ein Hauch der Berührung als ein wirklicher Kontakt.

7. Stollenkugel
Sie ist aus elastischem Kunststoff. Es gibt sie in verschiedenen Durchmessern, und zwar zwischen 70 und 100 mm. Die auf der Oberfläche angebrachten Stollen haben eine Höhe von ca. 10 mm, so daß der eigentliche Kugeldurchmesser zwischen 60 und 90 mm liegt. Die kegelförmigen Stollen sind auf der ganzen Oberfläche dicht verteilt und drücken sich beim Training fest in die Hautoberfläche ein. Es kommt zu einer intensiven Reflexzonenbehandlung.

Das Gewicht der Kugel beträgt ca. 85 g. Sie eignet sich besonders für ein Handtraining bei Rheumatikern und Schlaganfallpatienten. Da sie elastisch ist, schmiegt sie sich beim Zusammenpressen der Finger im festen Griff der Handform an. Man kann sie kneten. Auch zur Reflexzonen-Massage ist sie bestens geeignet. Man kann sie mit dem nackten Fuß auf dem Fußboden hin- und herrollen. Dabei massieren die Stollen die Fußsohle.

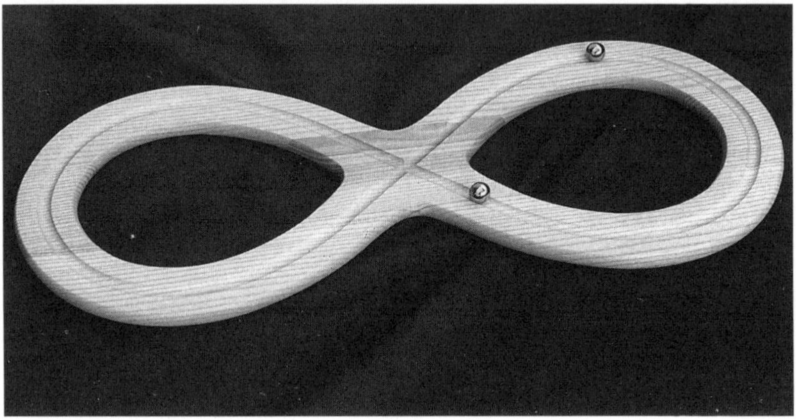

Abb. 105: Kugelbrett mit Führungsrinne

Vorsicht: Es kommt zu einer intensiven Kitzelwirkung! Man muß sich erst daran gewöhnen.

Auch zwischen den beiden Handflächen kann man eine Kugel hin- und herrollen, indem man die Handflächen gegeneinander verschiebt.

Das Kugelbrett

Hier rollt eine Kugel auf einem Brett mit Führungsrille und ermöglicht so ein Geschicklichkeits- und Gesundheitstraining. Aber dieses Geschicklichkeits- und Gesundheitstraining hat noch einen tieferen Hintergrund. Wenn Sie das Brett waagerecht in beiden Händen halten, rollt die Kugel zur niedrigeren Seite. Durch ständiges, leichtes, spielerisches Anheben und Absenken des Brettes, sowohl über die Längs- als auch über die Querachse, rollt die Kugel immer wieder neu durch die Führungsrillen. Diese Führungsrillen sind endlos. Automatisch folgen Sie dabei der Kugel mit den Augen durch eine Kopfbewegung. Diese entspricht einer liegenden Acht. Gerade diese Bewegung der liegenden Acht lockert die Halswirbelsäule, stärkt die Konzentration, harmonisiert die Hirnhälften, trainiert das Gleichgewichtsempfinden und die Hand-Arm-Geschicklichkeit. Die Übung ist besonders geeignet für übernervöse, konzentrationsgestörte Kinder, zur Entspannung für Streßgeplagte, zur positiven Beeinflussung von Koordinationsstörungen, die nicht neurologisch bedingt sind, als »Gehirnjogging« für die Freizeit und als Augentraining zur Erhaltung und Stärkung der Sehkraft.

Einen noch größeren therapeutischen Effekt kann man erzielen, wenn man auf dem Brett Klangkugeln rotieren läßt. Dann hat man neben den hier genannten Effekten auch noch ein intensives Training des Gleichgewichts- und Hörsystems.

Probieren Sie es. Sie werden selbst an sich erfahren, wieviel Spaß gerade das Training mit dem Kugelbrett macht.

Pflegeanleitung

Einen Grundsatz haben Sie bereits im Laufe des Buches erfahren: Lassen Sie die Kugeln nie auf eine harte Unterlage fallen. Passiert es dennoch einmal, besorgen Sie sich das feinste Schmirgelpapier, was Sie bekommen können. Es ist in der Regel in jedem Baumarkt vorrätig.

Versuchen Sie dann den Riefenbereich so gut, wie es geht, auszugleichen. Kontrollieren Sie die Kugel mit der Lupe. Sie müssen bedenken, daß jede scharfe Kante beim Arbeiten mit der Kugel durch Reibung an der Gegenkugel dort auch wieder Riefen verursacht. Bei den goldenen Kugeln müssen Sie aber damit rechnen, daß durch das Schleifen die Titanoxydschicht so sehr beschädigt wird, daß das silberfarbene Material wieder durchschimmert. Hier ist ein Kompromiß zu schließen, den Sie selbst festlegen müssen.

Vermeiden Sie alle aggressiven Stoffe. Sie greifen mit der Zeit die Oberfläche an. Zu den aggressiven Stoffen zählt zum Beispiel auch der Handschweiß. Reiben Sie deswegen Ihre Kugeln nach dem Gebrauch mit einem Wollappen ab, besser noch waschen Sie die Kugeln mit einer Geschirrspüllösung ab, trocknen sie und reiben sie anschließend mit einem hochwertigen Fett oder Öl ein, je hochwertiger, um so besser.

Lagern Sie die Kugeln nach Möglichkeit in dem Brokatkästchen, immer aber an einem trockenen Ort.

Denken Sie beim Kauf daran: Am unempfindlichsten ist die Silberkugel. Jede Veränderung der Oberfläche durch technische Verfahren, die die Oberfläche direkt einfärben oder aber die eine zweite Schicht auftragen, erhöht die Empfindlichkeit. Je mehr Augeneffekt erzielt wird durch Veränderung der Kugeloberfläche, um so empfindlicher wird diese natürlich. Fragen Sie sich also, was Sie wollen. Wollen Sie ein gutmütiges Trainingsobjekt für die Hand, dann nehmen Sie die Silberkugel. Wollen Sie mehr etwas fürs Auge haben, nehmen Sie die vom Material her veränderten Kugeln.

Cloisonné-Kugeln, Lack-Kugeln und oberflächenbehandelte Kugeln sollten immer auf einer weichen Unterlage liegen, damit die empfindlichen Oberflächen nicht beschädigt werden.

Setzen Sie oberflächenbeschichtete Kugeln keinen extremen Temperaturbelastungen aus. Beschichtung und Grundmaterial haben unterschiedliche Ausdehnungskoeffizienten, das heißt, beide Materialien arbeiten unterschiedlich hinsichtlich der Ausdehnung. Das kann mit der Zeit zu Schäden führen. Steinkugeln bedürfen keiner besonderen Pflege.

Wir sind am Ende eines langen Weges angekommen, dessen Sinn es war, die Kugeln kennenzulernen. Dieser Weg forderte von uns, Türen aufzumachen, um diesem Ziel näherzukommen. Das war auf diesem Wege so, das ist so im ganzen Leben. Jeder Weg stellt uns vor Türen, jede Tür gibt dem Weg Sinn und Ziel. Deswegen sei als besinnlicher Ausklang dieser symbolischen Lebenstür mit meditativen Worten gedacht.

Die Tür ist das Symbol zum Handeln.
Die Tür fordert Weiterschreiten.
Die Tür ist Ende und Anfang zugleich.
Die Tür ist die Chance vom Dunkel zum Licht.
Die Tür ist Überwindung.
Die Tür heißt, aus Verlangen Realität zu schaffen.
Die Tür läßt Geborgenheit erwachsen.
Die Tür ist trennend quälendes Alleinsein gleichermaßen.
Die Tür schützt mein Selbst.
Die Tür hält uns gefangen ebenso.
Die Tür ist der Weg zu Gott,
Die Tür ist Hindernis zu IHM.
Die Tür ist Schuld und Schicksal.
Die Tür ist Erlösung und Veränderung.
Die Tür ist banges Fragen,
Die Tür ist Antwort darauf.
Die Tür ist der Pfad zum Du.
Die Tür ist Trennung auch allzumal.
Die Tür ist Ausweg aus Begrenzung.
Die Tür ist Tor zu mehr Erkenntnis.
Doch erkenne – diese Tür ist in dir!
Du bist Schloß und Griff zugleich.
Allein du bist die Idee, die alles eint
und handeln läßt. Du bist der Schlüssel,
der öffnen kann.

Stichwortverzeichnis

Abele, Ulrich 81
Acetylcholin 44
Acetylcholinesterase 50
Achterberg, Jeanne 136
Ader, R. 50
Adey, T. 125
Adey-Fenster 125, 127
ADP (Adenosindiphosphat 112
Adrenalin 44
Aggression 188
Aktionszone 51, 90, 104
Akupunktur 17, 82f., 150, 230, 254
Albarede 151
Altern 90, 93
Ambivalenz 191
Amboß 195
Ameisenlaufen 188
Angina pectoris 233
Aorta 82
Arbeit, mechanische 113
Arbeitsenergie 113
Arteria radialis 89
Arteria ulnaris 89
Arteriosklerose 255
Assoziationsfelder 52, 92
Asthma 183, 190, 223
Atem-Qi 111f., 134
Atemtechnik 134
Atmung, energetisierende 235
Atom 21
Atomkern 108
ATP (Adenosintriphosphat) 112
Aufmerksamkeit, selektive 197
Auge, drittes 17, 261
Augenbeschwerden 188, 190, 257–261
Augentraining 342
Auslenkungsbewegung 196
Axon 44

Ball 26
Baici 334
Baoding Steelball-Factory 32
Bao Djian Tschou 334
Basalganglien 54, 56
Bauchspeicheldrüse 86
Bennet 262
Bergsmann, O. 95
Beschwerden, akute 77
Beschwerden, chronische 77
Bettnässen 191
Bewegung 65, 93, 102
Bewegungskoordination 291
Bewegungstherapie 220
Bindehautentzündung 188
Birmanesisches Glöckchen 24
Bischko, J. 95
Blasenmeridian 154, 257, 294
Blutbildung 186
Blutdruckstörung 103, 223, 225, 261
Blutkörperchen 20f.
Bogart, Humphrey 26
Bogengänge 70, 198, 201
Broca, Pierre P. 52
Brücke 56, 61
Busch, Wilhelm 194

Carter, M. 85, 231
Chang, Zhei 139
Chaos 122
Chartres 20
Choleriker 187
Chopra 20
Cilie 70
Cixi 38
Cloisonné-Kugeln 337f.
Code 44
Colliculus inferior 60f., 71, 202
Colliculus superior 60, 71, 200, 202
Cornelius 82
Cor nervosum 231
Cortex 54

Dantien 134, 136, 138, 170, 175
Darm 86
Darras 151
Dehnungsrezeptor 66
Dendrit 44
Depression 187, 233
Dermatome 75, 230
Dezibel 196
Dicke 82
Dipol 124
DNS 20
Drachengravur 23, 336

Drei 13
Durchblutung 255, 292, 294, 318

Edsu, Gott 15
Ei 22
Eins 13
Eizelle, weibliche 19
Elektrolyte 57
Elektronen 21, 108,124
Embryo 201, 203
Emotionen 109
Endolymphe 201
Endorphin 50
Energieformel 116
Energietransformation 113, 116
Enkephalin 50
Entropie 113, 115
Entscheidungslosigkeit 191
Eutonie 100

Feinmotorik 67, 255
Feldenkrais, Moshe 90
Fenster 194, 198
Feuerbach, Ludwig 252
Fieber 226, 261
Flickenteppich 91
Fließ, W. 73, 83
Fontanelle 191
Formatio reticularis 61
Fortuna 24
Fu-Organe 146
Fünf-Elementen-Lehre 159ff.
Fußbäder 293ff.
Fußreflexzonen 84, 327

Galle 86, 188, 191
Garnett, de 262
Gas 113
Gasformel 116
Gastrocnemicus-Muskel 263
Geburt 332
Gedächtnis 224, 226
Gegenregulation 64
Gehirn 191, 224
Gehirndurchblutung 20
Gehirnjogging 341
Gehörschnecke 194, 198, 201
Geibel, Emanuel 129
Gelenkschmerzen 190
Geschicklichkeit 89
Glaukom 188
Gleichgewicht 68
Gleichgewichtssinn 60, 96, 103, 200f., 292
Glukose 91
Glukosestoffwechsel 112
Golgikörperchen 67
Goodhart, George 262
Gracilis-Muskel 263
Grippe 257
Großhirn 63
Großhirnrinde 51ff.
Grundlagen zur Moral 126
Grundstellung 235
Grundübung I 282ff.
Grundübung II 283ff.

Haare 184f.
Haarmineral-Analyse 184
Hämotokritwert 48
Hahnemann, Samuel 283
Halswirbelsäule 226
Halsentzündung 257
Haltung 40, 92
Haltungsveränderungen 263
Hammer, Dirk, 195
Handgeschicklichkeit 315f., 322
Han-Dynastie 31, 277
Handhaltungen 235
Handreflexzonen 85ff., 231
Hara 205
Harlow, Harry 97
Hauser, W. 73, 83
Head, Sir Henry 73, 75
Heilige Laute 169, 300
Heilung 27
Hemisphäre 51
Hermetisches Gesetz 252
Herz 19
Herz-Blut-Mangel 227ff.
Herz-Blut-Stau 227ff.
Herzfeuer 227ff.
Herzklopfen 191
Herzleistung 223
Herzschwäche 225, 228f.
Herz-Yang-Schwäche 227ff.
Herz-Yin-Mangel 227ff.
Hinterstrang 65
Hippokrates 117
Hirnstamm 56
Hörbahn 59

Hören 189, 194, 196, 204f., 255, 257, 261
Hoffmann, E. T. A. 252
Holler 96
Hsu-Shi Ying 34
Huan 103
Huang Minghua 106f.
Hüfte 86
Hufeland. W. 105
Hypophyse 58f., 82, 86
Hypothalamus 58f., 62, 136
Hysterie 257

Igni-Punktur 82
Immunsystem 136
Impotenz 190
Indios 105
Indische Medizin 105
Informationsselektion 49
Infrarot-Strahlung 110
Ingham 84
Inkontinenz 191
Innenohr 194
Ionenkanäle 198
Isometrischer Effekt 102, 213, 220
Ist-Zustand 69

Jade-Kugeln 336
Jing 137, 189, 190
Jung, C. G. 105
Jupiter 17
Justice, Blaire 136, 188

Kapchuck, Ted 108
Katarakt 188
Keplersche Gesetze 17
Kinderkugel 335
Kinesiologie 254, 256, 262, 275
Kleinhirn 56, 62, 92
Kniescheibenreflex 66
Knochen 189f.
Körperflüssigkeiten 139
Konstitution 223
Konzentrationsschwäche 190, 255, 292, 341
Konzentrationsschwierigkeiten 342
Koordination 293
Kopernikus, Nikolaus 15
Kopf 17, 252
Kopfschmerz 188, 257, 260, 306
Kraftlosigkeit 188
Krampfzustände 317
Kreis 10, 24
Kreislauf 182
Krieger, Dolores 105
Kronenchakra 17
Kugel 10
Kugel, goldene 336
Kugel, große 101, 335
Kugel, kleine 335
Kugel, mittlere 335
Kugel mit Gravur 337
Kugel mit Magneten 338
Kugelbrett 341f.
Kugel-Sondermodelle 340f.
Kugelspringen 321
Kundalini 159
Kybernetik 62

Lähmungen 257 ff.
Lao Tse 126, 131
Laute, Heilige 182
Leistung, körperliche 89
Leitungsgeschwindigkeit 44
Lei-Ying-Tu-Yi 161
Lendenmuskel, viereckiger 263
Leube 82
Liebe 129
Limbisches System 57, 59, 62, 205
Lourdes 20
Lunge 86, 182
Lungenerkrankung 261
Lymphozyten 143

Mackenzie, J. N. 73, 83
Märchen 28
Magen 86, 328
Makularorgan 70
Mandel, Peter 254
Maresch, O. 151
Mark, verlängertes 56
Marmor-Kugeln 336
Mars 17
Mason, Bill 97
Maximalzeilen 170
Mechanorezeptoren 41, 45, 64, 66, 75, 101
Meditationen 323
Meissner Körperchen 41
Menstruation 84, 186, 188, 233
Meridiane 150ff.
Merkelzellen 41

Merkfähigkeit 89
Merkur 17
Midas, König 148
Milieu, inneres 57
Milz 86, 185 f., 223
Mineralstoffe 184
Ming-Dynastie 32
Mingmen 234
Mittelhirn 54, 59, 63
Monade 22
Mondprinzip 24
Motoneuronen 46
Motorcortex 52, 92
Motorik 291
Moxa-Therapie 113
Mozer, Harald 83
Musik 204, 296
Muskelbewegung 90
Muskelketten, kinetische 95
Muskelpumpe 98
Muskelspannungsregulierung 262, 307
Muskelspindeln 66
Muskelstärkung 291 f.
Muskeltest 275

Nackensteife 258, 260
Nahrungs-Qi 112
Nasenreflexzonenmassage 255
Nebennierenschwäche 262
Neiching 83, 134, 145 f., 182, 186 f., 189, 192
Neptun 17
Nerv 43
Nervenplatte 45
Nervus digitalis 89
Nervus medianus 88, 230
Nervus radialis 89, 230
Nervus statoacusticus 71
Nervus ulnaris 88, 230
Neurasthenie 226
Neuron 43
Neuronenverbindung 46
Neurotransmitter 20, 44
Neutrinos 21
Neutronen 21
Neurovaskuläre Punkte 257
Nogiér, P. F. M. 83, 255
Numerologie 13

Oberbauchbeschwerden 188
Oberflächensensiblität 205
Ödeme 186
Öffnungs- und Schließungs-Bewegung 235, 238
Ökologie 159 f.
Ohr 204
Ohrensausen 188, 190, 257 f.
Ordnung 188
Ordnungssystem, dissipatives 118
Ordnungssystem, geschlossenes 117
Organmaximalzeit 170
Organsegmente 80
Organvokalisation 170
Organenergie 105
Osteoporose 191
Otolith 70, 201

Pacini-Körperchen 41
Paradontose 191
Parasympathicus 75
Patellasehnenreflex 66
Patientenbericht 282, 290, 299
Pawlow, Iwan P. 23
Phönixgravur 108, 122, 124, 337
Photonen 13
Pluto 17
Pons 54, 61
Popp, Alfred F. 108, 125
Poren 183
Porkert, M. 138, 158
Prana 105
Prescott, James 96
Prigorine, Ilya 113, 117 f.
Projektionsfelder 52
Propriorezeptoren 69, 72
Protonen 21
Psyche 92
Psychographie der fünf Elemente 172
Psychoneuroimmunologie 45, 50
Psychosomatik 191, 247 ff., 317 f.
Ptolemäisches Weltbild 15
Puttkammer, J. von 82

Qe Baishi 32
Qian Long, Kaiser 32
Qi-Arten 137 ff.
Qi Gong 133, 276 ff.
Qi-Gu 138
Qi, pränatales 137

Qi-Sammlung 235
Qi-Shen 137f.
Qi, ursprüngliches 138, 189
Quarks 21

Rad 21
Radionuklid 151
Raumempfinden 60
Reaktionen, biochemische 46
Reich 159
Reichsapfel 22
Reichscher Charakterpanzer 187
Reiz, cutivisceral 77
Reiz, viscerocutan 77
Releasehormone 57
Resonanzphänomen 124
Rheuma 293
Rotationsbewegung 70
Rücken 189f., 220, 255, 261, 294, 306, 308
Rückenmark 56,66
Ruffini-Körperchen 41

Samenerguß, vorzeitiger 189
Samen, männlicher 19
Sartoriusmuskel 263
Saturn 17
Sechs Heiligen Laute 169
Sehbahn 59
Sehen 255
Sehfähigkeit verbessern 303f.
Sekundenphänomen 82
Senkungen 260
Shakespeare, William 126
Shang-Shu-Da-Zhuan 161
Shen-Qi 137f.
Singen 182, 204
Sinneszellen 198
Skalarwellen 125, 150
Soleusmuskel 262
Soll-Zustand 69
Sonderkugeln 340f.
Spannungsrezeptoren 66
Speichelfluß 260
Spinalnerv 74, 230
Sprachzentrum 52
Sprichwort 127, 253
Stammganglien 54, 56f.
Standard-Qi-Gong-Kugel 335
Star, grauer 188
Star, grüner 188
Steinkugeln 336f.
Stimmung 99
Stirnchakra 17
Stirnhöhlenentzündung 260f.
Stoffwechsel 86, 90, 255
Suwen 180
Symphaticus 75
Synapse 44, 46

Schädel 17
Schalldruck 195f., 198
Schallimpuls 194, 196
Schallwelle 194, 198
Schatzkugeln 334
Schlaflosigkeit 180, 188, 191, 233, 247ff., 306
Schlaganfall, Folgen von 226, 257, 260, 317
Schlagvolumen 223
Schnupfen 257, 259f.
Schröpfen 81
Schulterschmerzen 86, 255, 294
Schulz-Arndt-Regel 68
Schwangerschaft 332
Schweiß 226
Schwindel 188, 191, 193, 226, 233, 261

Tai-Chi-Kügelchen 24
Tai Ping Jing 126
Taixi Jing 126
Tanzübungen 220
Tastkörper 41
Taubheit 188
Test 73
Thalamus 57f., 61, 71, 205
Thermodynam. Hauptsatz 110, 113
Thermorezeptor 43
Töne 102
Tomatis, Alfred 201
Tonsensiblität 197
Tractus vestibulo spinalis 63
Träume 180, 188, 190f., 233
Translationsbeschleunigung 70
Trismegistos, Hermes von 24
Trommelfell 195
Tsching-Dynastie 32
Tshia Tsching, Kaiser 31
Tsung-Dynastie 31

Übungen mit der Zwillingskugel 235ff.

Übungen (s. auch Grundübungen) 282–332
– Bewegungsablauf stärken 308
– Greifen, Geschicklichkeit 295, 305, 316, 324
– Konzentration, Handsensbilität, Gleichgewicht 304, 309f., 311ff., 315, 317, 323
– Kreativitätssteigerung 306, 315
– Kugeln untereinander/übereinander rollen 318ff.
– Kugelspringen 321
– Kugelstoßen 292
– mehrdimensional 329ff.
– mit dem Fuß 292
– mit Musik 296
– mit Stollenkugel 326f.
– mit Tai Chi, Qi Gong 297ff.
– Partnerschaft 294f.
– sechs Heiligen Laute 300ff.
– Sehfähigkeit verbessern 302f.
– Stärkung Fußmuskeln, Beinmuskeln, Fußsensibilität 305
– Stärkung Rumpf, Rücken, Extremitäten 308ff., 324ff.
– Stärkung Rhythmusgefühl 310
– Stärkung Schulter, Nacken 312f.
– Stärkung der Meridiane 314
– Stärkung von Organen 314, 317
– Stärkung der Energie 315
– Stärkung Yang, Yin 317
– Stärkung Bauchmuskeln 325
– Tänzerische Gymnastik 296
– Trance-Tanz-Schritt 323
Übungsmodelle 168
Ultraviolettstrahlung 110
Unterschenkelbeuger-Muskeln 263
Uranus 17

Vegetative Dystonie 100, 260
Venus 17
Vergeßlichkeit 180
Verspannungen lockern 327
Verwirrtheit 260f.
Vestibulariskern 71
Vestibularsystem 70, 96f.
Vibration 101
Vier 13
Vierhügelplatte 71
Visualisierung 61, 134, 136f., 169
Vogler 82
Voltolini 83
VOR (Vestibulo ocular Reflex) 202
Vorderseitenstrang 65
VSS (Vestibulospinales System) 202

Wachstum 189
Wärme 102
Walnuß 23, 28
Wasserhaushalt 189f.
Wasserlassen, häufiges 190
Wassermannzeitalter 124
Weihe 83
Wei-Qi 139, 155
Weltenei 22
Wetterfühligkeit 260
Widrigkeiten, äußere 147
Widrigkeiten, innere 147
Wirbelsäule 86
Wirkungen 101
Wirkungsmechanismus 94
Wut 188

Xin Feng Chia 34

Yang 142, 335
Yang-Yin-Typ 148, 216f.
Yin 142, 335
Yin-Prinzip 24
Yin-Qi 137f., 155
Yin-Yang-Übungsaspekt 213,216f.
Yuan-Qi 138

Zahnschmerzen 191, 258f.
Zang-Fu 135, 146f.
Zeugung 189
Zhen-Qi 134f., 158, 182
Zhen Yang 103
Zhong-Qi 134, 182
Zorn 188
Zong-Qi 138
Zwerchfell 86
Zwillingskugel 219ff., 338
Zwillingswadenmuskel 263
Zwischenhirn 54, 57ff.

Quellen

1 Szekely, Edmont Bordo: Das geheime Evangelium der Essener, Südergellersen, 3. Auflage 1984.
2 W. Münke: Die klassische chinesische Mythologie, Stuttgart 1976.
3 Lehr- und Kursmaterial zur Bioresonanztherapie der Fa. Brügemann, Gauting.
4 Seminarnotizen.
5 Achterberg, Jeanne: Die heilende Kraft der Imagination, München 1987.
6 Justice Blair: Wer wird krank, München 1988.
7 Grünn, H.: Die innere Heilkraft, Düsseldorf 1990.
8 Neue Ärztliche Nr. 39 v. 07.11.1985.
9 Lehrmaterial der Hochschule für Traditionelle Chinesische Medizin, Nanking.
10 Guorui, Jiao: Qi-Gong essentials for health promotion – China Reconstructs Press, Peking
11 Firmeneigenes Informationsmaterial aus den Archiven der Baoding Steel-Ball-Factory in Baoding, VR China.
12 China im Aufbau, Peking, deutschsprachige Ausgaben 12/86, 10/97, 11/87.
13 China Daily November 1984.
14 Grundriß der Sinnesphysiologie, Heidelberg, 4. Auflage 1980.
15 Restak, Richard: Geheimnisse des menschlichen Gehirns, München 1989.
16 Holler, Johannes: Das neue Gehirn, Südergellersen, Auflage 1991.
17 Hutchison, Michael: Megabrain, Basel 1989.
18 Grundriß der Neurophysiologie, Heidelberg 1983.
19 Höting, Hans: Chinesische Moxatherapie, München 1992.
20 Simonton, O. Carl: Wieder gesund werden, Reinbek 1982.
21 Steinbach, Ingo: Klang + Therapie, Südergellersen 1990.
22 Rolando/O. Benenzon: Einführung in die Musktherapie, München 1983.
23 Freie Heilkunde, 10/91.
24 Touch for Health-Lehrmaterial des Freiburger Instituts für Kinesiologie, Freiburg i. Br.
25 Delmenhorster Kreisblatt 2/90.
26 Höting, Hans: Aktiv und gesund, Bremen 1980.
27 Hauszeitschrift der Bremer Sparkasse 10/91.
28 Nehberg, Rüdiger: Abenteuer, Abenteuer, Hamburg 1988.
29 Chinesische Gesundheitskugeln – Paulus, Ding Yuhe
30 Chopra, Depak: Die heilende Kraft, Bergisch Gladbach 1989.
31 Höting, Hans, Die sechs Heiligen Laute, Freiburg i. Br.